건강의 적들

Die grossen Ernährungslügen
by Annette Sabersky & Jörg Zittlau

© 2007 Droemersche Verlagsanstalt Th. Knaur Nachf. GmbH & Co. KG, Munchen.
All right reserved.
Korean translation copyright © 2011 by Yoldaerim Publishing Co.
Korean edition is published by arrangement
with Droemersche Verlagsanstalt Th. Knaur Nachf.
GmbH & Co. KG, through Eurobuk Agency

건강의 적들

비타민에서 식품첨가물까지

안네테 자베르스키 외 지음 · 신혜원 옮김

 열대림

건강의 적들

비타민에서 식품 첨가물까지

초판 1쇄 인쇄   2011년 2월 5일
초판 1쇄 발행   2011년 2월 10일

지은이   안네테 자베르스키, 외르크 지틀라우
옮긴이   신혜원
펴낸이   정차임
디자인   신성기획
펴낸곳   도서출판 열대림
출판등록   2003년 6월 4일 제313-2003-202호
주소   서울시 영등포구 양평동3가 66 삼호 1-2104
전화   332-1212
팩스   332-2111
이메일   yoldaerim@naver.com

ISBN   978-89-90989-47-5 03510

너무 많은 주장, 주장들

오늘날 우리에게는 음식과 영양에 대한 수많은 정보들이 쏟아지고 있다. 더 정확히 말하자면 우리는 무수한 모순적인 정보의 홍수 속에 살고 있다. 한동안 피쉬오일 알약이 건강에 대단히 좋다는 정보가 널리 퍼졌지만 지금은 그 단점들이 발견되고 있다. 의사들은 인공감미료가 살 빼는 데 좋다고 수년 동안 주장해 왔지만, 최근 발표된 연구 결과에 따르면 그것 때문에 병에 걸릴 수도 있다고 한다. 비타민 알약은 어떤가? 다양한 비타민 공급자들이 진정한 젊음의 샘물이라고 줄기차게 확신했지만, 영양 전문가들은 비타민이 우리 몸 어디에선가 암을 유발할 수 있다고 말한다. 소금은? 우리는 소금이 몸에 해로운 것이라고 배우지 않았던가? 그런데 이제는 전혀 나쁘지 않다는 주장들이 들리고 있다.

도대체 무엇이 맞는 말인가? 요즘 우리 주변에는 과거 어느 때보다도 음식과 영양에 관해 대단히 많은 선입견, 반쪽의 진실, 진부한 이야기, 그리고 사실이 아닌 이야기들이 널리 통용되고 있다. 그러다 보니 내용을 정확히 알고 있는 사람은 찾아보기 어렵고, 대부분의 사람들이 누구를 혹은 무슨 말을 믿어야 할지 더 이상 모를 지경이 되었다. 연구에 따르면 대다수의 소비자들이 식품과 영양 문제에 관한 전문가들의 설명을 대단히 모순적으로 느낀다고 한다. 영양소 피라미드, 혈당지수, 지방 감소 유도체, 영양 권장량, 그리고 그 외에 여러 가지 영양소 함량표들이 모여 있는 정글 속에서 길을 잘 찾을 수 있는 사람은 거의 없다.

유감스럽게도 도움이 될 만한 사람들이 때로는 전혀 도움이 되지 않기도 한다. 예를 들면 건강한 영양섭취에 대해 연구하는 학자들이 그렇다. 그들의 말은 각자 조금씩 다르기도 하고 심지어 상반되기도 한다. 아침식사용 계란에 소금을 넣어도 되는가의 질문에 대해서는 "절대로 넣지 말 것!"부터 "가끔은 괜찮음"도 있고 "당연히 문제없음!"까지 다양한 대답을 듣게 된다.

또 우리가 알아야 할 사실이 있다. 일반적으로 받아들여지는 내용들 중에서 극히 소수의 이론만이 실제로 증명되었다는 점이다. 많은 지식들이 동물실험을 통해 밝혀졌고, 그 결과를 단순히 인간에게 적용한 것이다. 결코 그렇게 무조건적으로 적용할 수 없는 일인데도 말이다. 왜냐하면 호모사피엔스는 돼지도 아니고, 카나리아도 아니고, 생쥐도 아니기 때문이다. 또한 같은 인간이라도 각기 달라서 심지어 인간을 대상으로 실험한 지식들조차도 무조건적으로 일반화될 수 없다.

그 외에 또 다른 문제점은 영양에 관한 많은 연구들이 진행되고 있지만, 대개는 질적으로 그다지 만족스럽지 못한 수준이라는 점이다.

왜냐하면 실험에 참가한 인원이 너무 적었거나, 대상자들을 상대로 질문만을 할 뿐 진단을 하지는 않았고, 혹은 실험 대상자들과 비교할 수 있는 그룹이 없었기 때문이다. 그래서 '올바른' 지방 섭취에 대한 권장사항들은 수년 전부터 존재했지만 최근에야 비로소 학술적으로 완벽한 근거를 갖게 되었다.

그리고 드물지 않게 이런 저런 연구들이, 즉 뚜렷한 결과가 나왔지만 위탁자의 입장에서 별로 매력적이지 않은 연구들이 후원한 기업측에 의해 무용지물이 되고 있다. 최근에 미국의 한 연구가 관심을 불러일으키고 있는데, 거기에 따르면 기업으로부터 전적으로 후원을 받고 우유, 주스, 레몬에이드가 건강에 미치는 영향을 조사한 연구는 기업과 관련되지 않은 경우보다 위탁자의 마음에 드는 결과를 4배에서 8배나 더 많이 만들어냈다고 한다. 이처럼 음식과 음료에 대해 널리 퍼져 있는 많은 정보들이 확실한 '사실'이라기보다는 기껏해야 '견해'와 '의견'에 불과하다.

이 책은 그런 점들을 밝히려고 한다. 그래서 독자들이 스스로 잘 판단할 수 있도록 도움을 주려고 한다. 우리는 먼저 음식과 영양에 대한 수많은 거짓말들이 탄생하게 된 배경을 설명하고, 동시에 소비자들이 가지고 있는 가장 절실한 의문들을 풀기 위해 노력할 것이다. 예를 들면 우리는 기존의 여러 연구들에 대한 평가를 통해서 설탕과 소금이 — 적당한 양을 유지한다면 — 결코 그렇게 나쁘지 않다는 결론에 이르게 되었다. 또한 우리는 예를 들어서 비타민 알약이 — 수요가 높은 피쉬오일 알약과 마찬가지로 — 반드시 필요한 것은 아니라는 사실도 밝히게 될 것이다.

그러므로 우리는 누가 우리에게 영양에 관해 특정한 권유를 했는지 그리고 그런 권유가 어떤 이해관계로부터 나오게 되었는지를 알아야 한다. 물론 그런 내용을 꿰뚫어보는 일이 그렇게 간단하지는 않다. 그러나 우리는 더 많이 알면 알수록 더 이성적인 결론에 도달할 수 있다. 그런 의미에서 이 책이 독자에게 알찬 지식을 제공하리라 생각한다. 그리고 그 누구에 의해서도 피해를 당하는 일이 없기를 바란다!

| 차례 |

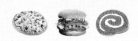

01

인스턴트식품

경멸 혹은 열망의 대상

유기농식품의 열혈 애호가인 울리케. 그녀는 알고 있어야 했다. 할인 중인 고기요리 통조림을 팬에 부어서 먹으면 탈이 날 수 있다는 점을 말이다. 그러나 그녀는 시간이 없었다. 시장을 보러 갈 시간도, 요리를 준비할 시간도 없었다. 그래서 그녀와 그녀의 딸은 성분을 자세히 알 수 없는 고기 조각들로 음식을 만들어 점심으로 먹었던 것이다. 그런 다음 그녀들은 바로 다음과 같은 결과를 초래하게 되었다. 그녀의 딸은 위경련을 일으켰고 그녀 자신은 복부에 가려운 피부발진이 생겼다. 물론 그 모든 증상은 조만간 다시 회복될 것이다. 그러나 그녀에게 한 가지 사실만은 확실해졌다. "결코 다시는 인스턴트식품을 먹지 말 것! 그런 인스턴트식품을 먹느니 차라리 굶을 것!"

그렇다면 인스턴트식품은 우리를 유혹하는 일종의 마약과 같은 것인가? 스위스 요리협회 회장이자 유명 레스토랑의 최고 주방장인 게오르게스 크네히트는 이런 의견에 바로 동의를 하지는 않는다. 직업적으로 그가 인스턴트식품이나 통조림을 포기한다는 것은 불가능한 일이다. 그가 사용하는 채소의 약 3분의 2가 '이미 손질된' 것이고, 케이크를 만들 때도 편리함 때문에 30퍼센트의 새료를 이미 만들어져 있는 것들을 활용하며, 케이크 도우와 크림 분말도 완성된 것을 사용한다.

그러나 울리케가 먹은 고기통조림과 같은 불량 인스턴트식품에서는 요리 전문가가 얻을 것이 전혀 없다. 반면에 냉동 채소와 소스 분말처럼 조리는 되어 있지만 바로 먹을 수 있도록 완성되어 있지는 않은 상품들은 대규모 주방 혹은 개인 가정에서 꼭 필요한 품목이 되었다. 크네히트 스스로도 이런 재료들을 '게임처럼 재미있게' 다루고 있다. 이 말이 구체적으로 의미하는 것은 인스턴트식품을 사전에 만들어진 그대로 먹는 것이 아니라 그것을 창의적으로 이용한다는 뜻이다. 크네히트의 경우에는 만들어져 있는 감자 반죽을 크로켓에 사용하고, 그 안에 아몬드, 양귀비, 잣 등을 넣는다. 그리고 즉석식품으로 만들어져 있는 아스파라거스 수프는 신선한 야생 마늘을 첨가함으로써 완벽하게 마무리한다. 소위 즉석식품을 토대로 한 요리 방법이라고 할 수 있다.

그렇다면 이런 방식 속에도 진정으로 요리의 개성과 같은 것이 들어 있다고 볼 수 있을까? 단지 양심의 가책을 피하기 위한 변명일 뿐일까?

인스턴트식품은 필요악?

인스턴트식품(convenience food)이라는 개념은 영어에서 온 것으로 '편리함'을 의미한다. 실제로 이런 식품들은 우리에게 편리함을 제공한다. 인스턴트식품은 넓은 의미에서 반조리 식품, 즉석식품, 편의식품이라고도 하며 바로 먹을 수 있거나 최소한 조리할 준비가 된 식품을 말한다. 냉동 포장 안에 들어 있는 반가공된 야채, 봉지에 들어 있는 빠에야(야채, 해산물, 고기 등을 넣은 에스파냐식 볶음밥-옮긴이), 유리 용기 속의 요구르트, 튀김옷을 입힌 생선, 작은 컵에 들어 있는 스파게티 등등.

그런데 이런 즉석식품들은 항상 격렬한 논쟁을 불러일으킨다. 이런 음식을 먹거나 만드는 것에 반대하는 사람들은 야만적으로 이익만을 추구하는 식품회사들이 요리의 도덕을 무너뜨리고 있으며 그런 경향이 점점 더 가속화되고 있다고 주장한다. 반면에 찬성하는 사람들은 인스턴트식품을 사용함으로써 오이를 강판에 갈거나 힘들게 피자 반죽을 치댈 시간에 다른 훨씬 더 의미있는 일에 집중할 수 있다고 말한다. 독일 연방식품연구소의 조사 결과에 따르면 인스턴트식품은 우리의 삶을 간편하게 해주기 위해 고안된 것들이지만 결코 긍정적인 이미지를 지니고 있지 않다고 밝히고 있다. 즉 많은 소비자들이 인스턴트식품의 개념조차 잘 모르고 있거나, 알고 있는 사람은 대부분 부정적으로 여기고 있다.

"그럼에도 불구하고 실제로는 모든 가정에서 인스턴트식품을 사용하고 있다"고 식품연구가들은 말한다. 간단히 말하자면, 모두가 이런 음식을 사서 먹으면서도 자신들은 이런 음식을 원하지 않는다고 말하고 있다. 결국 인스턴트식품의 섭취가 무조건 우리의 결정만으로 정해지는 일이 아닐 수도 있는 것이다.

이런 측면에서 볼 때 인스턴트식품을 사회적인 연관성 속에서 살펴볼 필요가 있다. 영양학자인 게자 쉔베르거는 "인스턴트식품 구매자들을 오로지 소비 위주의 사고나 도덕적 타락과 관련시켜 비난하는 것은 너무 단순한 발상"이라고 말한다. 즉석식품은 분명히 시간을 절약하게 해준다. 그럼으로써 '현대적인 현상', 즉 시간 부족과 점점 더 빡빡해지는 일정을 해결해 주는 수단이 되어준다.

분명 인스턴트식품은 현대적인 삶의 요건들을 충족시켜 준다. 물론 우리는 아주 특별한 경우 직접 음식을 만들 용의가 있지만 평소에는 시간의 극대화를 위해 간단한 냄비와 전자레인지를 사용한다. 흔히 우리는 식사 준비가 제발 별 문제없이 잘 지나가기를 바라는데, 이것은 마치 생활의 모든 것이, 즉 자동차부터 교육문제를 거쳐 부부관계와 섹스까지 제발 별 문제없이 지나가기를 바라는 것과 같다. 그래서 우리는 흔히 기계실 같은 장소에나 어울릴 만한 조금은 삭막한 표현들을 주방에서 듣게 된다. "지금 수프를 전자레인지에 던져 넣을게." "오늘 아침 뮈슬리를 빨아들이듯 먹어치웠어." "지금 커피가 걸러지고 있어."

인스턴트식품은 삶의 최적화와 기능화를 중시하는 사람들이 구입하는, 현대사회의 산물이라고 볼 수 있다. 그러므로 이에 대한 논쟁을 하기 전에 우리 자신의 생활방식과 사고를 비판적으로 돌아보아야 한다. 식품산업은 단지 사회적인 요구에 인스턴트식품으로 반응

했을 뿐이며, 우리에게 이런 상품을 구매하라고 강요하지 않았다. 그렇다고 해서 우리가 그들을 동정해야 한다는 뜻은 아니다. 왜냐하면 기업들에게는 인스턴트식품의 호황이 역사상 가장 좋은 재정적인 단비이기 때문이다. 그리고 그들은 이런 단비를 멈추지 않게 하기 위해 모든 수단을 동원하고 있다.

전자레인지 없이는 못살아!

사람은 누구나 먹어야 하고 마셔야 한다. 복지국가에서는 풍족함 이상으로 먹고 마신다. 그래서 식품산업이 해마다 엄청난 수입을 올리고 있는 것은 전혀 놀랄 일이 아니다.

가장 많은 매출을 올리고 있는 것은 5분의 1 이상을 차지하는 고기류의 식품이다. 과일과 채소는 결코 7퍼센트에 이르지 못하는데, 기호식품이라고 부를 수 있는 당류(9.2퍼센트)와 주류(9.6퍼센트)보다 여전히 뚜렷하게 낮은 비율을 차지하고 있다.

따라서 비타민이나 미네랄보다는 열량, 설탕, 그리고 알코올과 관련된 식품 생산업자들이 더 많은 돈을 벌고 있다. 또한 새로운 사실은 사람들이 주로 반가공된 식품을 많이 섭취하게 된다는 것이다. 그래서 당근을 통째로 아삭아삭 씹어먹는 모습을 보고 싶으면 토끼가 나오는 텔레비전 만화를 보아야 하고, 심지어 식사 준비를 하는 모습을 보고 싶으면 텔레비전에 나오는 수많은 요리 프로그램 중 하나를 선택해야 한다. 인스턴트식품이 우리를 지배하고 있는 것이다. 수고는 적고 양은 많은 음식, 낭비는 적고 취향은 다양한 음식.

거의 모든 가정에서도 정기적으로 이런 요리 보조품들을 사용하고 있다. 통계에 따르면 열 명 중 한 명꼴로 일주일에 세 가지 이상의 인스턴트식품을 먹는다고 한다. 실제 수치는 아마도 훨씬 더 높을 것이다. 왜냐하면 많은 전문 요리사들조차도 반가공된 식품 봉투를 부지런히 전자레인지에 넣어 사용하기 때문이다. 바덴 뷔르텐베르크 환경 아카데미의 보고에 따르면, 2,000개가 넘는 식당들이 빠에야를 직접 만들지 않고 냉동 상태의 것을 사용한다. 이때 사람들에게 필요한 것은 약간의 물뿐이며 혹은 — 완성된 요리에 제대로 된 장식이 필요한 경우에는 — 졸인 생선이 첨가된다. 그리고 마무리 장식을 위해 그 위에 약간의 신선한 오이를 올리고, 몇 분 후면 김이 나며, 금방 만든 것처럼 보이는 빠에야가 식탁에 등장한다. 따라서 식당을 경영하는 사람일지라도 굳이 요리를 배워둘 필요가 없어지는 것이다.

값비싼 주방의 값싼 피자

그러다 보니 인스턴트식품 제조업체들이 해마다 뛰어오르는 매출에 기뻐하는 것은 당연한 일이다. 특히 주도적인 역할을 하고 있는 냉장식품의 경우 매출액이 해마다 10퍼센트의 증가율을 보인다. 인스턴트식품 종목의 많은 부분을 차지하고 있는 냉동식품의 판매량도 매년 큰 성장세를 보이고 있다. 이 가운데 절반이 개인 가정에서 사용되고 전문 요리사들도 많이 애용한다. 그리고 5분의 1이 냉동 피자로서 우리 식탁에 놓이게 된다. 이런 사실은 인스턴트식품의 확산과 특정 음식에 대한 기호의 글로벌화가 얼마나 밀접하게 연관되어 있는지를 보여준다. 왜냐하면 피자가 결코 어느 나라에서나 주된 음식에 속하는 것은 아니기 때문이다.

인스턴트식품과 그것의 높은 매출액은 대형 주방이나 패스트푸드와 밀접하게 관련되어 있다. 왜냐하면 요즘에는 어떤 대형 식당이든, 즉 맥도널드, 대학의 학생식당, 세무서의 구내식당 등 저마다 잘 짜인 인스턴트 기술을 근거로 돌아가기 때문이다. 그래도 사업은 매우 성공적이어서 이런 방식을 활용하는 기업들이 꿈의 매출액과 방문 고객수 달성을 축하할 수 있게 된다. 대부분 해마다 급격한 상승세를 보이고 있는데, 그 중에서도 가장 많은 매출을 올리고 있는 기업은 바로 맥도널드이다. 이 패스트푸드 체인점은 거의 매년 새로운 매출 기록을 세워가며 요식업계의 확실한 선두주자 자리를 차지하고 있다.

이처럼 편리하고 빠른 식품은 대단한 호황을 누리고 있다. 그렇다고 해서 여기에 불공정한 음모가 있는 것은 아니다. 돈을 버는 것 자체는 전혀 나쁜 일이 아니다. 그러나 판매 품목에는 문제가 있다. 특히나 이런 품목들이 아주 잘 팔리고 있기 때문에 더욱 문제가 된다. 그리고 이런 식품으로 인해 고객이 당하는 건강상의 피해를 외면하려는 분위기가 만연되고 있다는 점도 문제다.

결국 식품산업은 다른 모든 기업들처럼 지속적으로 자신들의 매출을 증가시키려 할 것이다. 그런데 도대체 어떻게 그런 일이 가능해질 것인가? 인구는 급격한 증가 추세를 보이지 않으므로 장기적으로 보았을 때 먹고 마시는 고객들이 크게 증가하지는 않을 것이다.

그리고 기존의 고객들은 자기 관리를 위해 점점 더 음식 비용을 줄일 것이다. '식품의 대전환'이라는 연구협회의 조사에 따르면 소비자들이 1960년대 이후로 개인적인 소비를 위해 쓴 돈은 2배가 되었지만, 음식과 음료를 위해 쓴 돈은 반으로 줄었다고 한다. 이는 식품에 대한 경제적인 가치 평가가 점점 낮아지고 있다는 뜻이다.

그리고 이는 대개의 가정에서 주방 시설, 즉 그릇이나 냉장고, 식기세척기 등에 투자하는 비용이 그 주방에서 만드는 음식 비용만큼이나 많다는 사실을 통해서도 입증된다. 고품격 도자기 재질로 만들어진 조리대, 저절로 청소되는 오븐, 디자이너가 설계한 식탁 등등. 그러나 이 훌륭한 시설들에 놓이는 음식이란 것이 고작 할인점에서 사온 냉동 피자다. 그것이 바로 현대 소비자들의 요리에 대한 논리인 것이다. 따라서 식품산업의 매출액은 당연히 증가하지 않는다. 결국 소비를 촉진시키기 위해서는 무엇인가를 강구해 내야만 한다.

패스트푸드를 비난해도 되는가?

건강과 영양이라는 주제에 대해 연구하고 있는 미국의 학자 이안 단턴 힐과 남아프리카의 미키 초프라는 식품 기업의 마케팅 전략에 대해 살펴보다가 이 분야의 마케팅이 담배산업과 비슷하다는 결론에 이르렀다.

그들이 《브리티쉬 메디컬 저널》에서 강조하고 있는 것처럼 식품과 담배의 비교는 "첫눈에는 맞지 않는 것처럼 보인다." 왜냐하면 누구나 매일 먹고 마시지만, 누구나 담배를 피우는 것은 아니기 때문이다. 그럼에도 불구하고 이 두 산업 분야의 전략들 사이에는 확실한 공통점이 있다. 그리고 이 분야들의 생산품이 인간의 건강에 끼치는 영향도 ─ 산업국가에서 유행하고 있는 비만을 관찰하면 ─ 비슷하게 파괴적이다.

예를 들어서 식품 생산업체도 광범위하게 마케팅과 광고 전략을 펼친다. 미국에서는 음식과 음료만을 위해서 해마다 300억 달러의 광고비가 사용되고 있는데, 그 어떤 산업 분야에서도 광고에 그렇게 많은 지출을 하지는 않는다. 그리고 이런 선전 방식의 주요 타깃은 바로 어린이들이다. 미국의 경우 어린이들은 한 해에 약 2만 번의 패스트푸드 광고방송을 보아야 한다.

그리고 맥도널드 체인점에 가보면 우리는 그곳이 아이들을 주요 고객으로 유혹하고 있다는 것을 금방 깨닫게 된다. 공정하게 말하자면 이런 체인점이 진정한 '틈새 문제'를 잘 해결해 주고 있기도 하다. 즉 아이들을 데리고 식당에 갈 경우 우리는 항상 종업원이나 다른 손님들의 곱지 않은 시선에 신경을 써야 한다. 그러나 맥도널드에 가면 아이들을 미끄럼틀이나 매달리기 기구에서 마음껏 뛰어놀게 할 수 있다.

일반적으로 특정한 식품 종목을 한 나라에서 성공적으로 유통시키려면 엄청난 액수의 돈을 홍보를 위해 쏟아부어야 한다. 예를 들면 남동아시아에서 코카콜라 회사가 광고비 예산을 3배로 늘리는 일을 감행했던 것처럼 말이다. 그후로 전체 중국인의 3분의 2가 카페인이 함유된 이 음료를 알게 되었는데, 20년 전만 해도 코카콜라를 아는 사람이 10분의 1밖에 되지 않았다.

또한 초프라와 단턴 힐은 글로벌화라는 관점에서도 담배와 식품 산업의 공통분모가 있다고 보고 있다. "즉 우리는 이 두 산업이 각자의 브랜드를 판매할 시장을 세계적으로 넓히기 위해 노력하고 있음을 뚜렷하게 확인할 수 있었다"고 두 학자는 주장한다. 식품산업 콘체른(기업 연합)의 목표는 예를 들면 이런 것이다. "가장 바람직한 일은 중국의 고객에게도 유럽과 미국의 고객과 똑같은 것을 먹고 마시게 하는 것이다." 그러면 식품산업은 대량생산을 할 수 있고, 그럼으로써 대단히 많은 생산비용을 절약할 수 있다. 기업 내에서는 이런 것을 '경비체감효과'라고 부른다.

또 다른 전략은 이미 충분히 포식 이상의 상태인 산업국가들에서 새로운 음식에 대한 욕구를 불러일으키는 것이다. 미국에서는 해마다 1만 1,000가지의 새로운 음료와 요리가 시장에 출시되고 있다. 독일에서는 한 해 동안에 1,500가지의 새로운 초콜릿과 거의 600가지의 새로운 소스들이 등장한다. 세계적으로 유명한 고기 식품업체 '타이슨 푸드'의 생산품 목록에는 약 4,600가지의 각기 다른 닭고기 제품들이 있다.

또한 담배산업과 식품산업은 자사품의 비판가들을 '무지한 사람' 혹은 '영원한 불평꾼'으로 만들거나 심지어 공개적으로 중상모략한다는 점에서도 유사하다. 그래서 미국인으로서 맥도널드를 비판했던 에릭 쉴로서는 자신이 라디오 방송과 학교에서 비방의 대상이 되고 있다고 주장했다. "사람들은 내가 아이들과 토론을 하기에 적당하지 않다고 말했다." 그의 강의 시간에는 신원을 알 수 없는 사람들이 전단지를 뿌려댔는데, 거기에는 그가 마약중독자, 사회주의자, 그리고 외국인 적대자 등으로 표현되어 있었다.

이처럼 식품산업은 안정적인 수익률을 유지하기 위해 공정하지 않은 수단을 쓰는 일도 마다하지 않고 있다. 그럼에도 불구하고 우리는 패스트푸드 혹은 인스턴트식품을 아무런 숙고 없이 무조건 비난하는 실수는 저지르지 말아야 한다. 왜냐하면 그런 식품은 이미 오래 전부터 우리의 일상생활에서 중요한 한 부분이 되었고, 그것은 마치 그뒤에 거대한 산업체의 이해관계가 얽혀 있는 자동차, 전화, 그리고 아스피린 알약과 같은 존재가 되었기 때문이다. 따라서 그런 식품들을 합리적으로 잘 사용하기 위해서는 실질적인 장점과 단점을 잘 파악하고 인지하는 것이 더 나은 방법이다.

추가 주문이 필요해!

"이렇게 간단하고 즉시 사용 가능한 제품 덕분에 우리는 시간을 절약할 수 있으며 요리 지식을 따로 배울 필요도 없다"고 스위스의 식품협회는 주장한다. 그런 점에서는 확실히 많은 인원을 위해 요리를 해야 하는 사람, 요리할 시간이 없거나 요리에 대해 전혀 아는 것이 없는 사람에게는 큰 장점이다. 그러나 계속해서 인스턴트식품만 사용하다 보면 요리에 대한 지식은 절대로 얻을 수 없게 된다는 것도 사실이다. 사회학자들은 이미 인스턴트식품 없이는 따뜻한 식사를 어떻게 준비해야 할지 모르는 첫번째 세대가 생겨났다고 경고하고 있다.

다른 한편으로는 인스턴트식품 자체가 고객들에게 새로운 요리의 세계를 체험하게 해준다고 생각할 수도 있다. 약간의 요리 상식만 이용하면 되는 이런 식품이 아니라면 영원히 접해보지 못할 수도 있기 때문이다. 왜냐하면 맛있는 빠에야를 혼자 힘으로 완벽하게 만들 수 있는 사람이 몇 명이나 있겠는가? 그리고 깨끗이 씻겨 먹기 좋게 잘려 있는 냉동 채소들이 없다면 야채 요리를 먹을 수 있는 기회는 훨씬 줄어들 것이나.

인스턴트식품 덕분에 음식 준비를 하는 시간의 절약과 더불어 음식을 먹고 마시는 속도도 현저히 빨라졌다. 알루미늄호일 상자 안에 들어 있는 자우어브라텐(초에 절인 고기구이)은 이미 먹기 좋게 썰어져 있어서 더 이상 칼로 썰어 먹을 필요도 없다. 시간 절약은 패스트푸드점에서 특히 뚜렷하게 나타난다. 평균적으로 어떤 메뉴가 나올 때까지 걸리는 시간은 약 3분 50초 정도이다. 매일매일 빡빡한 일정 속에서 이것은 엄청난 시간상의 이익을 의미한다. 단지 이때 문제가 되는 것은, 음식을 먹은 뒤 15분이 지난 뒤에야 포만감을 느끼게 된다는 점이다. 그러니까 패스트푸드를 먹는 사람은 위장이 가득 채워졌음에도 불구하고 아직 배고픔을 느끼면서 식당을 나가게 되는 것이다. 음식을 주문해서 다 먹기까지 걸리는 시간이 소화가 되어서 포만감을 느끼게 되는 시간보다 훨씬 짧기 때문이다. 그래서 어떤 사람들은 추가 주문을 하기도 한다. 이런 일은 흔히 일어난다. 그렇게 되면 칼로리 상태가 아주 빠르게 무제한적으로 항로를 이탈하게 된다.

그러나 단지 육체적인 측면만이 아니라 정신적인 차원에서도 패스트푸드는 문제가 된다. 시간 절약이 항상 삶의 질적 향상을 의미하는가? 오히려 그것은 지루한 시간의 증가를 의미하기도 한다. 삶이 점점 더 길어지고 지루해질 때 차분히 앉아 몇 분 정도 오이를 강판에 갈아보라. 오히려 그런 행동을 통해 내적인 안정감을 느낄 수 있는 법이다.

비만을 유발하는 메뉴

맥도널드와 같은 패스트푸드 체인점들은 지난 수년 동안 비만을 유발하는 식품업체로 낙인찍혀 왔다. 그러자 이들은 패스트푸드에 결코 그렇게 많은 비만 유발의 요소가 들어 있지 않다는 점을 밝히려 했고, 이를 위해 각 음식의 칼로리 수치를 공개했다. 소위 특별 메뉴에 대해서는 그런 수치가 맞을지도 모른다. 그러나 규칙적으로 패스트푸드점에 오는 사람들은 오로지 돈을 절약하기 위해 거의 항상 일반 메뉴를 선택한다. 그리고 이런 경우에 섭취하는 칼로리는 대단히 높다. 예를 들어서 '빅맥' 햄버거 하나가 503칼로리, 중간 사이즈의 감자튀김이 333칼로리, 그리고 중간 사이즈의 콜라는 168칼로리. 모두 합치면 1,000칼로리가 넘는다. 일반 여성의 하루 필요 열량은 약 2,000칼로리이다. 그런데 한 번의 패스트푸드 식사만으로 이미 하루 필요량의 절반이 넘는 것이다. 아이들의 경우에는 심지어 그런 식사 한 번이 하루 필요량의 3분의 2에 달한다. 특히나 패스트푸드의 최고 고객은 바로 아이들이 아닌가!

도르트문트 어린이영양연구소의 발표에 따르면 패스트푸드를 먹는 아이들은 그렇지 않은 아이들보다 약 15퍼센트나 더 많은 열량을 섭취하게 됨으로써 당연히 비만의 위험성이 더 높아진다고 한다. 하버드 대학의 연구원들은 2005년에 3,031명에 이르는 미국인들의 식이 행동과 체중 변화에 대한 연구 결과를 발표했다. 여기서 패스트푸드 음식의 양을 늘린 사람들은 즉시 체중이 증가한다는 사실이 드러났다. 이미 일주일에 두 번의 패스트푸드 식사만으로도 1년 안에 4.5 킬로그램이 늘기에 충분하다. 그 외에도 인슐린의 저항력이 2배로 늘어났는데, 이것은 당뇨병 환자들에게 중요한 위험 요소에 해당한다.

위험 요소인 트랜스지방산

패스트푸드의 가장 큰 문제는 - 무엇보다도 감자튀김과 치킨너겟, 감자칩, 팝콘, 바삭바삭하게 튀긴 과자류에 들어 있는 - 트랜스지방산이다. 이것은 과체중과 더불어 혈관에 염증을 유발함으로써 심장과 순환기 질병을 일으킬 수 있는 위험 요소에 속한다. 덴마크에서는 수년 전부터 트랜스지방산 사용을 법으로 규제하고 있고 이런 조치를 통해 사용량이 거의 0까지 내려갔다. 그런 조치에도 불구하고 덴마크의 음식은 여전히 맛이 좋다. 기호와 취향이라는 것은 다른 방법으로도 만들어낼 수 있는 것이기 때문이다.

그러나 트랜스지방산은 아주 저렴하고 식품의 저장성을 높이는 데 좋기 때문에 많은 나라들에서 여전히 많은 양을 사용하고 있다. 덴마크에서는 당연히 이런 현실을 공감하지 못한다. "트랜스지방산을 세계적으로 금지시키지 못할 이유는 없다"고 코펜하겐의 겐토프테 대학병원의 스텐 스텐더 교수는 말한다. "우리가 그것을 세계적으로 추방할 때 지장을 받는 사람들이란 오직 그런 재료들을 파는 사람들뿐이다."

한편 덴마크에서는 심장질환의 비율이 지난 5년 동안 20퍼센트나 감소했다고 한다.

헤로인과 같은 효과

이제 우리는 패스트푸드가 심장질환과 당뇨 증상이 있는, 수많은 비만 환자들을 유발하고 있다고 예측할 수 있다. 그러나 이런 결과가 단지 패스트푸드의 높은 칼로리 때문만은 아니다. 프린스턴 대학의 학자들은 패스트푸드가 마치 마약인 헤로인과 유사하게 중독성 있는 음식이라는 증거를 찾아냈다. 실험에서 당과 지방(패스트푸드의 전형적인 구성성분)의 수치가 매우 높은 음식을 먹었던 쥐들은 먹이를 급격하게 줄이자 마치 마약 중독의 경우와 비슷한 반응을 보였다. 그들은 이리저리 왔다갔다하고 몸을 떨고 산만했다.

이런 현상은 지방과 당의 높은 함량이 행복호르몬의 분비를 자극한다는 사실을 통해 해명될 수 있다. 그러다가 지방과 당이 갑자기 줄어들면 사람의 몸은 불안, 경련, 두려움의 상태와 같은 금단현상을 겪게 된다.

기만적인 안전성

흔히 인스턴트식품 회사들은 자사의 상품들이 엄격한 검열을 거쳐 생산되고 꼼꼼하게 포장되기 때문에 병균으로부터 안전하다고 주장한다. 예를 들어서 포장되지 않은 채 판매대에 놓여 있는 고기의 경우에는 더 많은 병균의 감염을 염두에 두어야 한다고 그들은 말한다.

사실 그것은 맞는 말이다. 그렇지만 다른 한편으로 인스턴트식품의 경우에는 훨씬 더 쉽게 속임수가 사용되거나 위조될 수 있다. 즉 신선한 브로콜리가 노랗게 변하거나 신선한 돼지고기가 색이 변하면 우리는 그것을 눈으로 확인할 수도 있고 냄새로도 식별이 가능하다. 반면에 판지 상자 안에 들어 있는, 튀김옷이 입혀진 냉동 생선의 경우에는 그것이 운송 과정에서 혹은 중간 경유지에서 몇 시간 동안 녹았던 것인지 전혀 알 수가 없다. 실제로 일어나기도 한 일인데, 고기의 유효기간 같은 경우 얼마든지 쉽게 위조할 수 있다. 식품이 가공되고 포장되는 곳에서 쉽게 눈속임을 하거나 위조할 수 있다는 말이다.

또한 그들은 식품이 가공될 때 오랜 시간이 걸리는 과정을 거치면서 좋지 않은 병균들에 노출된다는 사실에 대해서는 전혀 언급하지 않는다. 여러 조사 결과에서도 이런 식품들에서 다양한 세균이 검출된다는 사실이 밝혀졌다. 예를 들어서 클로스트리듐이라는 세균은 심한 설사를 일으키며 가열을 해도 살아남는 지속성 박테리아를 만드는 무서운 특성을 지니고 있다.

과자 안에 라텍스가 들어 있다?

인스턴트식품은 지속성, 1인분씩의 분량 구분, 운송 가능성, 그리고 시각적 효과를 위해 포장이 필요하다. 그것도 많은 포장이! 이때 플라스틱이 중요한 역할을 하는데, 예전의 통조림 용기는 점점 사라지는 경향을 보이고 있다. 무엇보다도 슈퍼마켓과 할인점의 냉동고에 있는 인스턴트식품은 고객들을 유혹하기 위해 화려한 색깔로 포장되어 있다. "패스트푸드와 테이크아웃 음식에는 한 가지 공통점이 있다"고 스위스의 음식 비평가인 클라우디아 유트는 비꼬듯이 말하는데, 그것은 바로 "플라스틱 산업과의 공모"라고 했다.

이때 환경 문제를 유발하는 쓰레기가 많이 발생하는 것은 당연한 일이다. 그런데 많은 사람들이 모르고 있는 또 한 가지 문제는 포장의 유해성분이 내용물 안으로 들어갈 수 있다는 사실이다. "거의 모든 식품이 포장 재료와 상호작용을 일으킬 수 있다"고 프레세니우스 식품연구소의 키르스텐 헤니게는 주장한다. 이런 영향 때문에 우리가 지각하는 향기, 즉 식품의 향미가 변화된다는 뜻이다. 헤니게에 따르면 포장 성분이 식품 안으로 침투하는 일은 절대로 일어나서는 안 되지만 안전성을 보장할 수 있는 포장 재료는 거의 없다고 한다.

사탕류와 요리용 얼음의 경우에는 흔히 라텍스(고무나무에 칼로 금을 그으면 스며나오는 끈적끈적한 액체)가 포함된 포장이 주로 사용된다. 콘돔 사용자들은 알 것이다. 이 천연고무 성분이 포장의 껍질과 상품을 밀착시킨다. 이런 방식은 보기에도 좋고 생산자의 입장에서는 포장 재료를 절약하는 일이기도 하다. 그러나 영국의 식품표준원이 최근 실시한 연구에 따르면 탄성이 있는 겉포장의 라텍스 성분이 식품으로 유입될 수 있다고 한다. 예민한 사람들에게는 — 어떤 경우에든 라텍스는 가장 문제가 많은 알레르기 유발의 원인이지만 — 이 때문에 천식과 같은 복합적인 질병이 나타날 수 있다. 환자협회는 벌써부터 음식 포장에 들어 있는 라텍스 함량을 표기해야 한다고 요구하고 있다.

그런데 최근에는 식품 회사들이 '화학적 작용을 유발하는 포장'을 개발하여 의도적으로 내용물에 영향을 끼치는 데 노력을 기울이고 있다. 과일을 위한 비닐 포장이 그런 경우이다. 이때 비닐 포장에는 화학적인 흡수제가 들어 있어서 과일들로부터 성숙 호르몬인 에틸렌을 제거해 버린다.

그런 정도까지는 괜찮다고 하자. 그러나 바나나와 관련해서는 일종의 엽기적인 코미디가 펼쳐진다. 바나나는 바다를 건너오는 여행 후에 우리에게 도착할 때는 초록색이다. 그래서 판매업자들은 에틸렌을 뿌려서 빠른 시간 안에 노랗게 만든다. 바나나가 일단 노랗게 된 다음에는 다시 비닐로 포장을 하는데 이때 에틸렌이 제거될 수 있다. 이것은 식품의 전문적인 처리 과정이라기보다는 마치 화학 수업에서나 들을 만한 화학적인 지그재그 과정이라고밖에 할 수 없다.

냉동식품과 할머니의 에너지 소비는?

우리가 냉동된 치킨카레를 팬에 부은 다음에 먹을 수 있게 되기까지는 10분 이상이 걸리지 않는다. 그것은 물론 할머니의 시대와는 차원이 다른 것이다. 할머니의 고기 스튜는 완성되기까지 적어도 두 시간이 필요하다. 뿐만 아니라 비교할 수 없을 만큼 더 많은 에너지가 사용된다.

그럼에도 불구하고 이런 비교는 공정하지 못하다. 두꺼운 스튜용 고기와 잘게 찢어진 닭고기를 단순히 비교해서는 안되기 때문만은 아니다. 보다 중요한 것은 치킨카레는 몇 번의 생산 과정을 거쳤고 각각의 단계마다 많은 에너지가 소비되었다는 점이다. 첨가재료를 자르고 섞기, 가열하고 냉동하기, 끝으로 포장에 이르기까지 많은 에너지가 소비된다. 그리고 내용물이 채워진 냉동봉투가 슈퍼마켓의 냉동실에 있다가 우리 집의 냉장고로 옮겨져 사용되기를 기다리는 동안에도 에너지가 소비된다.

다른 한편으로 에코연구소의 조사에 따르면 냉동 피자의 생산 과정에서 최종적으로 나오는 온실가스가 개별적으로 식사를 준비하는 경우보다 더 적다고 한다. 그러나 이것은 식사를 혼자 준비해서 먹는다는 사실을 전제로 했을 경우의 계산이다. 여러 명의 가족이 함께 식사하는 것을 염두에 둔다면 틀린 계산이라는 뜻이다.

비타민의 알리바이

인스턴트식품은 자연식품에 비해 영양분이 부족할까? 여기에 대해서는 획일적인 대답을 할 수 없다. 신선한 시금치가 마침내 우리 식탁에 놓이기까지는 이미 상당한 비타민이 손실된다. 거기에 비하면 냉동 채소들은 수확 직후에 바로 가공되어 냉동되기 때문에 확실히 상태가 더 좋다. 반면에 통조림 식품에는 비타민과 미량원소들이 적고 식염은 더 많이 들어 있다. 거기다가 다음과 같은 사실도 중요하다. 즉 식품은 대개 온도 변화를 겪어야 하는데, 이것은 단지 비타민을 파괴할 뿐 아니라 녹말 분자의 결합을 유발하고, 이렇게 결합된 상태의 영양소는 몸에 쉽게 흡수되지 못한다. 그런 사실은 구내식당에서 밥을 먹거나 반가공된 즉석식품으로 식사를 했을 때 깨달을 수 있다. 즉 음식이 위에 오래 머물러 있어서 가스가 차거나 복부 팽만감을 느끼는 것이다.

몇몇 경우에는 인스턴트식품이 영양가 표에서 좋은 성적을 내기도 하는데, 그런 경우에는 대개 비타민과 미네랄이 첨가되었기 때문이다. 그래서 저장의 편의를 위해 코팅된 100그램의 살라미 안에는 20밀리그램의 비타민 C가 들어 있는데, 이는 ― 품종에 따라서 ― 사과 한 개보다 더 많은 양이다. 또 과일 주스는 대부분 진한 오렌지 색깔로 빛나는데, 그 안에 베타카로틴이 첨가되었기 때문이다.

그런데 식품 회사들은 인스턴트식품에 비타민과 미네랄을 첨가한다는 사실은 흔히 공개하지 않는다. 그들은 당연히 소비자에게 인스턴트식품이 해로운 식품이 아니라 건강에 도움이 되는 식품이라는 이미지를 전달하려 하고 이런 점을 홍보에 이용하려 한다. 그런데 그들이 첨가하는 비타민과 미네랄이 천연 재료로 만든 것이 아니라 실험실에서 만든 생산품이며, 이것은 자연식품과는 전혀 다른 효과를 내기 때문이다.

그러므로 인스턴트식품과 관련해서는 무조건 '너무 적은 것'이 문제가 아니다. 진정한 문제는 전혀 다른 것이다. 즉 '너무 많다는 것'이다. 너무 많은 지방, 설탕, 열량, 그리고 색깔과 향기를 위한 너무 많은 첨가제가 문제이다.

소비자의 취향

흔히 인스턴트식품은 자연식품의 맛을 내지 못한다고 평가받고 있다. 그것은 — 전체적으로 볼 때 — 확실히 잘못된 이야기이다. 두 꺼운 피자 도우와 물렁한 반죽, 물기가 너무 많은 토마토소스로 직접 피자를 만들어 먹고 난 후에 슈퍼마켓의 인스턴트 피자가 그립지 않은 사람이 누가 있겠는가?

여기서도 비타민과 같은 상황이 발생한다. 즉 현대적인 냉동기술 덕분에 인스턴트식품의 미각적 손실은 더 이상 일어나지 않게 되었다. 왜냐하면 이런 기술은 소위 '다시 데운 맛'을 배제시키기 때문이다. '다시 데운 맛'은 끓인 음식에서뿐 아니라 냉동되거나 오래 저장된 식품에서도 느낄 수 있다. 이런 맛을 강도 높게 체험하고 싶은 사람은 저녁에 구내식당에 가서 몇 시간 동안이나 보온 용기 안에서 손님을 기다리고 있는 비엔나 슈니첼(일종의 커틀릿)을 먹어보면 된다. 혹은 할인점에 가서 굴라슈(헝가리식 매운 소고기 스튜) 통조림을 사서 먹어보는 것도 좋다. 이때 분명한 것은 맛없고 신선하지도 않은 많은 인스턴트식품들이 가장 저렴한 품목으로 제공되고 있다는 점이다. 그래서 어떤 싸구려 인스턴트 피자는 마치 오래된 야구장갑 같은 맛과 냄새가 나기도 한다. 다행히도 이제는 인스턴트식품이 맛없고 냄새가 많이 나던 시절은 지나갔다.

많은 생산업체들이 맛의 손실을 막으려 노력하고 있다. 유럽만 해도 약 2,800가지의 다양한 향료와 조미료가 시장에 나와 있다. 시각적으로 싱싱하게 보이도록 만드는 데 필요한 색소들과 함께 그런 향료들은 말 그대로 화학물 칵테일을 만들어낸다. 여기서 더 나아가 이런 첨가물은 우리의 감각적인 지각을 무디게 만든다. 가공식품의 강도 높은 향료에 익숙해진 사람은 가공되지 않은 음식의 맛과 향기를 밋밋하고 맛없다고 느끼게 된다.

그러므로 순수한 맛을 내기 위해 노력하는 식품 회사들이 고객들로부터 외면당하는 것도 놀랄 일이 아니다. 브레머하벤의 냉동식품 업체인 '프로스타'는 2003년에 모든 방부제와 향료를 포기하겠다고 선언했지만 그해 연말에 최악의 사업 이익을 냈다. 그 결과 이사장인 토마스 브라운만은 해고되었다.

그때 이후로 상황은 조금 나아지고 있지만, 새로운 유행을 따르는 다른 회사들의 상품들보다 프로스타의 순수한 맛을 인정하는 고객들은 여전히 많지 않다. 말하자면 인스턴트식품과 채소, 고기, 생선, 양념과 약초 등의 순수한(여기서는 순수하게 섞인 것이 없다는 뜻이지, 결코 자연적이라는 뜻이 아니다. 자연적이라는 것은 자연에서 채취했다는 것을 뜻할 뿐이다) 향기 — 전혀 첨가물이 없는 — 의 조합이 소비자의 뇌에는 한마디로 맞지 않았던 것이다. 식품 혁명도 다른 혁명들과 똑같다. 어떤 혁명이든 제대로 성공하려면 국민이 정신적으로 그것에 동의해야만 한다.

식품첨가물
맛과 부작용의 문제

학생들이 바리케이드를 향해 걸어갔다. 장학법과 같은 문제 때문이 아니었다. "소스, 수프, 저민 고기, 즉석식품의 구매를 거부한다. 글루타민산염의 위험성이 의도적으로 무시되고 있다"고 함부르크 전문대학의 정보학과 학생들이 시위를 하고 있었다. "요리사들을 끝까지 쫓아가서 화학조미료에 대해 캐물어라!"

1995년의 일이었다. 이 소요사태의 동기는 잠재적인 위험성을 지닌 첨가물 글루타민산염 때문이었다. 예민한 사람이나 아이들의 경우 이것을 먹은 후에 메스꺼움, 구토, 두통 등이 나타날 수 있다. 또한 글루타민산염은 뇌에도 악영향을 끼치고 식욕을 감퇴시킨다는 강한 의심을 받고 있다. 그럼에도 불구하고 이 향료는 대형 구내식당, 학생식당, 그리고 인스턴트식품에서 계속 사용되고 있다. 그것

도 지극히 합법적으로 말이다. 왜냐하면 글루타민산염의 약식부호
인 E620은 음식에 혼합되어도 괜찮은 첨가물이기 때문이다. 때문에
학생들의 시위는 별 소득이 없었다. 이런 시위가 있은 지 10년이 지
난 뒤에도 이 첨가물은 여전히 학생식당에서 사용되고 있다. 글루타
민산염은 야채가 곁들여진 햄버거 스테이크의 양파 소스에도 들어
있고, 야채 리조토의 치즈 소스에도 사용된다. 대학교 학생식당의
일주일 식단에는 그런 음식들이 계속 등장한다.

글루타민산염에 대한 논쟁

슈퍼마켓에 놓인 포장된 식품의 상표를 자세히 들여다보면 이런
사실을 금방 발견하게 될 것이다. 화학소미료는 소시지, 즉석식품,
가루 수프, 피자, 칩 등 많은 제품 속에 들어 있다. 또한 어린이용 식
품에도 이런 첨가물이 전혀 거리낌 없이 사용된다.

조미료라는 명칭이 이미 추측하게 하듯 글루타민산염은 설탕, 소
금, 식초, 그리고 쓴맛과 같은 양념의 맛을 강하게 만든다. 우리는 글
루타민산염의 미각적 자극을 통해 식품 자체만으로는 낼 수 없는 맛
을 느끼게 된다. 생산 과정에서 끓이기, 굽기, 물에 데치기, 말리기,
혹은 저장하기 등 어떤 과정을 통해서든 맛과 향기가 약해지는 경우
에 화학조미료가 사용된다. 혹은 식품에 넣은 양념의 원래 맛이 너
무 약해서 미각적으로 보충이 필요한 경우에도 사용된다. 그 때문에
세계적으로 점점 더 많은 글루타민산염이 생산되고 있다. 1969년에
는 20만 톤이던 양이 오늘날에는 150만 톤에 이르고 있다.

글루타민산염은 가장 논쟁의 여지가 많은 식품첨가물 중 하나이다. 수년 전부터 이 물질이 비만을 유발하고 뇌에 해롭다는 증거들이 늘어나고 있음에도 불구하고 새로운 지식들은 무시되고 있다. 가장 최근의 연구는 독일 킬 대학의 교수이자 소아과 의사인 미하엘 헤르마누센이 발표한 것이다. 그의 연구에 따르면 글루타민산염은 뇌의 배고픔과 포만감을 조절하는 기능에 영향을 미친다고 한다.

그는 새끼를 밴 30마리의 암컷 쥐들에게 각기 다른 양의 글루타민산염을 먹였다. 또한 그 새끼 쥐들에게도 거의 태어나자마자 바로 이 물질을 먹었다. 이때 쥐들이 먹은 글루타민산염의 양은 일반적인 인스턴트식품에 함유된 양과 유사하도록 조절했다. 결과는 제공된 양이 많을수록 쥐들은 더 허기지게 먹이를 먹었다. 특히 어린 수컷 쥐들은 대단한 식욕을 보였다. 쥐들은 물은 정상적으로 하루에 세 번 마셨지만 먹이 섭취량은 두 배로 늘었다. 헤르마누센 교수는 확신했다. "글루타민산염이 첨가된 식품의 섭취는 정당화될 수 없다."

소시지에 왜 쥐약이?

글루타민산염은 식품 속에 원래부터 함유되어 있는 경우가 많다. 파르미산 치즈가 맛이 좋은 이유는 많은 양, 즉 100그램당 1그램 이상의 글루타민산염이 함유되어 있기 때문이다. 그러나 사람들은 화학조미료가 들어 있는 식품을 먹을 때는 거의 끝까지 멈출 수가 없는 반면에 ― 그래서 감자칩 봉투는 깨끗이 비워야 만족하면서 ― 자연식품 속에 들어 있는 글루타민산염의 섭취는 스스로 조절하려고 애

쓴다. "생각이 있는 이탈리아인은 대개 치즈를 스파게티 위에 얇게 갈아서 얹어먹지 두꺼운 조각으로 그냥 먹지 않는다"고 헤르마누센 교수는 말한다.

우연한 기회에 음식 속에 들어 있는 글루타민산염을 연구하기 시작한 헤르마누센 교수는 오래 전부터 글루타민산염이 실험용 동물들의 신신내사에 어떤 영향을 미치는지에 대한 실험을 진행해 왔다. 실험을 통해 그는 새끼 쥐들이 글루타민산염에 중독되어 목숨을 잃는다는 사실을 밝혀냈다. 그런데 그가 하루는 아내와 함께 슈퍼마켓에서 쇼핑을 하면서 식품 위에 붙여진 내용물 표시를 읽다가 소시지에서 '글루타민산염'이라는 글자를 발견하게 되었다. 그는 이때 자문했다. "소시지에 왜 쥐약이 들어 있지?" 그리고 그는 이 물질을 더욱 체계적으로 연구하게 되었다.

해롭지 않은 첨가물?

미국에서는 오래 전부터 글루타민산염이 위험하다는 의견이 지배적이다. 일반적으로 글루타민산염은 식품을 통해 한번 체내로 유입되면 저절로 없어지거나 감소되지 않고 뇌까지 도달하여 포만중추(만복감을 감지하여 식욕을 제한하는 중추-옮긴이)에도 영향을 끼친다는 점이 중요한 사실로 받아들여졌기 때문이다. 그러므로 글루타민산염은 혈액 안으로, 그리고 해로운 물질로부터 뇌를 보호하는 울타리를 뚫고 뇌 안으로도 침투할 수 있다는 말이다.

그런데 여기서 글루타민산염이 뇌 안까지 도달한다는 사실에 대해서는 논쟁의 여지가 많다. 2005년 4월에 독일 학술연구지원처의 심의위원회는 글루타민산염이 함유된 식품이 건강에 무해하다는 판결을 내렸다. "혈액, 뇌의 장벽이 건강한 성인의 경우 글루타민산염의 수동적인 유입을 대단히 효과적으로 차단시킨다." 그 외에도 유럽에서 건강과 관련된 여러 협회들이 글루타민산염 섭취가 우리 몸에 전혀 해가 되지 않는다는 의견을 발표했다. 그 때문에 당시에는 우리가 하루에 감당할 수 있는 글루타민산염 최고 섭취량도 전혀 제시되지 않았다.

글루타민산염이 뇌에 도달할 수 있고, 거기서 포만중추를 방해하고 식욕 조절을 엉망으로 만든다는 것은 킬 대학의 교수가 연구를 통해 밝혀냈다. 그는 심각하게 과체중인 사람과 건강한 여성들에게 뇌속에서 글루타민산염의 효과를 방해하는 약을 먹게 했다. 그러자 이들의 체중이 5에서 10퍼센트 정도 감소하였다. 그리고 또 한 가지 소규모의, 그러나 대표성이 없는 실험이 이런 사실을 지지하고 있는데, 여기에 따르면 여성들이 글루타민산염이 함유된 식품을 식단에서 없애자 체중이 급격히 줄어들었다고 한다.

위험한 주장

글루타민산염은 유럽연합에서 허용한 315가지의 식품첨가물들 중 하나이다. 이런 첨가물들은 식품을 더 보기 좋게 그리고 더 맛있게 만들며, 식품의 안정성을 높이고 질적인 변화를 억제한다. 가공하지 않은 식품의 50퍼센트가 첨가물로 대체되고 있다.

법적으로는 당연히 인체에 어떤 위험도 없는 물질들만 사용되어야 한다. "첨가물이 전혀 걱정할 필요 없이 무해하다는 주장은 그런 재료들에 대한 획일적인 경고와 마찬가지로 정당하지 않다"고 베를린의 소비자단체에서 일하는 식품 전문가 로라 그로체는 말한다. 광범위한 첨가물 자료를 조사하고 각각의 물질들을 평가해 본 단체들의 의견에 따르면 유럽에서 허용되고 있는 식품첨가물의 약 절반이 걱정할 필요가 없는 것들이라고 한다. 그러나 그 나머지의 경우에는 건강상의 문제를 유발할 수 있다.

이런 첨가물을 섭취했을 때 생길 수 있는 문제는 글루타미산염을 먹은 후에 느끼는 거북함과 같은 증상부터 시작해서 색소와 방부제로 인한 알레르기 반응과 가려움증, 식품 속에 들어 있는 알루미늄의 섭취로 인한 알츠하이머병에 이르기까지 대단히 많다.

효소, 작지만 대단한 존재

효소도 식품 생산에 이용되는 보조수단들 중 하나이다. 효소는 열매를 짤 때 마지막 남은 즙까지 세포들로부터 나오도록 만들며, 맥주를 만들 때 양조 과정을 빠르게 해주고, 빵의 반죽을 탄력 있게 만들어준다. 식품첨가물은 어떤 것이 어디에 얼마큼의 양이 사용되어도 좋은지 정해져 있는 반면 효소에 대해서는 아무런 규정이 없다. 식품 속에 남겨져서 그 안에서 활성화되는 효소에 대해서는 일정한 기준만이 있는데, 예를 들면 치즈를 만드는 과정에서 우유를 응고시키는 효소인 치모진이 그런 경우이다.

그러나 효소는 '보조재료'로 분류되어 ― 최소한 이론적으로는 완성된 식품 안에서 더 이상 아무런 작용도 하지 않기 때문에 ― 소비자들에게는 아무런 정보도 제공되지 않는다. 생산자는 첨가물 목록에 효소를 기입할 필요도 없고, 소비자는 상품에서 효소에 대한 어떤 정보도 찾을 수 없다. 이런 사실은 무엇보다도 효소에 알레르기 반응을 보이는 사람들에게 문제가 된다. 그리고 유전자 기술에 거부감이 있는 사람들에게도 그렇다. 왜냐하면 치즈 효소인 치모진과 같은 것은 오늘날 주로 유전자 기술로 생산되고 있기 때문이다. 그러나 치즈 애호가들은 그런 사실을 전혀 모르고 있는데, 생산 방법이나 효소의 사용 자체가 표기될 필요가 없기 때문이다.

학술적으로 보면 이 작은 보조수단은 거의 해가 되지 않는다. 왜냐하면 이론적으로 효소들은 생산 과정에서 열기로 인해 파괴되거나 생산 과정의 마지막에 걸러지기 때문이다. 그러나 예외라는 것이 있는 법이다. 예를 들어서 '알파 아밀라제'라는 효소는 반죽에 사용되는 보조제인데 가열을 해도 전혀 죽지 않고 완성된 빵 안에 그대로 살아 있다. 어쩌면 이런 효소는 알레르기가 있는 사람들에게 문제가 될지도 모른다.

유럽연합이 여기에 대해 구체적인 활동을 시작했다. 건강에 전혀 해가 없고 식품 생산업체가 걱정 없이 사용할 수 있는 바람직한 효소 목록을 작성하고 있는 것이다. 기업들이 어떤 효소를 사용할지를 해당 관청에 미리 통보해야 하며, 관청이 효소들을 판별한다. 그렇게 해서 허가된 효소들의 안전한 목록이 만들어진다. 그러나 이 목록이 완성되기까지는 아직 얼마간의 시간이 필요하다.

독성이 있는 향료

"좋은 일은 시간이 걸린다"는 모토는 다른 첨가물에도 해당된다. 예를 들면 향료가 그렇다. 향료는 거의 모든 인스턴트식품에 들어 있으며, 봉투에 든 사탕류와 과자류는 이것 없이는 거의 생각할 수 없다. 그러나 사실은 정확하게 무엇이 얼마큼 들어 있는지 아무도 알지 못하고 있다.

"유럽연합의 국가들에서 사용하고 있는 조미료의 광범위한 목록은 거의 존재하지 않으며, 더구나 그런 향료들이 건강에 미치는 영향에 대한 체계적인 전망도 전무하다"고 식품 전문가들은 말하고 있다. 하지만 이런 목록은 절대적으로 필요하다. 왜냐하면 각 국가에서 허용되는 향료들이 서로 다르기 때문이다.

목록의 단일화는 이미 수년 전부터 준비 중에 있지만 아직 완성되지 않고 있다. 우선 생산업체와 판매자들의 자료가 너무 빈약하다. 부분적으로 어떤 평가를 하기에는 전혀 정보가 없거나 불충분한 경우가 대부분이다. 2,800가지의 향료 중에서 약 350가지 정도가 검사대에 올랐다. 이 중에서 6가지는 건강상의 위험 때문에 목록에서 바로 삭제되었다. 즉 펜탄-2.4-디온, 메틸유제놀, 에스트라골, 캡사이신, 아세트아미드, 그리고 프로폴리-4-하이드록시벤조에이트 등이 여기에 속한다. 이런 물질들은 유전질의 변형을 일으키거나 암을 유발하거나 호르몬 수치에 영향을 미친다.

또 다른 물질들이 계속해서 목록에서 삭제될 가능성이 크다고 전문가들은 보고 있다. 왜냐하면 지금까지는 별로 문제가 많지 않은 성분들을 검사했기 때문이다. 독성의 위험이 있는 물질들이 아직 검사를 기다리고 있다.

가장된 무지함

올바른 판단을 하기 위해 우리는 도대체 얼마큼의 첨가물을 섭취하고 있는지를 알아야 하는데, 첨가물 섭취량을 아는 일은 전혀 분명하지가 않다. 예를 들어서 독일은 유럽연합으로부터 회원국들의 첨가물 섭취에 대한 분석을 위해 자료를 제출하라는 요구를 수년 전부터 받았다. 그러나 바이에른 지방의 지역적인 연구 결과를 제출했을 뿐이다. 그런데 이 연구에는 맥주와 소시지처럼 첨가물이 들어 있는 모든 식품을 다루기는 했지만 첨가물 자체에 대한 내용은 들어 있지 않았다.

물론 첨가물 섭취에 대해 알아볼 수 있는 다양한 방법들이 있지만, 문제는 각기 다른 결과들이 나온다는 점이다. 어떤 방법에서는 1년에 생산되는 한 첨가물의 양을 유럽 소비자의 수로 나눈다. MSDI(설문조사에 근거한 하루 최대 섭취량)로 표시되는 방법에서는 생산업체에서 제출한 자료가 정확한지를 검사할 수 있는 사람이 아무도 없다는 점이 문제이다. 그리고 소비자의 숫자가 어떻게 합쳐진 것인지는 아무도 모른다. 즉 아기들이 포함되었는가? 혹은 직접 요리를 하거나 빵을 구워 먹기 때문에 인스턴트식품을 거의 먹지 않는 노년층 사람도 포함된 것인가?

아마도 MSDI 방법을 사용할 때 많은 물질들의 섭취량이 과소평가되고 있다는 사실을 유럽 식품안전청(EFSA)은 알고 있다. 그래서 이들은 TAMDI(이론적으로 계산된 하루 최대 섭취량) 방법을 사용하고 있다. 이 방법에서는 얼마나 많은 향료들이 식품들 안에 들어 있는지, 그리고 소비자들이 그 중에서 하루에 몇 그램을 먹고 마시는지를 계산한다.

이처럼 조사의 방식이나 출발점이 다르기 때문에 전혀 다른 결과들이 나오고 있다. 첨가물의 섭취가 TAMDI에 따라 계산된 경우에는 섭취량이 과대평가된 경향을 보인다. 반대로 MSDI에 따라 계산하면 섭취량이 미미한 것으로 나타나 중요성이 무시되고 있다. 한 가지 예를 들어보면, MSDI 방식에 따르자면 소비자들은 하루에 0.011마이크로그램의 메틸 바닐라를 섭취한다. 즉 매우 적은 양이다. 그런데 이와 달리 TAMDI 방식에 따라 계산하면 하루에 3,700마이크로그램을 섭취하는 것으로 나온다. 이것은 메틸 바닐라의 허용치인 1,800마이크로그램의 두 배가 훨씬 넘는 양이다.

바닐라를 이용한 속임수

이번에는 바닐라에 관해 알아보자. 흔히 천연 향료는 합성된 것보다 맛이 좋지만 더 비싸기 때문에 때때로 속임수가 사용된다. 특히나 사람들은 인기가 좋은 바닐라를 이용해 자주 속임수를 쓴다. 바닐라는 비싼 조미료에 속한다. 그래서 비용을 줄이기 위한 대체상품으로 합성 향료인 바닐린을 사용한다. 그러나 바닐라만큼 제대로 맛이 나지 않고 상표에 '바닐린'이라는 표시가 별로 좋은 반응을 얻지 못하기 때문에 흔히 '바닐라'로 눈속임하고 있다.

　소비자보호와 식품 안전을 책임지는 니더작센 지방청의 올덴부르크 식품연구소는 요리용 얼음 생산에 쓰이는 바닐라 혼합물과 제빵류에 쓰이는 바닐라 설탕을 검사했다. 그 결과 18개의 혼합물 중에서 16개에 바닐라가 전혀 들어 있지 않고 바닐린이 들어 있음을 확인했다.

　특히 놀라운 것은 그 중 14개의 봉투에서 심지어 바닐라의 전형적인 특징인 까만 알갱이들까지 발견되었다는 점이다. 이 알갱이들은 원래 진짜 바닐라 향료임을 증명하는 확실한 증거였는데 이것까지 가짜로 만들어 넣었던 것이다. 빵을 구울 때 사용하는 바닐라설탕 검사에서는 7개의 자루당 2개꼴로 합성 향료인 바닐린이 들어 있음을 확인했다. 법적으로 요구되는 사항은 분명하다. 상표에 '바닐라'라고 적혀 있으면, 제품 안에는 진짜 바닐라 혹은 그것의 추출물이 들어 있어야 한다.

감미료는 안전한가?

　바닐린은 진짜 바닐라 향료와는 분명히 다르지만 인체에 해를 끼치지는 않는다. 반면에 달콤한 것을 먹으면서 칼로리를 줄이려는 미식가들은 식욕을 잃을 수도 있다. 최소한 그들이 전혀 혹은 거의 칼로리가 없기 때문에 수많은 다이어트 식품에 사용되는 감미료를 즐겨 먹는다면 말이다. 다이어트 콜라와 같은 음료수, 다이어트 요구르트, 요플레, 아이스크림, 푸딩, 사탕 등과 다이어트 초콜릿이 그런 식품에 속한다. 제품을 달콤하게 만드는 데에는 흔히 사카린, 시클라메이트, 아셀설팜 케이, 아스파탐, 네오헤스페리딘, 타우마틴, 혹은 수크랄로스라는 이름의 물질들이 첨가된다.

이미 수년 전에 사카린과 시클라메이트는 집중 공격을 받았다. 이 물질들은 동물 실험에서 방광암을 일으켰는데, 인간의 경우는 그렇지 않았다. 어쨌든 미국에서는 이때 이후로 사카린 사용을 금지했고, 시클라메이트도 마찬가지로 몇몇 나라에서 사용이 금지되었다. 감미료인 아셀설팜 케이가 몸에 해로운지는 아직 판단을 내릴 수 없다. 왜냐하면 그것에 관한 제대로 된 독립적인 연구가 거의 없기 때문이다. 한 연구에서는 이 물질을 먹은 쥐들의 골수세포에서 염색체의 변이가 일어났다. 인도에서는 이 물질이 유발시킬 수 있는 부작용 때문에 사용을 금지했다.

특히 수크랄로스, 즉 설탕과 염소(Cl)의 결합물인 이 감미료의 허용도 앞으로 어떻게 될지 모른다. 이 물질은 2005년에 유럽연합에 의해 사용이 허가되었다. 그런데 벨기에의 정치가이자 유럽연합 위원인 폴 라노야는 그것이 부당하다고 여기고 있다. 즉 이런 허가는 무엇보다도 인증되지 않은 생산업체의 연구에 의존하고 있기 때문이다. 이 물질의 생산이나 판매와 무관한 측의 조사에 따르면 수크랄로스가 유전자 변형을 일으키는 데 약한 영향을 끼친다고 한다. 비록 최근의 연구들은 이런 연관성을 완전히 부정하거나 혹은 아주 많은 양을 섭취했을 경우에만 인정하고 있지만 라노야는 결코 안심할 수 없는 일이라고 비판하고 있다.

감미료 때문에 암에 걸린다?

그러므로 광범위한 조사가 필요하다. 왜냐하면 산업체와 관청이 한 목소리로 안일하게 말하고 있는 것과는 달리 감미료가 안전하지는 않기 때문이다. 특히 아스파탐은 — 일본의 대기업체인 아지노모토가 생산하는 글루타민산염과 마찬가지로 — 계속해서 사람들의 주목을 끌고 있다. 2005년 말에 놀라운 내용이 담긴 한 연구 결과가 공개되었다. 볼로냐의 라마치니 암연구소는 1,800마리의 쥐들에게 3년 동안 각기 다른 양의 아스파탐을 먹이고 관찰을 했다. 여기서 오랜 시간 동안 다양한 분량의 아스파탐을 섭취한 암컷 쥐들은 백혈병과 림프종에 대해 높은 위험률을 보였다. 또한 이 쥐들은 뇌종양 발생에서도 뚜렷한 증가 추세를 보였다.

이탈리아의 학자들은 몸 안에서 일어나는 감미료의 작용 때문으로 추정하고 있다. 즉 아스파탐은 섭취 후에 인체 안에서 단백질인 아스파라긴산과 페닐알라닌, 그리고 메탄올로 분해된다. 메탄올로부터 포름알데하이드가 생성되는데, 이것은 메탄올 자체와 마찬가지로 동물실험에서 백혈병과 림프종을 유발시킨다. 이런 사실은 이탈리아 암연구소에서 실시한 연구에 의해 확인되었다. 그렇다면 뇌종양의 증가 추세는 무엇 때문일까? 그리고 아스파라긴산과 페닐알라닌은 어떤 영향을 미치는 것일까? 이것은 앞으로의 연구들이 밝혀내야 할 부분이다.

이런 연구 결과는 즉각 감미료 생산업체들로부터 강한 비난을 받았다. 아스파탐은 안전하며 몸에 해롭지 않은 식품첨가물이라고 아지노모토사 대변인은 강조했다. 그는 실험용 쥐들의 일부가 너무 많은 양의 아스파탐을 섭취했기 때문이라고 주장했다. 그러나 일부 쥐들은 아주 적은 분량을 섭취했음에도 불구하고 백혈병과 림프종에 걸렸다. 자세히 말하면 체중 1킬로그램당 20밀리그램의 분량을 섭취한 쥐도 이미 그런 병에 걸리는 것으로 나타났다. 이것은 성인이 하루에 섭취해도 되는 아스파탐의 절반에 해당되는 양이다.

슈투트가르트의 농업학자인 우도 킨레는 감미료에 대해 집중적으로 연구한 사람으로 아스파탐이 암을 유발할 가능성이 다분하다고 주장한다. 그는 이 감미료가 결코 안전하지 않다고 판단하고 있다.

2000년 초에 뒤셀도르프의 법원이 내린 판결도 같은 방향을 향하고 있다. 이 재판은 킬 출신의 독물학자인 헤르만 크루제가 한 인터뷰에서 아스파탐에 대해 대단히 비판적으로 한 말이 발단이 되었다. 그는 특히 이 감미료가 암 발생에 영향을 미칠 수도 있다고 의심했다. 이어서 당시 유럽에서 가장 큰 아스파탐 공급자였던 '뉴트럴 스위트'사와 헤르만 크루제 사이에 재판이 벌어졌고 결과는 회사측의 패배였다. 판결문에는 다음과 같은 이유가 제시되어 있었다. "1976년 이후로 아스파탐에 대해 최소한 총 166건의 연구가 공개되었고, 그 중에서 83건이 각기 다른 이유에서 아스파탐이 문제가 없지는 않은 것으로 판명되었기 때문이다."

샐러드 소스 안의 나노 입자

그러나 식품업체들은 300가지가 넘는 식품첨가물로도 만족하지 못한 채 나노 입자를 이용해서 최고의 효과를 내기 위한 연구를 계속하고 있다. 나노 입자는 1부터 100나노미터 사이의 크기를 가진 아주 작은 입자들이다. 여기서 1나노미터란 10^{-9}에 해당된다. 나노 입자의 중요한 특성은 크기가 줄어들면서 입자의 특성이 변한다는 점이다. 그래서 나노 입자로 만들어진 물건은 빛의 산란이 줄어들고, 이 때문에 색깔이 변하게 된다. 부피와 관련해서는 입자가 작게 쪼개지므로 표면적이 늘어나고, 덕분에 물질들이 화학적 반응을 더 잘 일으킬 수 있다.

음식과 관련해서 이런 특징이 의미하는 것은 맛, 색, 그리고 점성 등이 이 작은 입자들의 도움으로 달라질 수 있다는 말이다. 예를 들어서 케첩은 '실리지움디옥시드'라는 물질 덕분에 한꺼번에 감자튀김 위에 쏟아지지 않고 병에서 천천히 흘러나오게 된다. 또 자외선 차단제와 화장품에 사용되는 것으로 유명한 티타늄디옥시드의 입자는 샐러드 소스에서 밝은 색상을 내는 효과가 있다.

이처럼 실리지움디옥시드와 티타늄디옥시드의 나노 입자들은 이미 식품에 사용되고 있다. 그러나 이 물질들이 건강에 어떤 영향을 미치는지는 지극히 불분명하다. 나노 입자에 대한 최근의 연구들은 이런 입자들이 만성적인 장염의 발생에 영향을 미칠 수 있다는 사실을 보여주고 있다. 한 연구의 일환으로 실험 대상자들의 일부는 티타늄디옥시드와 알루미늄실리케이트 입자들이 들어 있는 음식을 먹었다. 병의 증세에 아무런 변화가 없었다. 그러나 첨가물을 먹지 않는 식이요법을 실행한 환자들은 현저하게 증상이 호전되었다.

03

음식 알레르기
심각한 가려움증

한 손님이 파티에서 푸짐하게 먹고 마셨다. 그는 오늘 일생에서 두번째로 우아한 캐비아 요리를 배불리 먹었다. 그런데 갑자기심한 피부 가려움증, 호흡 곤란, 그리고 신진대사 장애 등의 반응이나타났다. 일종의 알레르기 반응 같았다. 그런데 이런 일이 정말 일어날 수 있는가? 캐비아 알레르기라는 것이 존재하는가?

나중에 진행된 검사에 따르면 위염이나 장염 때문도 아니었고, 캐비아에 들어 있는 히스타민에 대한 거부반응 때문도 아니었다. 의사가 이 사람의 혈액을 검사했는데 혈액 안에 캐비아에 대한 IgE 항체가 형성되어 있음을 확인한 것이다. 이 항체를 찾았다는 것은 알레르기 반응일 가능성이 있다는 뜻이다. 또한 피부 테스트에서도 알레르기 반응이 있었던 것으로 나타났다.

여기까지는 이해할 만한 이야기다. 그런데 여기서 두 가지 놀라운 점이 있다. 즉 캐비아는 생선이나 다른 해산물과는 달리 지금까지 한 번도 알레르기를 유발한 적이 없었다. 그리고 손님은 캐비아를 먹기 바로 전까지 매우 건강했다.

유일하게 눈에 띄는 점은 그가 위장약을 먹었다는 것이고, 그것도 이미 수년 전부터 복용하고 있었다는 점이다. 그가 캐비아를 처음으로 먹었던 때도 약을 복용하고 있던 시기였다. 전문가들은 이 사례에 대해 보고를 받고 난 후 쥐들을 상대로 실험을 했다. 이들은 쥐들에게 위장약과 함께 캐비아를 먹여보기도 하고, 위장약 없이 캐비아를 먹여보기도 했다. 그 결과 이 사건에서는 위장약이 결정적인 역할을 했음이 밝혀졌다. 일명 '안타치다'라는 약품이 위액이 분비되는 것을 막거나 혹은 위액을 중성화시켜서 위장에서 음식이 정상적으로 분해되지 못하게 한 것이다. 그러므로 음식물의 단백질은 계속해서 소화되지 않은 채로 장에 도달하게 되고 거기에서 신체 경비원의 임무를 지닌 면역저항세포와 만나게 된다.

위장약이 알레르기 반응을?

그러면 면역저항세포들은 캐비아를 '위험물질'로 판별하게 된다. 말하자면 이 손님의 몸에는 과거에 최초로 캐비아를 먹었을 때 이 식품에 대한 IgE 항체가 만들어졌던 것이다. 그리고 몇 년 후에 두 번째 섭취에서는 이 항체 때문에 위험한 알레르기 반응이 일어나게 되었다.

"소화되지 않은 음식은 알레르기 반응이 일어날 가능성을 십만 배까지 높인다"고 알레르기 전문가이자 빈 의과대학의 병리학연구소 소장인 에리카 옌센 야롤림은 설명한다. "특히 낯선 음식은 더욱 위험하다. 그래서 캐비아가 제대로 소화되지 못할 경우에는 큰 위험을 초래할 수 있다. 즉 알레르기를 유발할 수 있다는 말이다."

이런 사실이 개별적인 사례에 불과한 것인지를 알아보기 위해 그녀는 알레르기 증상이 없는 200명 이상의 사람을 대상으로 연구를 계속했다. 한 그룹은 가스가 차거나 위장에 통증이 있어서 위장약을 먹었고, 다른 그룹은 병이 없는 사람들이어서 치료를 받지 않았다. 두 그룹 모두 특정한 식이요법을 하지 않았다. 결과는 위장약을 먹은 사람들이 먹지 않은 사람들보다 더 자주 식품 알레르기 증상을 보였다. 그것도 이들이 일상적으로 먹는 식품들에 대해서 말이다.

"우리는 위장의 pH 수치의 변화가 알레르기 반응의 발생 내지는 예민해지는 증상에 대해 중요한 의미를 지니고 있는 것으로 전제하고 있다"고 옌센 야롤림은 말했다.

위장의 상태가 변하는 데에는 다양한 원인이 있다. 예를 들면 오랜 세월 동안 술에 빠져 있는 사람의 경우가 그렇다. 혹은 바로 위장약 '안타치다'를 복용했을 경우이다. 물론 사람들은 이 약품과 이것 때문에 발생하는 불충분한 소화가 새롭거나 익숙하지 않은 식품을 자극하여 알레르기 반응을 유발할 수 있다는 사실에 대해서는 전혀 모르고 있다.

네 명 중 한 명은 알레르기 환자

그렇다면 맛있는 캐비아가 결코 식탁 위에 올라와서는 안 되는 것일까? 그러나 문제는 그렇게 간단하지가 않다. 물론 위장약을 먹은 경우에는 다른 생각은 할 것도 없이 캐비아를 포기해야 한다. 그러나 캐비아 이외에도 낯설거나 새로운 음식은 얼마든지 있다. 또한 앞으로는 유전자 기술을 이용해서 생산된 식품들이 시장에 쏟아져 나올 것이다. 소비자들 대다수가 이런 식품에 반대하고 있음에도 불구하고 국가간 무역을 통해 유통되고 있다. 왜냐하면 모든 나라에게 동일한 권리가 주어져야 한다는 모토 때문이다.

유전자 기술을 이용한 신제품은 알레르기 유발의 잠재성 테스트를 거쳐야 한다. 만약 이 검사에서 문제가 발견되면 판매가 금지된다. 그런데 이 검사에서는 캐비아의 경우처럼 위장약을 먹은 사람에게 문제가 일어날 수 있다는 점은 고려되지 않는다. 그러므로 이런 식품과 사람들이 복용하는 약품으로 인해 또 다른 알레르기 반응이 유발될 수 있다.

이것은 대단히 심각한 일이다. 왜냐하면 전문가들은 이미 지난 수십 년 동안 알레르기 환자가 세계적으로 증가했다는 사실에 동의하고 있기 때문이다. 어떤 사람들은 심지어 알레르기를 '21세기의 전염병'이라고 표현한다. 오늘날 네 명 중 한 명은 알레르기로 고생을 하고 있다. 심하게 가려운 피부 발진, 부어오른 눈 혹은 (천식으로 인한) 호흡 문제 등은 어린이들의 경우에 수면 장애, 학습부진, 소외감 등의 문제를 유발할 수 있다. 성인의 경우에는 업무에 지장을 초래하거나 심지어 ─ 예를 들어서 밀가루의 흡입과 그 안에 함유된 첨가물로 인해 천식에 걸리는 사람들의 경우처럼 ─ 일을 할 수 없게 만들 수도 있다.

언제든 나타날 수 있는 알레르기

물론 수많은 책과 잡지와 텔레비전을 통해 짐작할 수 있듯 식품 알레르기가 아주 흔하게 나타나는 것은 아니다. 그런데 영국에서 1만 9,000가구를 대상으로 가족 중에 식품 알레르기 환자가 있는지에 대한 설문조사를 실시한 적이 있다. 거의 20퍼센트의 가정에서 식품 알레르기를 겪고 있다고 대답했다. 뿐만 아니라 약 7퍼센트의 사람들이 식품첨가물을 소화시키지 못한다고 말했다. 그러나 이 사람들을 대상으로 알레르기 테스트를 실시해서 진단해 본 결과 단지 열 명당 한 명만 알레르기나 첨가물에 거부반응을 보였다.

전문가들의 평가에 따르면 독일의 경우 성인의 약 2퍼센트 그리고 어린이의 약 5퍼센트가 식품 알레르기가 있다고 한다. 그러나 이 자료는 그다지 최근의 통계자료가 아니다. 로버트 코흐 연구소가 소위 아동과 청소년 건강 조사의 일환으로 실시한 연구에 따르면 이 수치는 훨씬 상승했다. 이 연구의 결과는 전체적으로 공개되기는 했지만 세부적인 분석이 더 이루어져야 한다.

2006년 말에 발표된 첫번째 결과에 따르면 어린이의 20퍼센트가 적어도 한 가지의 식품 알레르기를 지니고 있었다. 이 말은 아이들이 무조건적으로 알레르기 환자라는 것이 아니라 알레르기 반응을 보일 준비가 되어 있다는 뜻이다. 그런 반응은 아주 금방 나타날 수도 있고 혹은 수년 후에 캐비아의 사례가 보여준 것처럼 최초의 접촉을 한 뒤에 나타날 수도 있다.

그러나 식품 알레르기를 일으키는 다른 원인도 많다. 이런 상황에서 건초 알레르기나 꽃가루 알레르기로 고생하는 사람들의 숫자가 지난 수년 동안 증가한 것은 걱정스러운 일이라고 스위스의 알레르기 전문가인 브루넬로 뷔르트리히 교수는 말한다. 꽃가루 알레르기는 흔히 식품 알레르기를 함께 유발시킨다. 그래서 자작나무 꽃가루, 개암나무 꽃가루, 혹은 오리나무 꽃가루에 알레르기 반응이 있는 사람은 흔히 키위, 사과, 개암, 복숭아, 당근, 샐러리, 감자, 콩에 대해서도 거부반응을 일으킨다. 쑥의 꽃가루 때문에 콧물을 흘리는 사람이나 눈이 충혈되는 사람은 흔히 망고, 포도, 샐러리를 잘 먹지 못한다. 그 이유는 많은 꽃가루의 단백질이 식품의 단백질과 유사하게 구성되어 있어서 이 식품들도 신체의 면역체계로부터 공격을 받기 때문이다.

신경성 피부염도 동일한 경우에 해당된다. 오늘날 신경성 피부염 환자들이 점점 늘어나고 있고 이 질환이 흔히 음식에 대한 거부반응과 연관되어 있기 때문에 점점 더 많은 사람들이 식품에 대한 거부증상을 보이고 있다. 유아의 약 30퍼센트가 신경성 피부염 때문에 특정한 식품을 먹지 못하고 있다. 이런 아이들은 우유, 계란, 개암, 밀가루 혹은 생선도 먹지 못하는 경우가 많다.

가장 가렵게 만드는 식품은?

근본적으로 모든 식품이 알레르기를 유발할 수 있지만, 특히 자주 알레르기 반응을 일으키는 몇 가지 식품이 있다. 어떤 식품이 여기에 해당되는지는 각 나라마다 형성된 식습관에 따라 다르다. 미국, 영국, 네덜란드에서는 땅콩 알레르기가 대단히 흔하게 나타난다. 생선과 과일은 스웨덴과 핀란드에서 자주 알레르기 반응을 일으킨다. 그리고 콩과 쌀에 대한 알레르기 환자는 일본에서 많이 발견된다.

패스트푸드와 인스턴트식품을 즐겨 먹는 경향도 마찬가지로 심각한 결과를 유발하고 있다. 이런 식품에는 거부반응을 일으킬 수 있는 첨가물들이 함유되어 있다. 엄밀히 말해 이런 경우는 알레르기에 해당되지는 않는다. 왜냐하면 식품첨가물 때문에 거부반응을 일으킨 사람들의 혈액을 검사해 본 결과 면역체계와는 상관이 없다는 점을 확인했기 때문이다. 즉 아무런 항체도 형성되지 않았다는 말이다.

그러나 사람들이 받는 고통은 유사하다. 비알레르기성 과민반응과 식품에 대한 거부반응의 경우 히스타민이라는 전달물질이 분비되고 피부 가려움증, 구강 내 가려움증, 장의 통증, 재채기 등이 나타난다. 그러나 알레르기 반응과는 달리 소량의 첨가물이 바로 어떤 증상을 나타나게 하지는 않는다. 어떤 반응이 나타나려면 일정한 양의 해당 첨가물이 필요하다. 또한 거부반응도 알레르기의 경우처럼 그렇게 격렬하게 일어나지는 않는다. 식품첨가물 때문에 사망에 이를 정도의 심각한 발작을 일으킨 경우는 아직 관찰되지 않았다.

드물지만 가끔은 일어나는 과민반응

물론 전문가들은 이런 경향에 대해 경고하면서 첨가물에 대한 거부반응 횟수가 너무 낮게 보고되고 있다고 지적한다. 독일의 경우 아이들과 성인의 약 0.026퍼센트에서 이런 반응이 나타났다고 보고되었다. 그러나 여기서 다른 질병과 연관되어 발생하는 경우는 포함되지 않았다. 신경성 피부염이 있는 아이들의 7퍼센트 정도가 식품 속에 들어 있는 특정한 첨가물을 먹지 못한다. 만성적인 발열성 두드러기 증상이 있는 사람도 ― 이런 경우 피부가 두드러기와 부종의 반응을 나타내는데 ― 식품업체들로부터 전혀 고려의 대상이 되지 않는다. 베를린 자선병원의 연구에 따르면 33명의 참가자 중에서 발열성 두드러기를 앓는 환자의 두 명 중 한 명이 음식 속의 첨가물에 민감한 반응을 보였다.

비알레르기성 과민반응을 일으키는 식품첨가물의 목록은 대단히 길다. 예를 들면 방부제인 소르빈산과 프로피온산 ― 요구르트, 크림소스, 청어요리의 첨가제로 잘 알려진 ― 그리고 황과 황화물, 지방이 들어 있고 음식의 변질을 막아주는 산화방지제, 색소, 감미료, 향료 등이 여기에 포함된다.

그러나 단지 식품첨가물만이 비알레르기성 과민반응의 원인은 아니다. 식품에 들어 있는 몇 가지 천연성분도 그런 반응을 일으킬 수 있다. 예를 들면 토마토, 장과류(포도, 딸기 등)의 과일, 그리고 양념이 그런 경우에 해당된다.

효소의 대단한 생존력

한편 인스턴트식품에서 중요한 역할을 하는 효소의 경우에는 어느 정도를 먹었을 때 알레르기 반응이 일어나는지가 불분명하다. 효소는 주스와 맥주를 만들 때, 빵을 구울 때, 그리고 식품의 신선도 유지를 위해 사용된다. 또한 치즈를 만들 때 우유를 걸쭉하게 하는 역할을 하며, 소시지를 더 빨리 익게 한다.

식품 회사 측에서는 효소가 기술적인 기능만을 한다고 주장한다. 즉 효소는 단지 과일의 마지막 즙까지 모두 나오게 해주거나 빵 반죽이 잘 부풀어 오르도록 도와줄 뿐이며, 완성된 식품에서는 효소가 더 이상의 기능을 하지 않기 때문에 아무런 영향도 미치지 않는다고 주장한다. 그러므로 효소는 몇 가지 예외적인 성분들과 함께 상품의 포장에 표기될 필요가 없다는 것이다.

그러나 이는 대단히 위험할 수 있는 잘못된 추론이다. 일반 제과점에서 흔히 빵을 구울 때 '알파 아밀라제'라는 효소를 밀가루에 섞는데, 이 효소는 반죽을 더 부드럽게 만들고 빵을 더 잘 부풀어 오르게 만든다. 바게트나 흰색 식빵은 약 섭씨 175도에서 구워지기 때문에 사람들은 이 효소가 열기로 인해 파괴될 것이라고 생각한다. 왜냐하면 많은 효소들이 열에 민감하기 때문이다.

그런데 독일의 한 대학 연구소가 뜨거운 열기 속에서도 효소가 완전히 약해지지는 않는다는 사실을 밝혀냈다. 빵을 구운 다음에도 알파 아밀라제는 빵 안에 들어 있었다. 즉 빵의 아래 부분과 측면 부분에 남아 있었다. 연구원들은 효소가 들어 있는 밀가루로 빵을 만들어 구운 다음 겉껍질을 바삭바삭하게 만들기 위해 스팀으로 뜨거운 증기를 골고루 분산시켜 주었다. 반죽이 증기와 접촉했던 부위, 즉 빵의 윗부분에서는 효소가 완전히 파괴되었다. 증기가 닿지 못한 곳, 즉 아래와 측면에서는 빵이 구워진 다음에도 여전히 효소가 살아 있었다. 또한 증기 없이 구운 빵에서도 효소는 생생하게 활동하고 있었다.

효소는 단백질을 함유하고 있는 물질로 알레르기 반응을 일으킬 가능성이 높다. 따라서 효소가 들어간 빵의 섭취가 문제가 있는 것은 아닌지 의문이 생긴다. 예전의 한 연구 결과에 따르면 천식이나 다른 알레르기가 있는 제빵사들 중 20퍼센트가 효소가 들어 있는 밀가루를 흡입할 때 알레르기 반응을 일으켰다.

빵이 이런 반응을 유발할 수 있다는 사실은 미국의 한 사례가 잘 보여주었다. 한 제빵사의 부인이 제빵용 효소가 들어간 120그램짜리 토스트 식빵을 먹고 알레르기 반응을 일으켰다. 그러자 브루넬로 뷔트리히 교수는 취리히의 촐리케베르크에 있는 자신의 병원에서 진료를 보러 온 환자들을 대상으로 알파 아밀라제에 대한 반응검사를 실시했다. 그 결과 밀가루 천식이 있는 몇몇 제빵사들은 알파 아밀라제에 대해 실제로 양성 반응을 보였다. 물론 대부분의 환자들에게서는 음성 반응이 나타났다.

식품 알레르기가 의심될 때

자신이 어떤 식품을 소화시키지 못한다는 의심이 생길 때에는 혼자 해결하려 해서는 안 된다. 그런 경우 특정한 식품의 배제가 본인에게뿐 아니라 가족 전체에게 고통이 될 수 있고, 영양이 한쪽으로 치우쳐 영양소 결핍이 일어날 수도 있다. 그러므로 알레르기 전문가의 도움을 받는 것이 좋다.

그런데 이때 적당한 전문가를 찾는 일이 쉽지는 않다. 왜냐하면 '알레르기 전문가'는 독립적인 직업이 아니라 의사들, 피부과 의사, 내과 의사 혹은 위와 장, 이비인후과의 전문의들이 얻을 수 있는 부가적인 자격이기 때문이다. 이들은 신체의 어떤 부위에 증상이 나타나는가에 따라서 각자의 담당 부위를 맡게 된다. 예를 들어서 피부가 가려우면 피부과 의사의 담당 영역이고, 채소를 먹은 후에 콧물이 나거나 호흡 곤란이 나타나면 이비인후과 의사가 진료를 맡고, 식사 후에 규칙적으로 장이 불편하다면 내과 의사가 필요하다.

미로 찾기와 같은 이런 전문의 찾기와 관련해서 가정의학과 의사가 좋은 출발점이 될 수 있다. 그는 환자에게 필요한 전문의를 소개해 줄 것이고 그 다음에 소개를 받은 전문의가 본격적인 검사를 할 것이다. 물론 가정의학과 의사도 알레르기 테스트를 할 수 있지만 그 결과를 해석하려면 많은 경험이 필요하다. 민간요법이나 그 외의 다른 치료사들도 적절한 상담 파트너가 아니다. 왜냐하면 그들은 대개 풍부한 전문지식을 지니고 있지 않기 때문이다. 그들은 종종 개별 진단도 없이 획일적으로 알레르기 식이요법을 권유하는데, 흔히 모든 유제품, 설탕, 하얀 밀가루 등을 포기하는 식의 방법을 사용한다.

또한 자가진단이나 본인이 스스로 만든 식이요법도 전문가들은 권하지 않는다. 영국의 한 연구에 따르면 부모들의 75퍼센트가 무조건 우유, 유제품, 계란을 식단에서 제외시키고 있는데, 그 이유는 부모들이 막연하게 이런 식품이 아이들의 신경성 피부염의 원인이라고 생각하기 때문이다. 소비자 잡지 《에코 테스트》의 에른스트 리트쉘은 "아이들의 건강을 해치지 않으려면 어리석은 식이요법을 지양해야 한다"고 말한다.

식사 일지 작성하기

올바른 진단을 위해 알레르기 전문가들이 권장하는 것은 의사들의 도움을 받아 알레르기의 원인을 하나씩 찾아나가는 것이다. 우선 환자들은 식사 일지를 써야 한다. 그 안에는 섭취한 식품의 종류와 양을 적는다. 또한 어떤 식품이 알레르기 반응을 일으킬 수 있는지도 기록해야 한다. 구체적인 결과를 얻기 위해서는 평소에 아무런 문제없이 잘 먹는 10가지의 식품, 즉 쌀, 양고기, 채소, 기름, 생수, 커피, 차 등으로 구성된 식이요법을 병행할 수 있다. 식이요법 중에 전에 좋지 않았던 증상이 나아지면, 하나씩 하나씩 또 다른 식품들을 첨가하고, 이때 소화 여부나 불편함을 잘 기록한다. 그러면 하나의 목록이 완성되고 이 목록이 어떤 식품이 본인에게 잘 맞고 어떤 식품이 잘 맞지 않는지 보여주게 된다. 그리고 이것을 이용해서 내게 맞는 식단을 작성할 수 있다.

이때 비알레르기성 과민반응과 알레르기성 반응을 구분하고, 알레르기 반응의 경우 그 원인을 찾아내기 위해 피부 테스트나 혈액 테스트를 추가하기도 한다.

의문스러운 알레르기 테스트

물론 정확하게 검사를 하는 곳도 있지만 많은 회사들이 환자들의 고통을 대가로 이익을 얻으려 하고 있다. 전문가들은 알레르기 반응에 대한 확실한 원인을 찾을 수 있다고 선전하는 상업적인 테스트들에 대해 우려한다. 이런 테스트들은 특히 잡지, 인터넷, 때로는 의사들에 의해서도 선전되고 있다. 소위 특수 실험팀이 만들었다는 이런 테스트에서는 약 300가지의 다양한 식품이 혈액에서 소위 IgG 항체를 형성시키는지를 조사한다. 이 항체가 있다는 것은 어떤 식품에 대해 거부반응이 있다는 것을 나타낸다.

알레르기 전문가들은 "이런 테스트들은 분석 방식이 문제라기보다는 믿을 수 없는 해석 방식에 더 큰 문제가 있다"고 말한다. 그들의 설명에 따르면 식품에 대해 IgG 항체가 생기는 것은 지극히 정상이며 면역반응이다. 그러므로 이 항체는 심각한 거부반응이나 알레르기 반응을 유발해서 우리에게 해를 끼치는 요소가 아니라는 말이다. IgG는 식품의 내용물이 몸 안에 도달하면 언제나 형성되는 항체이다. 반면에 결정적으로 낯선 물질에 대해서 알레르기 반응을 일으키는 것은 IgE이고, 제대로 된 알레르기 테스트에서는 이 항체에 대해서도 검사가 이루어진다.

그러므로 IgG 테스트는 '무의미'하고 '어리석은 돈 낭비'라고 알레르기 전문가들은 주장한다. 이런 테스트의 문제점은 비싼 경비보다도 환자가 이 항체 때문에 소위 금기시해야 하는 긴 음식 목록을 받게 된다는 점이다. 그러면 환자는 음식 선택에 큰 제약을 받게 되고 삶의 질적 측면에서 큰 손실을 입는 셈이다.

또한 다른 대안적인 알레르기 테스트들도 신뢰감이 가지 않는데, 왜냐하면 이런 검사들은 유효성이 완전히 증명되지 않았기 때문이라고 전문가들은 조언한다. 예를 들면 전기 침술, 생물공명 혈액검사, 전자기 혈액검사, 신체운동학, 몸을 이리저리 흔들게 하다가 멈추게 하는 방법 등이 있다. 이런 테스트 중에서 몇 가지는 믿을 만한 방식을 사용하는 것으로 나타나기도 했지만, 그 결과는 언제나 같았다. 즉 이런 테스트들로는 알레르기 환자를 결코 분명하게 밝혀낼 수 없거나 건강한 사람과 확실하게 구분할 수 없었다.

우유가 금식 목록에 들어 있을 때

언제나 그렇듯이 마침내 진단이 나오면, 그래서 '알레르기'라는 판정을 받으면 비로소 사람들은 제대로 노력을 기울이기 시작한다. 이때 알레르기를 일으키지 않는 식품 목록을 찾는 일은 탐정의 수색작업과 비교할 수 있을 만큼 쉽지 않다. 특히 우유에 알레르기가 있는 사람은 어려움이 크다. 요구르트, 우유, 그리고 크림치즈를 피해야 한다는 것은 아주 작은 문제에 불과하다. 우유는 거의 모든 인스턴트식품에 유장 단백질, 우유분말, 카세인 등의 다양한 형태로 들어가는 첨가물이기도 하기 때문이다. 물론 이런 첨가물들은 포장의 첨가물 목록에 표기되어 있다. 그러나 이 목록을 제대로 파악하기 위해서는 예를 들어서 카세인이 우유의 구성성분이라는 것을 알고 있어야 한다.

식품 알레르기가 있는 사람이 여러 음식에 대해 동시에 거부반응을 보여서 먹을 수 있는 음식이 거의 없는 경우는 극히 드물다. "우리가 조사한 아이들의 94퍼센트가 단지 한 가지 혹은 두 가지의 식품에 대해서만 반응을 보였다"고 베를린 병원의 식이요법 보조사인 크리스티아네 빈더는 말한다. "이보다 더 많은 식품이나 한 그룹의 식품들에 대해 동시에 거부반응을 일으키는 경우는 대단히 드물다. 원래의 병 자체보다 음식에 대한 제약 때문에 받는 정신적인 스트레스가 더 크다."

식품 알레르기가 영원한 것은 아니다

게다가 금식 목록에 있는 식품들도 요리 형태에 따라 소화가 되기도 한다는 사실을 여러 조사들이 증명하고 있다. 신선한 사과와 다른 과일들은 흔히 꽃가루 알레르기가 있는 사람들에게는 금기시되는 음식이지만, 이런 것들도 가열된 형태, 즉 설탕을 넣고 끓인 사과조림이나, 잼 혹은 케이크의 형태로는 별 문제가 되지 않는다. 단지 신선한 과일만이 알레르기 반응을 일으키기 때문이다. 또한 곡물과 감자의 경우도 소위 알레르기 잠재성이 가열을 통해 현저히 감소된다. 반면에 다른 식품들, 땅콩, 콩, 샐러리, 토마토, 생선, 고기, 해산물 등은 조리를 통해서, 그리고 더 오래 숙성시킬수록 점점 더 강력한 알레르기 유발 원인이 된다.

그러나 현재 금기시되는 식품들을 평생 포기해야 할 필요는 없다. 연구에 따르면 신생아와 유아의 약 3퍼센트가 젖소 우유에 알레르기 반응을 보인다고 한다. 그런데 3년 후에는 이 아이들의 85퍼센트에서 알레르기가 사라졌다. 왜냐하면 소화기관인 장이 아이의 성장과 함께 성숙되고 잠재적인 알레르기 요인을 더 잘 이겨낼 수 있기 때문이다. 또한 덴마크의 한 연구도 계란 알레르기 환자의 경우에 세월이 지나면서 유아의 경우 49퍼센트였던 반응의 빈도가 조금 더 지린 아이들의 경우는 4퍼센트까지 낮아졌다고 보고하고 있다. 땅콩은 좀 고집이 센 식품이다. 480명의 아이 중에서 25퍼센트가 알레르기 반응을 보였는데 5년 뒤에도 여전히 14퍼센트가 같은 반응을 보였다.

어떤 알레르기를 가지고 있느냐에 따라서 금기 기간이 때로는 더 짧아질 수도 있고 더 길어질 수도 있다. 땅콩이나 생선 알레르기는 일반적으로 가장 오래갈 수 있다. 다른 것들은 시간과 더불어 완전히 사라지기도 한다. 그러므로 금지된 식품이 어느 정도의 시간이 지난 뒤에도 여전히 소화가 되지 않는지, 혹은 다시 먹어도 좋은지 알아보는 검사가 반복적으로 이루어져야 한다. 그러다 보면 금기시되었던 식품을 다시 먹을 수 있게 되는 일도 충분히 가능한 일일 것이다.

04

어린이 식품
동심을 유혹하는 것들

"코코와 그의 일을 도와주세요! 그리고 초코 크리스피를 구해주세요!" 시리얼 생산업체인 켈로그의 인터넷 사이트에 올라와 있는 글이다. "크록커 젝과 그의 고릴라들이 맛있는 초코 크리스피를 숨겼답니다. 그것을 다시 찾도록 여러분이 코코를 도와야만 해요"라며 초코 크리스피 도둑을 체포하도록 아이들을 부추기고 있다. '밀러 우유'로 더 잘 알려진 낙농업체 알로이스 밀러의 웹사이트에서는 아이들이 다양한 컴퓨터 게임을 하면서 시간을 보낼 수 있다. '우유 핑퐁'에서는 스톱워치가 작동되는 동안에 길을 잃은 우유 방울들을 유리컵 속에 넣어야 한다. '과일 투석기 게임'에서는 딸기나 다른 날아다니는 과일들을 목표 접시를 향해 던진다.

기업들이 생산품을 텔레비전이나 잡지에서만 선전하던 시대는 지나갔다. 요즘에는 아주 어린 아이들까지도 광고의 대상이 되고 있고, 아이들의 주의를 끌기 위해 온갖 방법이 동원된다. 재미있는 게임이 인터넷 홈페이지를 통해 소개되고, 게임을 하면서 아이들은 켈로그의 코코와 같은 캐릭터에 호감을 갖게 되며, 지극히 부수적(?)으로 초코 크리스피와 같은 제품을 구입하게 된다.

또한 제품을 구입할 때마다 포인트를 적립해 주어 축구공, 배낭, 청바지, 물병 등으로 교환해 주는 방식이 인기를 끈다. 물론 식품업체의 로고가 장식되어 있는 물건들을 받게 된다. 한편 어린이 초콜릿, 밀크바 등으로 유명한 식품업체인 '페레로'는 나중에 올림픽에서 메달을 딸 수 있을 만큼 어린이들을 튼튼하게 만들기 위해서라며 독일 올림픽 스포츠협회와 함께 일하고 있다. 다른 기업체들은 학급 견학 비용이나 체조 기구를 지원하는 데 참여하고 있고, 이런 활동이 어린이 상품 매출 증대에 큰 도움이 된다고 여긴다.

아이들이 좋아하니까!

어린이 식품이란 특별히 아이들의 요구에 맞게 만들어진 제품이다. 화려한 색깔, 재미있는 모양, 혹은 아이들이 텔레비전이나 책을 통해서 알고 있는 웃기는 캐릭터, 그리고 작은 장난감의 형태로 공짜 선물을 첨부함으로써 아이들을 유혹한다. 특히 요구르트와 유제품은 작은 사이즈로 나오는데, 아이들이 주로 그런 것들을 찾기 때문이다. 잘 알려진 사례로는 우유가 들어간 어린이 초콜릿, 우유와 꿀이 들어간 밀크바, 기린 모양의 치즈, 작은 곰 모양의 소시지와 감자칩,

비타민이 첨가된 사탕, 용기에 동물 모양이 인쇄된 다양한 음료수와 주스 등이다.

아이들의 기호를 맞추는 일에는 흥미로운 포장만이 아니라 아이들이 좋아하는 첨가물도 동원된다. 도르트문트의 어린이식품연구소에서 수년 전에 약 300가지의 어린이 식품을 검사한 적이 있는데, 조사한 식품의 93퍼센트가 감미료를 사용했다. 특히 시리얼과 음료수에는 너무 많은 설탕이 첨가되어 있었다. 반면에 요구르트나 요플레, 과자류 등에는 지방이 너무 많이 들어 있었다.

이 연구에서 특히 비판되었던 점은 어린이 식품의 약 70퍼센트에 향료가 첨가되어 있다는 것과 많은 제품에 소금이 너무 많이 들어갔다는 점이다. 물론 소금이 직접적으로 아이들에게 해가 되지는 않는다. 그러나 "인스턴트식품 속에 든 많은 양의 소금, 향료, 조미료들은 아이들의 혀를 무감각하게 만든다"고 카셀 대학 교수인 안젤리카 플레거는 경고한다.

인공적인 맛과 자연적인 맛

브레머하벤 기술이전센터(TTZ)에서는 20명의 어린이에게 다양한 제품의 딸기요구르트를 시식하게 하는 실험을 실시했다. 아이들은 플라스틱 용기에 들어 있는, 향료가 첨가된 인스턴트식품, 그리고 천연 요구르트와 딸기 간 것을 섞은 요구르트를 시식했다. 그 결과 집에서 주로 인스터트식품을 먹었던 아이들은 판매되는 요구르트를 '자연적인' 맛으로, 싱싱한 과일을 넣고 직접 만든 요구르트를 '인공적인' 맛으로 지목했다. 또한 진짜 바닐라를 넣은 요구르트와 합성된 향료인 바닐린을 넣은 요구르트를 시식하게 했을 때도 비슷한 결과가 나왔다. 다른 여러 조사에서도 많은 아이들이 장기 보존 우유, 통조림 콩과 파인애플을 신선한 맛으로 표현했다. 오늘날에는 대부분의 아이들이 합성된 인공향료를 아주 어릴 때부터 접해서인지 이런 인공 첨가물이 일반적인 맛이라고 느끼는 것이다.

"어린 시절에 맛과 관련해서 저장된 기억은 나중에 성인이 된 후의 미각에도 지배적인 영향을 미친다"고 보쿰 대학의 세포생리학 교수이며 냄새와 맛 연구가인 한스 하트는 말한다. 그러므로 과일 맛 젤리, 밀크바, 콘후레이크 등을 이른 시기부터 맛보게 되면 이런 경험이 나중에 식이행동에 부정적인 영향을 미친다는 뜻이다.

그런데 이런 각인의 과정은 훨씬 더 일찍 시작될 수도 있다. 즉 엄마의 뱃속에서부터 시작될 수 있다. 이런 사실은 향료인 바닐린에 대한 연구에서 밝혀지게 되었다. 뮌헨의 한 협회에서 실시한 실험에서 130명의 청소년과 성인에게 거의 똑같은 두 가지 종류의 케첩을 제공했다. 유일한 차이점이라면 한 가지는 바닐린이 첨가된 것이라는 점이다. 바닐린은 예전에 아기들이 먹는 분유에 많이 들어 있었고 오늘날에도 몇몇 상품에 첨가되고 있는 향료이다. 실험 결과에 따르면 우유를 먹고 자란 사람은 젖을 먹고 자라서 이 향료의 맛을 잘 모르는 사람보다 훨씬 더 많이 바닐린이 든 케첩을 선호했다.

"아이들이 어렸을 때부터 모방된 맛에 익숙해지지 않고 영양학적으로 좋은 식품에 길들여지는 일은 대단히 중요하다"고 한스 하트는 주장한다.

냄새로 맛보기

"사람은 근본적으로 공장에서 만들어진 식품을 규칙적으로 먹어서는 안 된다. 왜냐하면 그런 식품 때문에 미각이 망가지기 때문이다." 독일 요리사협회 회장인 에른스트 울리히 샤스베르거의 말이다. 이것은 아이들이나 성인 모두에 해당된다.

대책 마련을 위해 협회 소속 요리사들은 수년 전부터 아이들의 미각을 찾는 일에 동참하고 있다. 즉 학교나 유치원으로 가서 냄새 맡아보기와 맛보기 실험을 통해 아이들이 그 동안 칩, 시리얼, 감자튀김 등을 자주 먹어서 더 이상 전혀 느끼지 못하게 된 순수하게 달고, 시고, 쓰고, 짠 미각을 다시 느끼도록 해주고 있다. 잘 보이지 않으면 안과 의사에게 가고, 잘 듣지 못하면 이비인후과 의사에게 가듯이 미각 전문가로서의 역할을 하는 것이다. 한스 하트는 심지어 유치원과 학교에서 후각 수업을 해야 한다고 주장한다. 왜냐하면 맛을 보는 것은 혀를 통해서가 아니라 냄새를 통해서, 즉 코를 통해서이기 때문이다. 이런 사실은 감기에 걸려서 코가 막힌 상태로 음식을 먹어본 사람이라면 알 수 있을 것이다. 그런 경우 거의 맛을 느끼지 못한다. 아이들이 일찍부터 본래의 향을 잘 기억하고 있다면 나중에 합성된 향료 때문에 미각을 잃어버릴 위험은 없을 것이다.

흰 치즈 대신에 맛있는 푸딩

인공향료는 몇 가지 문제점을 지니고 있다. 향료를 많이 섭취하면 건강에만 해가 되는 것이 아니다. 우리의 미각이 몸에 좋은 자연식품과 요리를 상대적으로 맛없고 진부한 맛으로 느끼도록 만들기도 한다. 예를 들어서 플라스틱 용기에 들어 있는 딸기요구르트는 신선한 딸기가 20퍼센트 정도 들어 있는 천연 요구르트보다 600배나 강한 향료가 첨가되어 있다고 소비자 잡지인《에코 테스트》의 한 조사가 밝히고 있다.

따라서 아이들이 지나치게 강한 향료가 첨가된 과일 요구르트만 먹게 되면 신선한 과일이 들어간 요구르트를 맛이 없다고 여기게 되고 거부하게 된다. 그리고 진한 맛을 내는 청록색의 푸딩이 담백한 흰 치즈 식품보다 훨씬 인기가 좋다. 거기다가 한 설문조사에 따르면 아이들이 엄마 혹은 아빠가 직접 반죽을 해서 만든 피자보다 냉동된 인스턴트 피자를 더 좋아한다고 한다.

그러나 향료가 첨가된 식품은 아이들이 단지 더 맛있다고 느끼게 할 뿐 아니라 더 많이 먹도록 유도한다. 덴마크의 한 연구를 통해 알려졌듯 딸기요구르트가 들어 있는 먹이를 섭취한 새끼 돼지들은 평범한 사료를 먹은 새끼 돼지들보다 하루에 거의 10퍼센트씩 체중이 늘었다. 어린이들의 주스 섭취에 대한 연구에서도 아이들이 향료가 가미된 주스를 그렇지 않은 주스보다 훨씬 더 많이, 그것도 포만감을 넘어설 정도까지 마시게 된다는 사실이 밝혀졌다. 아이들이 인공적으로 여러 맛이 가미된 사탕을 끝없이 먹으려 한다는 것은 이미 부모들도 잘 알고 있는 일이다.

이때 글루타민산염과 같은 첨가물도 중요한 역할을 한다. 첨가물의 기능은 재료의 원래 맛을 도와주는 것이다. 그래서 예를 들면 닭

고기 수프는 닭고기의 맛이 더 강하게 나도록 만든다. 특히나 닭고기가 아주 적은 양밖에 들어 있지 않을 때는 식품첨가물을 통해 더 강한 맛이 나도록 한다. 이런 첨가물은 흔히 아이들이 좋아하는 식품들, 즉 살라미, 데워 먹는 즉석 수프 등에 들어 있다.

파리 국립 과학연구센터의 조사에 따르면 글루타민산염이 섞인 음식을 먹은 실험 대상자들은 식사 시간에 더 빨리 음식을 삼키고, 더 적게 씹고, 그리고 먹는 중간에 쉬는 시간이 훨씬 더 짧다고 한다. 또한 글루타민산염 연구가인 미하엘 헤르마누센은 글루타민산염이 없는 식품만 섭취한 여성들의 체중이 감소했다는 조사 결과를 발표했다. 그러나 이 모든 것들이 참고자료이기는 하지만 결정적인 증거는 아니기 때문에 이제 유럽연합은 건강에 좋지 않은 식품이 실제로 아이들에게 어떤 문제를 유발하는지 검사하려 한다. 이를 위해서 두 살 이상의 어린이들을 상대로 조사가 진행 중이다.

두 배나 많아진 비만 아동

분명한 사실은 아이들이 점점 더 뚱뚱해지고 있다는 것이다. 2006년 베를린의 로버트 코흐 연구소는 1만 7,641명의 어린이를 대상으로 실시한 조사에서 지난 20년 동안에 과체중인 아이들의 숫자가 두 배나 늘었다고 발표했다. 현재는 독일의 경우 어린이의 15퍼센트가 과체중이고 그 중에서 6퍼센트는 유감스럽게도 비만, 지방 중독으로 고생하고 있다. 가장 뚱뚱한 연령은 14세에서 17세 사이이다.

게다가 과체중인 아이들의 숫자만 늘어난 것이 아니라 아이들이 전체적으로 더 무거워졌다. 즉 체중과 관련된 기준인 신체질량지수(Body-Mass-Index)가 모든 분야에 걸쳐 증가했다고 예나 대학의 인류학자인 카린 크로마이어 하우스쉴트가 한 연구에서 증명하고 있다. 이것은 곧 저체중, 혹은 정상 체중의 아이들도 평균적으로 더 무거워졌다는 것을 의미한다. 하우스쉴트는 2005년 10월과 12월 말 사이에 7세에서 14세의 어린이 2,400명을 대상으로 신체치수를 재고 체중을 측정했다. 여기서도 분명해진 것은 지난 수년 동안에 근육 양보다 지방 양이 많이 증가했다는 점인데, 더구나 체중이 전혀 증가하지 않은 아이들도 이런 특성을 보였다. 이것은 일종의 '경고 신호'이다.

비만을 유발하는 것들

이런 경향은 이미 아기 때부터 나타나고 있다. 요즘의 신생아들은 20년 전보다 훨씬 더 크고 살찐 채로 세상에 나온다. 여기에는 다양한 이유가 있다. 우선 요즘 여성들은 10년 전보다 더 늦게 아이를 낳는다. 나이가 많아짐에 따라 산모의 체중도 늘어나고 신진대사 문제도 함께 증가하며, 이런 점이 아이에게 그대로 전달된다. 우유병 사용도 한 몫을 한다. 아기들이 6개월 동안 오로지 엄마 젖만 먹는 경우에는 분유를 먹고 자란 아기들에 비해 취학 시기까지 과체중이 될 가능성이 절반 정도에 불과하다는 사실이 1만 3,500명의 어린이를 대상으로 한 조사에서 나타났다. 아기들이 더 오래 엄마 젖을 먹은 경우에는 나중에 뚱뚱해지는 일이 더 드물었다.

그러나 오늘날에는 반년 동안이나 엄마의 젖만 먹고 자라는 아기는 매우 드물다. 처음에 젖을 먹은 아이도 10퍼센트만이 6개월 동안 지속적으로 젖을 먹는다고 한다. 대부분의 아기들은 이미 생후 몇 주가 지나면 우유병으로 분유를 먹게 된다. 왜냐하면 이 방법이 훨씬 더 엄마를 편하고 자유롭게 만들고 아기들도 양껏 먹은 뒤에 잠을 잘 자기 때문이다. 그런 다음 4개월에서 6개월이 지나면 인스턴트식품을 먹기 시작한다. 이제 다양한 종류의 이유식들이 아기들의 식탁에 올라온다. 부모의 4분의 3이 생후 4개월부터 7개월까지 흔히 유아식품업체에서 나오는 작은 용기의 채소, 감자, 고기 이유식을 먹인다고 도르트문트의 어린이 영양연구소의 설문조사가 알려주고 있다.

그러나 이런 이유식의 내용물이 노란색을 띠는 것은 달걀 때문이 아니라 첨가물 때문이라고 전문가들은 경고한다. 그들은 아기들을 위한 첫번째 음식을 위해 단지 5가지의 재료만을 권장한다. 가장 바람직한 이유식에는 채소, 감자, 때때로 고기, 약간의 과즙과 버터나 기름 등이 포함되어야 한다. 그러나 시판중인 이유식에는 10가지 혹은 그 이상의 재료들이 포함된 경우가 드물지 않다. 알레르기로부터 아기를 보호하고 소화를 돕기 위해서는 젖소의 우유를 반드시 금지해야 하고, 마찬가지로 소금, 양념, 생선, 호두, 초콜릿도 피해야 한다. 그런데 흔히 눈에 띄는 유아용 식품 진열대 위의 제품들은 문제가 심각하다! 식품업체들은 어린 아기들을 위한 음식들로 지나치게 많은 것을 제공하고 있다. 모차렐라 치즈, 양파, 토마토, 그리고 약간의 후추가 들어간 스파게티로 만든 이유식, 혹은 아기용 과자로 만든 이유식 등이 있고, 생후 1년 반이 지난 조금 더 큰 아기들을 위한 여러 가지 메뉴들도 따로 준비되어 있다.

인스턴트식품이 칼로리 폭탄은 아니지만, 이런 식품은 계속 먹게 되기 때문에 아기들이 뚱뚱해질 수 있다. 그리고 이런 인스턴트 이유식은 흔히 걸쭉한 죽이나 소스와 같은 형태로 만들어져 있다. 내용물이 거의 씹을 것이 없어서 그저 삼키기만 하면 되도록 만들어져 있다는 뜻이다. 이렇게 되면 위에서는 이미 죽 상태인 음식을 가지고는 더 이상 할 일이 없기 때문에 음식은 빠르게 소화되고 금방 배고파져 계속 음식을 찾게 된다.

패스트푸드의 영향

도르트문트의 영양 전문가들은 어린이들에게 따로 특수한 식품이 필요하지는 않다고 말한다. 아이들은 첫번째 생일이 지난 후에는 정상적으로 가족과 함께 식사를 할 수 있고 성인과 똑같은 음식을 먹을 수 있다. 그런데 이때 아기들이 벌써 유리 용기에 담긴 패스트푸드를 먹게 되면 대부분 나중에도 그런 음식을 먹게 된다. 남자 어린이의 3분의 1, 여자 어린이는 여섯 명당 한 명꼴로 일주일에 한 번은 맥도널드나 그 외의 다른 햄버거를 먹는다고 한다. 물론 모든 햄버거가 똑같이 우리를 뚱뚱하게 만드는 것은 아니지만 분명한 사실이 있다. 패스트푸드를 먹는 사람은 정상적인 식사를 하는 사람보다 15퍼센트까지 더 많은 칼로리를 섭취한다는 점이다. 어린이식품연구소가 확인한 바에 따르면, 패스트푸드를 먹는 사람의 신체질량지수는 일반적인 식사를 하는 사람보다 대개 더 높았다.

물론 그 사이 맥도널드와 버거킹은 샐러드, 우유, 그리고 과일 주스 등도 제공하고 있다. 그러나 거기서 먹을 수 있는 대부분의 것들이 몸에 너무 부담스러운 음식들이다. 일반 햄버거는 한 개당 약 260칼로리로 아직은 거의 부담이 없는 정도이다. 그러나 고기, 치즈, 피클, 소스가 풍성하게 들어 있는 'XXL 버거'의 경우에는 거의 입에 들어가지 않을 정도이다. 'XXL 버거'는 약 1,000칼로리의 열량을 지니고 있고, 이것은 어린이의 하루 필요량의 3분의 2에 해당된다.

이러한 패스트푸드를 선전하기 위한 방법도 매우 다양하다. 단순히 말이나 글만을 이용하는 것이 아니라 인터넷 등을 통해서 보다 적극적으로 아이들을 유혹하고 있다. 어린이들에게는 인기가 있지만 전문가들 사이에서는 지방 성분이나 설탕이 너무 많이 들어 있어서 건강에 좋지 않은 것으로 평가되는 식품의 텔레비전 광고는 많은 경우에는 시간당 20편이나 방영되고 있다.

뚱뚱한 부모의 뚱뚱한 아이

현실이 그러하므로 부모들은 아이를 올바른 방향으로 이끌어야하고 좋은 본보기가 되어야 하지만 인스턴트식품을 선호하는 경향은 멈추지 않고 있다. 10명의 소비자 중 9명이 냉동식품을 구매한다고 뉘른베르크의 시장조사 전문업체인 GfK의 조사 결과가 밝히고 있다. 한 사람이 1년에 약 40킬로그램 이상을 먹는 셈이고, 이런 경향은 증가 추세에 있다. 또한 슈퍼마켓의 냉장고에 들어 있는, 소스가 곁들여진 카레 소시지나 파스타 등도 인기 상품들이다.

당연히 정기적으로 요리를 하는 가정은 줄어들고 있다. 전체 가정의 3분의 1만이 매일 요리를 한다는 통계가 있다. 60년대 중반만 해도 한 여성이 매일 거의 한 시간씩 부엌에 서서 요리를 했지만, 90년대 말에는 하루에 33분 정도만 서 있게 되었다. 이것은 당연한 결과이다. 음식을 녹이거나 전자레인지에 넣어 돌리는 것이 훨씬 간편하고 시간이 덜 걸리니까 말이다.

이런 상황에서 부모는 자식들에게 좋은 본보기가 될 수 있다. 만약 부모들이 고기를 많이 먹고 감자튀김과 소스를 즐긴다면 아이들도 똑같이 따라하게 된다. 부모가 고기, 소시지, 계란을 많이 먹고, 식빵 위에 버터를 두껍게 바르고, 자주 생크림 케이크를 즐기는 한 아이들은 그들을 모방하게 되어 있다. 연구 결과도 이런 사실을 확인해 주고 있다. 즉 뚱뚱한 부모에게는 과체중 아이들이 더 많다.

그런데 부모가 뚱뚱하지 않다 해도 아이들의 식습관은 대개 좋지 않은 상황이다. 아이들의 50퍼센트가 일주일에 두 번 혹은 세 번 정도만 먹어야 할 소시지와 햄을 거의 매일 먹고 있다. 반면에 채소는 일주일에 일곱 번 먹어야 하는 식품이지만 아이들의 30퍼센트만이 매일 섭취하고 있다. 아이들의 70퍼센트가 달콤한 사탕과 과자류를 매일 혹은 일주일에 여러 번 먹고 있다는 것을 인류학자 크로마이어 하우스쉴트가 예나의 어린이와 청소년을 대상으로 실시한 조사를 통해 밝혀냈다.

식품업체의 친절한(?) 도움

어린이들이 몸에 좋은 식생활을 집에서 배울 수 없다면 학교에서는 배울 수 있을까? 안타깝게도 전혀 그렇지 못하다. 물론 그 사이 학교와 유치원에서 건강한 식생활을 위한 캠페인도 실시했고, '함께하는 아침식사와 건강'이라는 주제의 프로젝트가 많은 기관에서 의무적으로 행해지고 있기도 하다.

그런데 교사 대신에 기업체에서 이런 교육을 담당하는 일이 점점 늘어나고 있다. 어떤 업체들은 교사들에게 무료로 수업 자료를 제공하고, 자발적으로 컴퓨터와 소프트웨어 등을 지원하며, 교내 프로젝트와 학생들의 경진대회에 참여하기도 한다. 그래서 예를 들면 귀리 시리얼 생산업체인 '쾰른'은 유치원과 학교에 '건강한 아침식사'라는 제목이 쓰인 학습용 괘도를 만들어 제공하고, 학교 측은 이런 자료를 고맙게 이용하고 있다. 이러한 학습자료는 건강한 식품에 대한 다양한 정보를 담고 있다. 아침식사로 무엇을 먹어야 하는지, 어떤 식품이 건강에 좋은지를 재미있게 배울 수 있다. 그 내용은 물론 교육적이다. 그러나 이런 자료들이 이 회사에서 생산되는 다양한 제품들의 사진으로 장식되어 있다는 점이 문제이다. 또한 학교와 유치원은 이런 귀리 시리얼을 무료로 주문해서 학교의 공동 아침식사로 활용하기도 한다.

"우리는 어릴 때부터 소비자들에게 상표와의 연관성을 만들어주려는 것"이라고 일선 학교에 시리얼을 제공하고 있는 한 식품업체의 직원은 솔직하게 말했다. 그것도 아주 합법적인 방법으로 말이다. 이와 비슷한 사례가 이미 있었다. 한 학교가 초콜릿 바, 동물 사료를 비롯해 다양한 식품을 생산하는 세계적인 기업 '마스터푸즈'로부터 돈을 받고 구내식당에 달콤한 스낵들이 들어 있는 자동판매기를 설치하도록 허용했다. 마스터푸즈사는 자체적인 발표를 통해 다른 많은 학교들, 즉 고등학교, 직업학교, 전문학교 등과 계약을 맺었으나, 초등학교와는 계약을 맺지 않았다고 주장했다. 학교는 상품의 판매액 중에서 자동판매기의 운영비용을 충당할 수 있는 만큼의 이익금을 받게 된다. 그렇게 해서 아이들은 학교에서 단추 한 번만 누르면 트윅스와 마르스 등을 마음껏 사먹을 수 있다.

청량음료 자동판매기가 학교에, 심지어 초등학교에 설치되는 경우도 있다. 물론 소수에 불과하지만, 사실 그런 경우는 한 곳이라도 결코 있어서는 안 된다. 왜냐하면 어린 학생들에게는 콜라 자동판매기를 마음대로 사용하게 해서는 안 된다는 코카콜라의 자체적인 의무사항이 있기 때문이다. 이러한 초등학교 내의 자동판매기 운영은 학교 행정부의 특별 요청에 따른 것이었다고 코카콜라 대변인은 주장한다.

요리보다 중요한 테이블 세팅과 서빙

다른 한편 어린이들에게 유익한 '요리와 맛보기' 프로젝트가 점점 더 많이 생기고 있는 것은 바람직한 일이다. 천연식품이 얼마나 맛있는지를 맛보게 하고 아이들의 코를 훈련시키는 일을 하는 사람들도 있다. 슈바벤 지방에서 음식점을 경영하는 위르겐 메드거도 특별한 종류의 프로젝트를 계획했다. 작은 지역에는 어린이들을 위한 방학 프로그램이 별로 없었기 때문에 그는 임시로 요리 강좌를 개설했다. 여기서 아이들은 2년 동안 슈바벤 지방의 전통음식인 슈페츨레와 샐러드, 스테이크 만드는 법을 배우게 된다. 자연적인 무가공 식품만을 이용해서 요리하는 법을 배울 뿐 아니라 요리 재료들이 어디에서 오는지도 알게 된다. 아이들은 직접 샐러드용 야채를 심고 재배하면서 가까이서 관찰하고, 어떻게 씨가 뿌려지고 추수를 하는지도 배우게 된다. 그런 다음 밀가루로 빵을 만들고, 샐러드로 맛있는 전채요리를 만든다. 마지막에는 필요에 따라 음식점과 관련된 직업을 얻을 때 도움이 되는 일종의 수료증도 받게 된다.

이 아이들은 식사 문화에 대해서도 여러 가지를 배우게 된다. 그룹의 일부가 부엌에서 요리를 하고 있는 동안 다른 아이들은 식탁을 어떻게 올바르게 준비하고 장식하는지를 배운다. 포크는 왼쪽에 놓여 있어야 하고, 나이프는 오른쪽에, 유리컵은 나이프 위쪽에 놓여야 한다는 것을 말이다. 그리고 냅킨은 마치 작은 예술품처럼 말미잘, 왕관, 혹은 부채 모양으로 접을 수 있다는 섯도 배운다. 싱싱한 꽃도 필요한 장식이며 요리를 제대로 나르는 것, 접시를 정확하게 내려놓는 것, 다 먹은 접시를 치우는 방법도 중요하다는 것을 배운다. 어쩌면 유행에 지난 것처럼 들리는 이런 기본적인 예절들이 아이들에게는 즐거운 경험이다. 메드거의 말에 따르면 많은 어린이들이 테이블 세팅과 서빙을 요리보다 더 중요하게 생각한다고 한다.

05

고기
위조된 제조일자와 부패된 식품

정보학과에 재학중인 대학생 시몬 쉬뢰더는 음식에 큰 지출을 할 수 없는 형편이다. 그래서 그는 슈퍼마켓에서 세 조각이 붙어 있는 저렴한 목심 스테이크를 발견했을 때 대단히 기뻤다. 그가 고기 두 조각을 팬에 구웠을 때에는 그래도 괜찮은 상태였다. 그런데 다음날 세 번째 조각을 구우려고 하는 순간 팬에 있던 고기에서 갑자기 손가락만한 주사기 같은 물건이 튀어나왔다. 시몬은 깜짝 놀랐다. 잡동사니 고기와 광우병에 대해서는 그도 들은 적이 있다. 그런데 주사기를 넣은 고기라니? 그는 전날 먹은 두 조각의 고기를 떠올리고는 혹시 어떤 화학 혼합물을 먹은 것은 아닐까 하는 생각에 기분이 나빠졌다.

국립식품감독원에서 이 고기를 검사했지만 별다른 문제점이 발견되지는 않았다. 즉 이 물질은 주사기가 아니라 스테이크의 특정 부위를 표시하는 기구라는 결론을 내렸다. 그러나 하루 뒤에 이 결론도 무너지고 말았다. 이 물건은 '팝업 타이머'로 밝혀졌는데, 요리가 다 된 돼지고기의 상태를 알리는 일종의 온도계였다.

일반적으로 이런 도구는 구이용으로 쓰이는 훨씬 더 커다란 고기 조각 안에 들어간다. 그런 다음 고기가 원하는 상태로 구워지거나 익혀지면 고기 안에서 핀이 돌출됨으로써 팝업 타이머가 알람을 울리게 되는 것이다. "덜 익히거나 중간으로, 혹은 완전히 익히거나 원하는 상태로 타이머를 맞출 수 있다. 매우 정확하고, 믿을 수 있고, 확실한 방법"이라고 스위스의 기업인 라우서는 홈페이지에서 이 기구를 선전하고 있는데, 이 회사는 이 타이머와 함께 특히 조류독감에 대비하는 마스크를 판매하기도 했다.

다만 어떻게 요리용 온도계가 생고기 안에 들어 있는가 하는 것은 의문으로 남는다. 그리고 처음에 이것을 일종의 꼬리표와 혼동했던 국립식품감독원에 대해서는 어떻게 생각해야 하는가?

이 고기를 처음 팔았던 슈퍼마켓의 본점이 이 사실을 알고는 즉시 진열대에서 나머지 고기를 수거하려 했다. 그러나 소용없는 일이었다. 이 저렴한 스테이크는 이미 대부분 구매자를 찾아갔기 때문이다.

끊이지 않는 고기 사랑

육류제품만큼 자주 스캔들과 부정적인 헤드라인으로 소동을 일으키는 식품은 없을 것이다. 온갖 잡동사니 부위를 섞은 고기, 꼬리표

위조, 항생제, 호르몬, 높은 콜레스테롤 수치, 돼지 페스트, 광우병, 조류독감, 살모넬라균, 기생충 등등 해마다 새롭고 끔찍한 소식들이 끊이지 않는다. 그럼에도 이런 것들이 소비자들에게는 전혀 문제가 되지 않는 모양이다. 왜냐하면 육류제품 시장은 항상 호황을 누리고 있기 때문이다.

통계청에 따르면 평균적인 가정에서는 매월 약 1.8킬로그램의 돼지고기와 가금류(오리, 닭, 칠면조, 거위 등)의 고기를 섭취한다. 소고기 소비는 ― 2001년에 있었던 광우병 사태 후에는 ― 다시 700그램 정도에 이르고 있다. 인간에게 감염될 수 있고 한 개의 소고기롤로도 야곱병을 유발할 수 있기 때문에 사람들을 두려움에 떨게 했던 광우병 히스테리는 이제 잠잠해졌다. 그런데 이런 히스테리가 남성들에게는 별 영향을 미치지 않았다. 알렌바흐에서 실시한 조사에 따르면 남성들의 44퍼센트가 당시에는 식습관을 바꾸었지만 6개월 후에는 거의 모두가 다시 소고기 스테이크를 먹었다. 여성들의 경우에는 항상 남성들보다 더 자신의 건강에 신경을 쓰기 때문에 소고기를 먹지 않은 비율도 더 높고 오래 지속되었다. 그러나 시간이 지나면서 여성들의 소고기에 대한 의심도 뚜렷하게 감소되었다.

생산업체의 생산 비율 역시 육류제품과 관련해서는 안정적인 경향을 나타내고 있다. 세계적으로 7,600만 톤의 가금류 고기가 생산되는데, 이 중에서 26퍼센트 정도가 미국의 세계적인 식품 생산업체들에 의해 판매되고 있다.

가금류 고기 생산의 증가 추세에는 두 가지 원인이 있다. 하나는 광우병 사태, 그리고 다른 한 가지는 '웰니스 운동' 때문이다. 이런 현상의 중심에는 바로 가금류의 고기가 돼지고기나 소고기보다 칼로리가 적고 몸에 더 좋을 것이라는 추측이 자리하고 있다. 그러나 실제로 식품별 영양소 목록을 보면 이런 추측을 확인할 수 있는 것이 아니라 오히려 그 반대의 사실을 깨닫게 된다. 즉 가금류 고기의 열량과 콜레스테롤 수치는 부분적으로 심지어 소고기와 돼지고기보다 더 높다. 단지 닭 가슴살과 칠면조 가슴살만이 상대적으로 적은 지방과 콜레스테롤을 함유하고 있지만 그 대신에 철, 아연, 비타민 B_1 등의 성분은 더 적게 들어 있다.

그러나 닭고기와 칠면조 고기의 인기가 돼지고기나 소고기에 대한 선호도에 큰 영향을 끼치지는 않는다. 콘스탄츠에 있는 한 축사에서는 약 2,700만 마리의 돼지가 사육되고 있는데 이 돼지들은 여기서 오래 살지 못한다. 해마다 소와 돼지를 합쳐서 약 4,600만 마리가 도살되고 있기 때문이다. 소고기 부분에서는 프랑스, 독일 순으로 수요가 많다. 2005년 5월에는 약 1,300만 마리의 소가 축사에 있었는데, 그 중 3분의 2 이상이 도살되었고, 나머지는 우유를 제공하는 젖소로 사육되었다.

분명한 사실은 고기에 대한 사랑은 계속되고 있다는 점이다. 모든 부정적인 소식이나 사건에도 불구하고 말이다. 도대체 그 이유는 무엇인가?

고기와 힘에 관한 전설

과연 어떤 사람이 고기를 즐겨 먹을까? 통계청에 따르면 여성보다 남성이 15에서 20퍼센트 정도 고기를 더 많이 먹는다고 한다. 텔레비전의 한 프로그램에서 하루 동안 쾰른의 기차역에서 잠복 촬영을 했다. 이들은 각각 채식 위주의 간이식당과 소시지 판매대 앞에서 오가는 사람들을 관찰했는데, 그 결과 소시지 판매대를 찾는 손님 중 75퍼센트는 남성이었고, 반면에 야채 위주의 메뉴를 사러 오는 사람 중 남자는 39퍼센트에 불과했다. 쾰른 대학의 구내식당에서도 같은 실험을 했다. 여학생의 57퍼센트는 야채 위주의 점심식사를 하는 반면에 남학생의 경우는 3분의 1정도만이 채소 위주의 식단을 선택했다.

물론 남성이 근육 양이 더 많아서 동물성 단백질도 더 많이 필요하기 때문에 고기에 더 의존하는 것이라고 말할 수도 있을 것이다. 그러나 이런 주장은 이미 오래 전에 효력을 잃었다. 첫째로 오늘날의 남성들은 몇 세기 전에 육체적으로 힘들게 일했던 때만큼 많은 힘을 소모하지 않는다. 두 번째, 단백질은 단지 근육의 구성을 위해서만 필요한 것이 아니라 피, 뼈, 피부, 그리고 다른 기관들의 구성을 위해서도 필요하며, 알다시피 이런 부위들은 남성과 비교해서 여성의 신체에 결코 더 적게 있는 것들이 아니다. 그러므로 실제로는 남녀 사이에 단백질의 필요성에서 아무런 차이가 없다는 뜻이다. 남녀 모두 체중 1킬로그램당 약 1그램의 단백질이 필요하고, 임산부의 경우에는 심지어 체중 1킬로그램당 2그램으로 남성들보다도 더 많은 단백질이 필요하다.

그 외에도 단백질 공급을 위해 고기를 먹는다는 남성들에게는 많은 핑계거리들이 있다. 예를 들면 동물성 단백질이 식물성 단백질보다 훨씬 더 영양가가 높다는 말을 하는데 이는 완전히 시대에 뒤떨어진 상식이 아닐 수 없다. 또한 필요한 단백질 섭취는 오로지 동물성 단백질을 통해서만 가능하다는 생각도 마찬가지다. "이런 착각들이 단순히 너무 많은 고기를 소비하도록 만들었고 그 때문에 건강에 좋지 않은 일련의 결과들이 나타났다"고 식품화학자인 요제프 발러는 말한다. 특히 남성의 경우가 그렇다. 남성은 여성에 비해 과도한 고기 섭취로 인한 동맥경화증, 통풍, 그리고 다른 질병들에 더 잘 걸린다.

그러므로 의학적으로는 접시 위의 커틀릿과 스테이크가 남성들에게 더 특별한 의미가 있는 것이 아니다. 그럼에도 불구하고 남성들이 이런 음식을 포기하지 못하는 것은 고기가 우리 사회에서 힘과 관련된 잠재의식적인, 그러나 대단히 효과적인 상징성을 지니고 있기 때문이다. 왜냐하면 우리 내면에는 어떤 동물의 근육을 섭취하면 그 동물의 힘도 내 것이 된다는 진부한 확신이 계속해서 남아 있기 때문이다. 최근에 한 광고에서 아버지와 아들로 구성된 스포츠 팀이 커다란 소시지를 먹어치우는 모습이 의도적으로 강조되어 연출되었는데, 바로 그런 편견을 이용한 것이다.

육류를 즐기는 성향에 대한 또 다른 원인은 빈의 동기부여연구소의 헬레네 카르마신이 언급하고 있다. "피가 흐르는 고기 조각은, 공격을 통해 자연을 정복한 인간의 우월성을 상징한다." 즉 고기 선호는 원시시대의 남자가 사냥꾼으로서 마침내 성공했을 때 느끼는 우월감과 관련되어 있다. 사냥을 통해 고기를 얻었다는 것은 남자들이 힘겹게 그리고 끊임없이 위장의 불쾌감을 느끼면서 썩은 고기를 먹는 야만인으로 살아가야 하는 시대가 지났다는 것만을 의미하는 것이 아니다. 그것은 남성이 자신의 지능과 기술적인 숙련도를 이용해 다른 동물을 죽이고 삶과 죽음의 지배자가 되었음을 발견하게 된 순간이기도 했다. 즉 남자들은 사냥의 경험을 통해 힘의 존재를 느끼게 되었던 것이다. 그리고 이것은 오늘날 남성들이 스테이크를 먹을 때 느끼는 바로 그런 느낌이기도 하다. 비록 스테이크가 대량 사육을 통해 생산된 것이고 남성 자신은 넥타이를 맨 지식인이자 사회적인 지위를 가진 사람으로서 더 이상 동물을 죽일 수는 없음에도 불구하고 말이다. 이런 감정은 남성의 내면에 예전이나 지금이나 여전히 잠재되어 있다. 왜냐하면 수천 년의 인류 역사, 혹은 남성의 역사가 단번에 사라지는 것은 아니기 때문이다.

그러므로 남성들이 육류 산업 매출에 큰 기여를 한 것은 놀랄 일이 아니다. 여기서 분명히 짚고 넘어가야 할 것은, 남성들의 이런 생각이 여성들에 의해 더 강화되었다는 점이다. 즉 교육학자들은 엄마들이 딸보다는 아들에게 고기를 더 많이 먹도록 권유했다는 사실을 밝혀냈다(자, 야채는 놔두고 고기를 먹자!). 말하자면 '진정한 남자'에 대한 진부한 역할 개념은 남성들뿐만이 아니라 여성들에 의해서도 각인되었다는 뜻이다.

사라진 미네랄 성분

고기가 힘의 원천이라는 속설이 퍼지게 된 것은 일부 식품산업과 진부한 식품의학이 고기를 "신체에 필요한 기본 물질을 제공하는 확실한 보증수표"라고 치켜세운 결과이기도 하다. 이런 견해에 따르면 고기는 단백질과 더불어 많은 양의 비타민 B군과 미네랄을 함유하고 있다고 한다. 그래서 아이들에게도 꼭 필요한 식품이라고 알려져 있다.

"고기는 영양생리학적으로 높은 가치를 지닌 식품"이라고 하우너센 어린이병원의 베르톨트 콜레츠코 교수는 말했다. 그래서 생후 6개월의 신생아 때부터 규칙적으로 고기를 섭취해야 한다고 그는 주장한다.

그런데 실제로는 고기가 결코 비타민 B군의 뛰어난 공급원이 아닌 것으로 밝혀졌다. 100그램의 돼지고기는 약 1마이크로그램의 비타민 B_{12}와 6마이크로그램의 비타민 A를 함유하고 있다. 이것은 영양가가 풍부한 식품이라는 명성을 별로 누리지 못하고 있는 생선(각기 1.5와 8마이크로그램)에 비해서도 뚜렷하게 적은 양이다.

여기서 더 나아가 지방 함량이 적은 다이어트 식품이 유행하자 육류업체들은 고기가 미네랄 공급에 좋은 식품이라는 생각을 퍼뜨렸다. 그래서 특히 돼지고기의 지방 성분을 사육 과정과 특별한 사료를 통해 점점 줄이고 있다. 이런 방법을 통해 스테이크, 커틀릿, 굴라쉬의 열량은 현저히 줄어들지만 미네랄은 여전히 동일한 양을 지니고 있다고 식품업체들은 주장하고 있다.

그러나 농업용가축생물학 연구소는 한 연구에서 이런 돼지고기의 철 함량이 일반적인 영양가 목록에 기록되어 있는 양의 40퍼센트밖에 되지 않는다는 결론에 도달했다. 아연과 규소의 경우에는 표기된 양의 약 60퍼센트만 들어 있었다.

그러므로 요즘 생산되는, 지방을 뺀 고기는 미네랄 공급에 있어서는 예전에 했던 역할을 더 이상 하지 못한다. 아마도 우리는 다음번 쇼핑에서는 한두 군데 지방이 있는 목심 스테이크를 골라야 하는 것은 아닌지 고민해 보아야 할 것이다.

다른 한편으로 지난 수년 동안 고기의 미네랄 성분이 줄어든 것과 요사이 유행하고 있는 철분 부족 현상과는 전혀 상관이 없다. 그리고 인간의 면역체계도 아연과 철분이 부족하다고 해서 갑자기 무너지지는 않는다. 여기에 대해서는 두 가지 설명이 가능하다. 즉 식물성 식품과 계란, 우유 등이 우리 몸에 충분한 미네랄을 공급해 주므로 고기에서의 손실이 별 의미가 없거나 혹은 우리에게 그렇게 많은 미네랄이 필요하지 않기 때문일 것이다.

그 대답이 어떻든 간에 한 가지 사실은 분명하다. 고기가 영양가의 원천으로서 꼭 먹어야 하는 식품은 아니라는 점이다. 그렇다면 고기와 관련해서 이야기할 수 있는 또 다른 측면에 대해 알아보자. 예를 들면 맛에 대해서 말이다.

지방이 없어지면 맛도 사라진다

우리가 흔히 어머니 혹은 할머니로부터 들어서 알고 있듯 고기가 한 조각도 들어가지 않은 완두콩 수프는 정말 맛이 없다. 그 외에도 고기가 들어가지 않으면 야채만으로는 맛이 나지 않는 요리가 많다. 물론 채식주의자들은 그렇게 생각하지 않겠지만, 대부분의 사람은 의심의 여지없이 채소는 고기가 첨가됨으로써 비로소 요리로 인정받는다고 생각할 것이다.

그래서 식품시장에서 고기와 유사한 맛이 강화된 향료들의 수요가 빠르게 증가하는 것도 우연이 아니다. 그 중에서 가장 많이 알려진 것이 글루타민산염이다. 이것의 생산량은 세계적으로 1년에 150만 톤에 이른다. 1그램의 분량만으로도 분명하게 그 맛을 느끼게 되는 물질로서는 결코 적은 양이 아니다.

또한 글루타민산염의 성공 스토리는 요리에 들어가는 고기의 소비량이 지난 수년 동안 급격히 줄어든 것과도 상관이 있다. 요즘에는 많은 소비자들이 커틀릿과 스테이크가 혀에 남기는 약하고 싱거운 맛에 불평을 한다. 이는 그 사이 학술적으로도 확인된 경향이다.

고기의 맛을 좌우하는 가장 중요한 요소는 고기의 즙과 더불어 바로 지방과 밀접하게 관련되어 있는 향미이다. 여기서 더 나아가 고기의 원래 색깔과 견고성, 그리고 구조가 커틀릿이 우리에게 주는 느낌을 결정한다. 이런 모든 요소에서 고기는 지난 수년 동안 뚜렷한 변화를 겪었다. 특히 돼지고기가 그렇다.

"고객의 요구가 바뀜에 따라 50년대에 수요가 많았던 지방질의 돼지가 사육 방법을 통해서 육질이 강조된 돼지고기로 대체되었다"고 지구르트 라우베는 자신의 박사 논문에서 설명하였다. 지방이 없어지면 음식의 향미도 필연적으로 함께 사라지게 마련이다. 거기다가 돼지고기 육질이 바뀌었다. 그래서 예전에는 돼지고기가 소고기 스테이크보다 더 부드럽고 씹기에 좋다는 평을 들었지만 요즘에는 점점 더 질겨지고 있다.

또 돼지고기는 지방이 없어지면서 대신 수분이 많아지게 되었다. 이 때문에 한편으로는 육즙의 맛이 희석되어 약해졌고, 다른 한편으로는 고기를 구울 때 수분이 발산되기 때문에 연기 속에서 육질이 쪼그라드는 모습이 관찰되었다. 결국 이런 고기로 할 수 있는 요리란 우리 할머니들이 진정한 돼지고기 요리로 여기지 않을 고기 경단 요리뿐이다.

라우베는 계속 보고하기를, 최근의 돼지고기는 지방과 관련해서도 새로운 특성을 보이고 있다고 한다. 즉 원칙적으로는 몸에 좋은 불포화지방산 함량이 뚜렷이 증가했는데 이때 이런 지방을 보존하는 데, 즉 상하는 것을 방지하는 데 필요한 비타민 E는 함께 증가하지 않았다. 그럼으로써 고기의 '변질 가능성'도 증가한다고 라우베는 말한다.

그러므로 요즘 생산되는 돼지고기 스테이크에는 천연 방부제가 거의 없다는 말이 된다. 그러므로 식품생산업체는 육류제품의 유효 기간을 늘리기 위해 과거 어느 때보다도 기술적이고 화학적인 방법을 더 많이 사용할 수밖에 없다.

안심할 수 없는 보존 방법

일반적인 보존 방법들은 대부분 고기 제품에 큰 변화를 일으킨다. 염장법의 경우에는 고기의 염분 함량을 몇 배로 높인다. 커다란 통조림 소시지인 비어부르스트는 100그램만으로도 벌써 하루에 필요한 소금의 양을 채운다. 염장용 소금 안에 들어 있는 아질산염 때문에 암에 걸릴 위험성이 높아지는지에 대해서는 아직 논란이 일고 있다. 독일 연방 식품 및 영양 연구소는 소금에 절일 때 사용되는 아질산염의 대부분은 고기 안에서 저절로 분해되기 때문에 고기를 먹을 때는 적은 양만이 인체에 들어간다고 강조한다.

그러나 뉴욕에 있는 컬럼비아 대학의 최근 연구는 이와 다르다. 미국의 학자들은 7,600명의 영양 상태 자료를 분석했는데, 한 달에 14번 이상 아질산염이 함유된 육류제품을 먹은 사람의 경우 그런 음식을 전혀 먹지 않은 사람들보다 폐 기능이 현저히 떨어진다는 사실을 밝혀냈다. 이들의 경우 만성적인 폐색증을 유발할 수 있는 위험이 71퍼센트 정도 더 높았다.

그러므로 완전히 마음을 놓기에는 아직 이르다고 할 수 있다. 특히 염장법은 발달된 냉동기술에도 불구하고 여전히 주요한 보존 방식이기 때문이다. 유기농 소시지에서도 염장용 소금이 허용되고 있다.

물론 그 사이 고기에 거의 영향을 끼치지 않는, '비침입적인(non-intrusive)' 보존 방법들이 개발되고 있지만 그런 방법도 부작용이 없지는 않다. 그래서 고기의 신선도를 오래 유지하기 위해 비타민을 사용하는 경우가 늘어나고 있다. 비타민의 장점은 산화와 그에 따른 변질을 효과적으로 예방해 주고, 좋은 이미지를 가지고 있고, 가격이 매우 저렴하다는 것이다. 특히 인기가 있는 것은 비타민 C로서 성능이 좋은 분무기를 이용해 고기에 뿌릴 수도 있다.

"그러나 이때 주의해야 한다"고 비타민 생산업체인 타케다는 한 광고용 안내서에서 인정했다. "왜냐하면 비타민 C의 함량이 너무 높아지면 고기가 갈색으로 변할 수 있기 때문이다." 타케다는 좀더 현대적인 방법을 선택해야 할 것이라고 조언했다. 아직 살아 있는 상태에서 고기의 저장을 시작하기 위해서는 많은 양의 비타민 C를 사료에 넣어주면 된다는 것이다. 이때 동물들이 여물통에 시큼한 것이 들어 있다는 것을 바로 눈치채지 못하게 하기 위해 많은 양의 첨가물이 들어가야 한다. 이런 일이 너무 번거롭고 힘들게 여겨진다면 주사를 놓는 방법을 택할 수도 있다. 타케다의 안내서에 따르면 "주사를 이용하는 방법은 나트륨-아스코르브산염-용액을 살아 있는 동물이 도살되기 직전에 정맥에 접종하는 것"이라고 한다.

혹은 도살 직전에 비타민을 복용시키는 방법도 있다. 그래서 어떤 사람은 현대의 식품 회사들은 동물의 행복에 대해서는 전혀 관심이 없다고 비꼬아 말하기도 한다.

행복은 방목에서 온다

그런데 정말로 질 좋고 맛있는 고기를 먹고 싶다면 그 고기가 어디에서 왔는지에 대해 관심을 가져야 한다. 유럽의 학자들은 유럽연합의 국제적인 프로젝트의 하나로 방목이 소의 육질에 어떤 영향을 미치는지를 조사한 바 있다. 결과는 분명했다. 방목된 소들은 축사에서 사육된 소들보다 몸에 좋지 않은 지방산이 적었을 뿐 아니라 더 많은 비타민 E 수치를 보였다. 특히 두 번째 특징은 대단히 높게 평가되어야 할 사항으로, 비타민 E는 지방 연결을 안정적으로 만들고 그럼으로써 고기의 저장성과 맛의 안정성을 증가시키기 때문이다.

여기서 더 나아가 소들은 방목될 때 초원의 식물들이 지니고 있는 여러 가지 맛 성분을 함께 섭취하게 된다. 증명된 바에 따르면 그 중의 몇 가지는 소의 근조직까지 도달된다고 한다. 그래서 이런 고기는 긍정적인 의미에서 '숲과 초원'의 맛을 얻게 되고, 사료만 먹고 자란 우리 속의 소들보다 훨씬 더 향미와 맛이 뛰어나다.

그러므로 오랜 기간 초원에서 소들을 키우는 유기농 기업들의 육류제품은 확실한 장점을 지니고 있다. 그런데 항생제로 인한 오염 문제와 관련해서 일반 축사에서 사육된 소들도 예전처럼 그렇게 상황이 나쁘지는 않은 것으로 보인다. 소비자보호 및 식품안전 관리청이 2005년에 실시한 검사에서는 400번에 한 번 정도만 규정을 넘는 항생제 수치가 발견되었다. 물론 기쁜 소식이지만 결코 이런 결과에 지나치게 의존하지는 말아야 한다. 왜냐하면 첫째로 검사원들은 소의 아주 작은 한 부분만을 검사하기 때문이며, 두번째로 소비자에게 항생물질을 전달시키는 축산물이 소고기만 있는 것은 아니기 때문이다.

거름 덕분에 생기는 내성

파더본 대학의 화학과 교수인 만프레드 그로테와 그의 연구팀은 항생물질이 거름을 통해서도 다량으로 채소와 곡식에 도달한다는 것을 증명했다. 연구원들은 먼저 농가에서 일반적으로 하듯이 새끼 돼지에게 항생물질인 클로르테트라사이클린과 설폰아마이드를 먹이고 돼지들의 배설물을 밭에 뿌렸다. 그 밭에 상추와 겨울보리의 씨앗을 뿌린 다음 수확했다.

그런데 8개월이 지난 후에도 채소와 곡식 모두에서 여전히 항생물질의 분명한 흔적이 발견되었다. "겨울보리의 알갱이 안에서조차도 1킬로그램당 약 50마이크로그램의 클로르테트라사이클린이 검출되었을 때 우리는 매우 놀랐다"고 그로테 교수는 말한다. 지금까지는 토양에 잔류되었던 약물이 곡식의 알갱이가 아니라 주로 뿌리와 잎사귀에 모인다고 알려져 왔다.

물론 50마이크로그램의 클로르테트라사이클린이 사람을 죽일 수 있는 만큼의 양은 아니다. 그러나 바로 거기에 문제점이 있다. 왜냐하면 이런 정도의 양은 박테리아를 모두 없애기에는 충분하지 않고 마치 단련을 위한 자극 정도의 효과만 있기 때문이다. 즉 미생물들의 약품에 대한 내성을 키우게 된다는 말이다.

그래서 우리가 수년 동안 한 알의 약도 먹지 않고, 날마다 통밀빵을 먹고, 많은 양의 샐러드를 먹었음에도 불구하고 이런 박테리아에 감염되면 항생제 치료에서 효과를 보지 못하는 일이 생길 수 있는 것이다. 이렇게 바람직한 식생활을 했다면 더 나은 건강을 보상받아야 하는데도 말이다.

06

채식주의
위장된 다이어트?

마하트마 간디의 확고한 생각은 인간으로서 도덕적이고
비폭력적인 삶을 살고자 한다면 고기를 먹어서는 안 된다는 것이다.
즉 그는 정신적으로 진보된 사람이라면 육체적인 욕구 충족을 위해
함께 살고 있는 동물을 죽여서는 안 된다고 주장했다. 우리가 그런 행
동을 함으로써 어떤 타당한 이유도 없이 생명체가 두 세계로, 즉 한
곳에서는 살기 위해 태어나는 지배자들이 있고, 다른 한 곳에는 죽기
위해 태어나는 희생자들이 있는 두 세계로 나뉘게 될 것이라고 했다.
　"나에게는 한 마리 양의 생명이 결코 한 인간의 생명보다 덜 소중
하지 않다"고 말한 간디는 이미 런던에서 대학을 다니던 시절부터
채식주의 모임에 가담했다. "나는 결코 인간의 육체를 위해 양의 생
명을 빼앗는 일은 하지 않을 것이다. 힘없고 가련한 생명체일수록

인간의 잔혹함으로부터 보호받아야 한다."

간디는 인도인으로서 자본주의적 서양 출신의 사람들과는 달리 채식주의자에 가까웠다. 그리고 그의 나라에서는 도처에 고행자들이 돌아다니고 있었고, 소는 인도에서 종교적인 이유 때문에 도살될 수 없었으며, 그곳에는 기아와 빈곤이 퍼져 있었다. 그런 이유 때문에 그에게는 고기를 포기하는 일이 특별히 어렵지 않았을 것이다. 그리고 그가 어린 시절에는 고기를 먹은 적도 있었고 그때마다 악몽을 꾸었다는 사실은 언급되지 않고 있다.

아마도 간디가 채식주의에 대해 부담 없어하고 일종의 '접지(接地)' 관계를 갖게 된 것은 바로 이런 경험 때문이었을 것이다. 그리고 그가 광신적인 채식주의자가 되지 않았던 것은 독단과 독선에 대한 그의 혐오였다. 어쨌든 그는 고기 섭취에 대한 찬반의 결정을 세계관 문제에서의 이정표로서 부풀리는 일에 대해 경고하고 있다. "우리는 성격 형성을 위한 식사의 의미와 고기의 절제를 과장해서는 안 된다. 단지 스스로에게 가지와 감자 외에는 아무것도 먹지 않도록 강요한다고 해서 고결하거나 비폭력적이라고 생각해서는 안 된다. 비폭력이란 의식적인 식사의 문제 그 이상의 것이다."

간디는 모든 동물성 식품을 식단에서 추방시키지는 않을 만큼 충분히 넓은 안목을 지닌 사람이었다. 왜냐하면 그는 자신의 경험을 통해 이런 식단은 결핍현상을 유발할 수 있다는 점을 알고 있었기 때문이다. 그래서 그는 '아쉬람'이라고 불리는 자신의 공동체 사람들에게 특별히 유제품 섭취를 허용했다. 그러나 그 자신은 염소의 젖만을 마셨다.

요리 냄비를 둘러싼 분노 폭발

최근 채식주의에 대한 여러 논쟁들에 간디의 견해가 약간은 좋은 영향을 미칠 것이다. 왜냐하면 이런 논쟁들이 상당히 공격적이고 거칠게 벌어지고 있기 때문이다. 고기를 먹는 사람들은 살인자 혹은 시체의 물건을 훔치는 도둑으로 비방당하고, 정육점과 도축장은 비난의 글이 담긴 팸플릿으로 도배되고 있다. 2006년 5월에 인도의 채식주의자들이 뉴델리에서 비행기를 점령하고 운행을 지연시킨 적이 있는데, 그 이유는 항공사에서 채식주의자들을 위한 기내식을 제공하지 않았기 때문이다. 동물보호단체인 PETA는 함부르크의 갠제 광장에서 두 개의 관을 가져다놓고 시위를 벌였다. 그 안에는 두 명의 운동가들이 나체로 누워 있었고, "조류독감으로 죽느니 채식주의가 되세요!"라는 슬로건과 함께 고기 없는 삶을 주장했다.

그러나 반대쪽도 그렇게 얌전히 당하고만 있지는 않았다. 채식주의자 부모들은 아이들을 영양부족의 위험에 노출시키고 있다는 비난을 끊임없이 받고 있다. 실제로는 사회적으로 약자이면서 고기를 먹는 가정에 부실한 아이들이 더 많은데도 불구하고 말이다. 그리고 유명한 영양학자인 우도 폴머는 채식주의를 "다이어트를 은폐하려는 영악한 술수"라고 표현했고, 특히 페미니스트들이 이런 은폐 시도를 주도하고 있다고 주장했다. 그러자 육류식품 공장 건설에 반대하는 스위스의 채식주의 단체는 이렇게 야유했다. "폴머의 영양이론은 그 자신의 펑퍼짐한 몸 하나만 봐도 이미 충분히 모순적이다."

채식주의를 둘러싼 논쟁들이 이렇게 공격적인 이유는 채식주의가 전통적으로 종교적이고 철학적인 세계관과 밀접하게 관련되어 있기 때문이다. 고기 섭취에 대한 찬성과 반대의 결정이 성격과 도덕의 문제라는 데 어떤 의심도 하지 않았던 사람들이 바로 부처와 차라투스트라와 같은 종교 창립자, 혹은 피타고라스와 같은 철학자, 프랑스의 계몽가 장 자크 루소와 같은 사람들이었다. 그래서 사람들이 단순히 고기와 야채에 대한 건강상의 가치를 비교하려 할 때도 종교와 철학 문제가 얽혀서 분위기가 더 빨리 달아오르게 된다. 이때 양측은 서로를 이해하려는 것이 아니라 기존의 편견을 고정시키려 한다. 우리는 다른 방법을 찾아보아야 한다. 진정으로 올바른 판정을 내릴 수 있는 방법을 말이다.

지능 발달의 공로는 어부에게

이미 루소는 채식주의를 "인간의 본성에 맞는 생활방식"이라고 표현했다. 채식주의가 정당화되어야 할 때 요즘에 흔히 제기하는 주장에는 이런 것이 있다. 즉 채식주의는 이미 선사시대에도 일반적인 일이었기 때문에 인간의 진정한 본성에 상응된다는 것이다. 물론 반대측도 정확히 똑같은 주장을 하고 있다. 그래서 사냥 조합들은 자신들의 사냥을 선조들의 전통을 지키는 일이라며 정당화시키고 있다. 과연 누구의 주장이 맞는 것일까?

여기에 대한 해답을 찾기 위해 짧은 시간여행을 떠나보자. 150만 년 이상을 되돌아가서 가장 오래된 호미니데(진정한 인간)로 간주되는 오스트랄로피테쿠스가 살던 시대로 가보자. 그의 뇌는 아직 침팬지의 뇌보다 크지 않았고 도구를 이용할 줄도 몰랐다. 그러나 그는 직립보행을 했으며 자신의 발을 아직은 오직 걷고 달리는 데만 사용했는데, 이것이 바로 호미니데의 가장 중요한 특징이다.

영국과 미국 연합 연구팀은 남아프리카에서 발견된 오스트랄로피테쿠스의 해골에 들어 있는 어금니를 조사했다. 이때 섬세한 특수 레이저를 사용했는데, 이것을 이용해서 화석의 치아를 훼손하지 않으면서 일종의 나이테와 유사한 치아의 법랑층을 분석할 수 있었다. 연구원들은 치아의 법랑질에 남아 있는 물질로부터 호미니데가 먹은 음식들을 유추할 수 있었고, 이 연구 결과는 2006년 《사이언스》지에 발표되었다.

여기에 따르면 우리 선조들은 나뭇잎, 열매, 씨, 뿌리, 구근, 그리고 동물들로부터 영양분을 섭취했다. "대단히 다양한 식단"이었다고 연구에 참여했던 지리학자이자 생물학자인 투어 설링은 설명했다. 그러므로 오스트랄로피테쿠스가 그 당시에 한쪽으로 치우친 식단 때문에 멸종했다는 것은 모순된 주장이라는 뜻이다. 오히려 그 반대였다. "연구 결과 다양한 음식 섭취는 이미 아주 옛날부터 원시인들의 특징이었다."

이런 주장에 대해 하노버 대학의 영양학자 토비아스 레흘러는 우리 선조가 잡식성으로 도약을 하기 전에는 주로 익은 열매로 배를 채웠다고 강조한다. "열매 섭취는 소화능력이 크게 요구되지 않으면서 상대적으로 빠르게 필요한 에너지를 조달해 주었다. 동시에 열매들은 그것의 섭취를 방해하는 구조탄수화물과 부차적인 성분은 별로 가지고 있지 않다." 이런 선사시대의 과일 선호는 인간의 채식주의

적 본성에 대한 분명한 증거라고 볼 수 있다. 한편에서 보자면 그렇다는 뜻이다.

다른 한편으로 과일에 치중된 영양섭취는 다양한 야채를 섭취하는 전반적인 채식주의의 종료를 의미하기도 했다. 왜냐하면 과일은 질긴 섬유질이 들어 있지 않기 때문에 1실로 구성된 간단한 위장의 구조로도 충분히 소화가 가능했기 때문이다. 이런 면에서 어쩌면 소들이 우리를 우습게 여길지도 모르겠다. 왜냐하면 소들은 4실로 이루어진 위장과 되새김질을 할 수 있는 능력을 지니고 있고 그 때문에 초식동물로서 오늘날까지 살아남았기 때문이다. 그러나 우리 옛 선조들의 경우에는 진화가 이런 선택을 포기했다. 그래서 소화 과정은 짧아졌고, 질긴 섬유질의 야채를 잘 활용할 수 있는 능력을 잃어버렸다. 이런 야채의 섬유질이 나중에 "소화가 안 되는 물질"이라는 명칭을 얻은 것은 우연이 아니다. 섬유질이 우리의 장을 통과할 때는 들어왔을 때와 마찬가지로 소화 과정에서 아무것도 주지 못한 채 그대로 지나가버린다.

그런데 이렇게 과일을 주로 먹었던 원시인들의 짧은 소화 단계는 고기 섭취를 위해서도 매우 적당하다. 왜냐하면 고기는 자체의 변질 가능성 때문에 위장의 어떤 부분에도 너무 오래 머물러서는 안 되기 때문이다. 열매를 구하기 힘든 가뭄의 시기에 원시인들은 고기를 섭취함으로써 새로운 영양섭취 방법을 찾아냈던 것이다. 거기다가 인간의 뇌성장을 촉진하는 단백질의 원천도 얻은 셈이었다.

"인류의 식단에 동물성 식품들이 융합된 것은 아마도 인식능력의 지속적인 발전을 위한 출발점이었을 것"이라고 영양학자 토비아스

레흘러는 설명한다. 아마도 이때 뇌성장을 위한 가장 큰 원동력은 생선으로부터 나왔을 것이다. 왜냐하면 생선 섭취를 통해서 필요한 양만큼의 DHA 성분을 먹게 되었기 때문이다. DHA는 오메가3 지방산 그룹에 포함되며 뇌조직의 가장 중요한 토대 중 하나로 여겨지고 있다. 그러므로 인간의 지능 발달을 위한 결정적인 역할을 한 사람은 수렵가와 사냥꾼이 아니라 어부였던 것이다. 생선을 많이 먹는 오스트프리슬란트 사람과 에스키모인들은 벌써부터 그렇게 믿고 있었다.

채식주의와 비타민

비타민의 문제도 인간이 선천적으로 채식주의자인지를 분명하게 설명해 주지는 못한다. 약 4,500만 년 전에 원시인들은 비타민 C의 자가생산능력을 상실하는 돌연변이를 겪었다. 그래서 이들을 '결핍 돌연변이 개체'라고 부르기도 한다. 선사시대의 일상에서 이런 변화가 의미하는 것은 원시인들이 신선한 과일 혹은 야채를 꼭 먹어야만 한다는 것이다. 왜냐하면 비타민 C는 고기나 호두, 계란, 유제품 등에서는 얻을 수 없기 때문이다.

그 대신에 원시인들에게 과일이나 야채에는 대단히 드물게 들어 있는 비타민 D의 자가생산능력은 남아 있었다. 그러므로 인간은 식물성의 비타민 C에는 종속적이고, 동물성의 비타민 D에는 독립적인 상태가 되었다. 이것은 원시인에게 채식주의 경향이 있다는 분명한 증거인 셈이다.

다른 한편으로 우리 선조들의 진화는 거의 동물성 식품에만 들어 있는 비타민 B_{12}의 자가생산능력을 빼앗아갔다. 원시인의 신체는 물론 비타민 B_{12}를 생산할 수 있는 박테리아를 가지고 있었지만, 이 박테리아는 너무 먼 아래쪽인 대장에 자리잡고 있어서 소화기관에는 도달할 수가 없었다. 결국 이것은 우리 인간이 선천적으로 동물성 음식의 섭취에 정통해 있다는 것을 의미한다. 만약 우리가 동물성 식품을 먹지 않았다면 원시인이 호모사피엔스로 진화하는 수백만 년 동안 살아남지 못했을 것이다.

그러나 우리는 반드시 날마다, 혹은 일주일에 한 번씩 고기, 우유, 계란, 혹은 생선을 먹어야 할 필요는 없다. 왜냐하면 비타민 B_{12}는 많은 양이 간에 의해 저장되고, 그 외에도 이 비타민의 신진대사는 생리학적인 영구운동기관과 같기 때문이다. 즉 쓸개를 거치면서 분리된 많은 양의 비타민 B_{12}가 신체에 의해 금방 다시 재소화된다. 바로 이것이 본의 영양학자인 클라우스 피트르치크가 설명하고 있듯이 오로지 식물성 음식만 먹는 채식주의자들이 거의 비타민 B_{12}가 없는 음식만을 먹고 견디다가 수년 뒤에 비로소 어떤 결핍증상을 보이는 이유인 것이다. "건강한 사람의 경우에는 그런 기간이 15년까지 갈 수 있다"고 피트르치크는 설명한다.

그러므로 비타민 공급과 관련해서 우리의 몸은 주로 식물성 음식을 먹도록 되어 있되, 비타민 B_{12}의 공급을 위해 때때로 동물성 음식을 보충해 주도록 되어 있다는 말이다. 이런 비타민 공급 문제는 채식주의 운동을 계기로 이미 오래 전부터 알려져 있지만, 영양학자들의 어려운 설명을 사람들은 잘 이해할 수가 없었다. 그래서 한 채식주의 잡지는 동물성 식품을 전혀 먹지 않는 독자들에게 간단한 방법으로 보조식품이나 약국에서 파는 약제를 통해 비타민 B12를 섭취하도록 권유하고 있다.

이런 충고는 제약회사들을 즐겁게 한다. 제약회사들은 유전자가 조작된 박테리아를 비타민 B12의 생산자로 스스로 활동하게 만들거나 혹은 썩은 진흙과 썩은 동물의 시체로부터 이 비타민을 추출해 내고 있다. 그러나 이 두 가지 방법이 모두 채식주의자들의 가치관에 부합되는 일로는 보이지 않는다.

고기를 안 먹어도 충분한 비타민

비타민 B12의 경우를 제외하면 채식주의사들은 비타민 결핍을 두려워할 필요가 없다. 빈 대학의 이브라힘 엘마드파와 그의 동료 영양학자들은 반년 동안 233명의 남성과 여성의 식이행동을 조사했다. 그 중에서 57명은 고기와 생선을 먹지 않았고 54명은 채식주의로 식사를 하면서 우유와 달걀 등의 유제품조차도 먹지 않았다. 두 그룹은 조사 결과에서 비타민 C, 카로티노이드, 엽산, 섬유질, 그리고 불포화지방은 평균 이상으로 잘 공급된 것으로 나타났다. 그러나 철저한 채식주의 그룹은 비타민 B12뿐만이 아니라 칼슘과 비타민 D도 너무 적은 것으로 드러났다. 그럼에도 불구하고 이들에게는 예를 들어서 골다공증과 같은 결핍증상이 특별히 심각하게 나타나지 않았다.

워싱턴 대학의 학자들도 이런 현상을 확인할 수 있었다. 그들은 연구에서 생식하는 사람들이 오히려 전형적인 미국식 음식을 먹는 사람들, 즉 고기를 많이 먹는 사람들보다 더 높은 비타민 D 수치를 보였고, 이들의 뼈는 더 가볍지만 결코 덜 견고하지는 않다는 점을 확인했다.

기센 대학의 영양학연구소에 일하는 클라우스 라이츠만은 그런 발견에 대해 놀라지 않았다. "철저한 채식주의자도 다양한 식품들을 섭취함으로써 충분한 칼슘을 공급받을 수 있는데, 이런 식품에는 견과류, 호두, 겨울 채소 등이 포함되어야 한다"고 그는 강조한다. 단지 예외적인 경우에 칼슘 약제의 일시적인 복용을 고려해 볼 수도 있다. 그러나 이런 보조제가 철과 아연의 섭취를 제한시킬 수 있다는 점을 주의해야 한다. 그리고 특히 채식주의자들의 식품에는 이런 미량원소들이 결코 충분하지 않다.

채식주의자들은 혹시 생길 수도 있는 영양소 결핍 문제를 줄이기 위해 건강에도 좋고 비타민과 미네랄의 필요량도 줄일 수 있는 생활방식을 실천하고 있다. 그래서 앞에서 언급했던 이브라힘 엘마드파는 채식주의자들이 평균적으로 일반 사람들보다 더 많이 움직이고 더 적게 술을 마시며 흡연가도 매우 드물어서 항산화작용을 하는 비타민과 미네랄의 필요량이 일반 사람들보다 적다고 증언하고 있다. 콜라나 소프트 치즈와 같은 칼슘 도둑들도 마찬가지로 채식주의자의 식단에 어울리는 음식이 아니다. 그리고 이들은 생활방식에서도 일반 사람들보다 야외에서 머무는 시간이 많다. 그로 인해서 신체 자체의 비타민 D 생산력이 활성화된다.

이처럼 채식주의자들은 고기를 먹는 대부분의 사람들과 비교해서 다르게 먹을 뿐 아니라 다르게 생활하고 있다. 모순적이게도 바로 그런 점이 비난의 대상이 되기도 한다. 흔히 다음과 같은 비난을 듣게 된다. "아마도 채식주의자들의 건강을 지켜주는 것은 그들의 특이한 식이요법이 아니라 그들의 생활방식일 것이다. 그러므로 채식주의자들의 식사 형태가 과연 건강에 좋은 것인지는 지극히 의문스럽다." 그러나 이런 비난은 전혀 현실적이지 못하다. 왜냐하면 인간의 일상이 오로지 먹는 일로만 이루어지는 것은 아니기 때문이다. 그러므로 채식주의자들의 생활방식에서 다른 모든 긍정적 요소를 배제시키고 고기가 없는 식단의 효과만을 따로 분리하여 평가하려는 시도는 방법적으로 문제가 있다. 인간은 여러 가지 요소가 어우러진 환경 속에서 사는 것이지 필요에 따라서 특정한 환경 요소를 빼거나 넣는 실험실에서 사는 것이 아니라는 뜻이다.

그렇다면 정말로 채식을 하는 사람이 전반적으로 더 건강하게 사는가? 대답은 'Yes'이다. 그렇다고 해도 흔히 일부 단체들이 요구하는 것처럼 그렇게 무조건적이고 절대적으로 채식주의를 맹종해서는 안 된다.

고기를 완전히 포기할 것인가?

훌륭한 연구는 시간이 걸리게 마련이다. 1978년부터 1999년까지 21년 동안 독일 암연구센터의 연구팀은 채식주의자들의 삶을 동행하며 조사를 벌였다. 총 1,904명의 연구 대상자들은 세 가지 식사 타입, 즉 동물성 음식을 전혀 먹지 않는 절대채식주의자인 비건(vegan,

60명), 고기는 먹지 않지만 우유와 계란을 먹는 준채식주의자인 오보락토 채식주의자(1,165명), 그리고 경우에 따라서 생선이나 고기를 먹는(일반적으로 매일은 아니지만) '중도형'의 채식주의자로 분류되었다. 이들의 건강은 평균 인구의 여러 항목별 수치와 비교되었다. 결과는 다음과 같았다. 1999년 말까지 실험 대상자의 28퍼센트가 사망했는데, 이것은 일반적인 사망률보다 현저히 낮은 수치였다. 여성의 경우는 사망률이 약 30퍼센트, 남성의 경우는 심지어 50퍼센트나 더 낮았다.

그러나 사망률이 고기의 섭취와는 아무런 관련이 없는 것으로 나타났다. 즉 중도형의 채식주의자들도 엄격한 절대채식주의자들과 마찬가지로 비슷하게 좋은 성적을 냈다는 뜻이다. 단지 절대적으로 고기를 거부한 사람들은 심장질환으로 사망할 위험성은 더 적은 것으로 나타났다. 연구 책임자인 예니 창 클라우데가 강조하고 있는 것처럼 고기 섭취의 절제로 설명될 수 있는 이런 현상은 동물성 지방과 콜레스테롤이 많은 음식이 심장질환의 발생 가능성을 높인다는 이론과 일치한다.

클라우데 교수에 따르면 세 그룹 모두에게 공통되는 점은 그들이 건강을 의식하는 생활방식을 고수한다는 점에서 일반 사람들과 확연히 구별된다는 사실이다. 구체적으로 말하자면 단지 엄격한 채식주의자만이 아니라 중도적인 채식주의자들도 무엇이 자신들의 건강에 좋고 해로운지에 대해 확실히 인지하고 있었고, 이런 지식을 어떻게 실천에 옮기는지도 잘 알고 있었다.

초록색이면 모두 좋은가?

그러나 채식주의자들의 건강을 유지시키는 것이 그들의 생활방식 이든 그들이 먹는 음식이든 상관없이 과일과 채소가 지닌 질병 예방 의 효력이 과장되어서는 안 된다. 왜냐하면 과일과 채소가 결코 모 든 건강 문제를 막아주는 기적의 방패는 아니기 때문이다.

과일과 채소의 암 예방 효과는 사람들이 알고 있는 것보다 훨씬 더 미약하다. 예를 들어서 포츠담에 있는 독일 식품연구소의 연구가 밝 힌 것처럼 유방암 발생에 대한 과일과 채소의 영향력은 거의 제로이 다. 폐암의 경우도 유사하다. 약 10만 명의 일본인에 대한 자료에서 도 채식의 많은 섭취가 폐암을 예방한다는 그 어떤 분명한 증거도 발 견되지 않았다. "아마도 과일과 채소의 암 예방 효과는 폐암과 같은 특정한 종류의 암을 예방하기에는 충분하지 못한 것으로 보인다"고 연구 책임자인 도쿄 암센터의 잉 리우는 설명하고 있다. 가장 확실 한 예방법은 아마도 금연일 것이라고 그는 덧붙인다.

그렇다면 대장암의 경우는 어떠한가? 이와 관련해서는 통밀과 야 채와 더불어 섬유질이 풍부한 음식이 대장암 예방에 효과적이라는 이론이 고집스럽게 지지를 받고 있다. 이런 이론의 출처는 데니스 부르키트라는 열대지방의 의사이다. 그는 70년대에 아프리카 사람 들이 섬유질이 많은 음식을 먹고, 배변량도 많고, 대장암에도 거의 걸리지 않는다는 사실을 관찰하게 되었다. 그는 이미 이런 현상에 대한 해명도 준비해 놓았다. 즉 섬유질이 말 그대로 신체에 필요 없 는 물질로서 소화기관을 통과해 지나가면서 소화된 음식물과 함께 암을 유발하는 물질을 희석시킨다. 그 외에도 섬유질은 음식물이 장을 빠르게 통과하도록 해주기 때문에 해로운 물질이 활동을 하거나 해로운 작용이 일어날 시간이 없게 만든다. 이것이 바로 그의 이론이었다. 그래서 "섬유질을 더 많이 먹자!"는 것이 지속적으로 대장암 환자들의 전투구호였다.

그러나 학자들은 부르키트의 주장을 확인할 수 없었다. 2000년에 진행된 미국의 한 조사에서는 이미 한 번 대장의 용종(암의 이전 형태)을 떼어낸 적이 있는 2,079명의 실험 대상자들을 무작위로 두 그룹으로 분류했다. 한 그룹은 섬유질이 풍부한 음식을 먹었고, 다른 그룹은 고기를 많이 먹는 대신 통밀과 야채는 적게 먹었다. 4년 뒤에 두 그룹을 비교한 결과, 두 그룹 모두 동일한 대장암 발병률을 보였다.

그런데 채식 위주의 음식이 최소한 류머티즘과 관련된 질병을 예방한다는 사실만큼은 분명하다. 과일과 야채에는 자연에 존재하는 효과적인 염증 억제제 살리실산의 함량이 높은 것으로 나타났기 때문이다. 바로 이 물질로부터 아스피린(아세트살리실산)이라는 이름의 유명한 진통제가 나오게 되었으며, 그 사이 이 약품은 매년 5만 톤 정도가 생산되고 있다.

그러나 살리실산과 마찬가지로 아스피린도 잠재적인 부작용을 지니고 있다. 많은 사람들이 고생하고 있는 가려운 피부발진 혹은 두드러기 등은 살리실산 섭취와 밀접한 관련이 있다. 베를린 자선병원에서 실시한 조사에서는 평소에 두드러기 증세를 보이는 환자들이 색소 첨가제나 방부제보다 토마토 퓌레를 먹고 피부발진 증상을 보이는 경우가 더 많은 것으로 나타났다. 그러나 영양학자인 안드레아스 슈테네베르크는 이런 경우에 반드시 토마토의 높은 살리실산 함량 때문이라고 볼 수 없다는 의견을 내기도 했다. "채소를 잘게 쪼갤 때 피부발진을 일으킬 수 있는 모든 종류의 휘발성 향료들이 살아날 수 있다"고 그는 설명한다.

그럼에도 불구하고 만성적인 두드러기 환자들은 살리실산이 적은 음식(특히 신선한 복숭아, 체리 오렌지와 꽃상추, 오이, 올리브, 토마토, 땅콩, 아몬드, 꿀, 그리고 몇몇 양념 등에 많이 들어 있다)을 먹는 것이 바람직하다. 어떤 의학자들은 이런 식이요법을 과잉행동을 보이는 아이들에게도 권유하고 있다. 왜냐하면 식품의 거부반응과 과잉행동증후군의 연관성이 추측되고 있기 때문이다. '화인골드 식이요법'(미국의 소아과 의사인 벤자민 화인골드가 개발했다)이라고 불리는 이 방법은 자연치료법 추종자들 사이에서는 많은 호응을 얻고 있으나, 아직 학술적인 증거 자료는 불충분하다.

그러므로 초록색이라고 해서 모두 좋은 것은 아니다. 그러나 우리가 먹는 모든 것이 반드시 건강에 좋아야 하는 것 또한 아니다. 채식주의자들도 흔히 우리가 생각하는 것처럼 그렇게 항상 건강에 좋은 음식만 먹어야 된다고 생각하지는 않는다.

채식주의자들은 덜 행복한가?

예나 대학의 크리스틴 미테와 니콜레 켐페는 115명의 채식주의자들에게 왜 고기를 포기하게 되었는지 물었다. 두 심리학자는 이 조사에서 세 가지의 기본적인 동기를 알아냈는데, 17퍼센트가 도덕적인 이유에서, 6퍼센트가 감정적인 이유에서, 5퍼센트가 건강상의 이유에서 고기를 먹지 않고 있었다. 조사에 응한 사람의 72퍼센트는 고기를 먹지 않는 이유에 대해 몇 가지를 함께 이야기했다.

"많은 채식주의자들이 고기와 동물성 식품을 역겹게 느낀다고 강조했다"고 미테는 말한다. 감정적인 채식주의자들은 고기의 외형 혹은 맛 때문에 고기에 대한 식욕을 잃어버린 경우이다. 반면에 도덕적인 채식주의자들은 육류제품, 동물 사육, 도살 등을 충격적인 일이라고 여긴다. 그런데 일반적으로 개인적인 가치관과 행동에 있어서는 채식주의자가 다른 사람들보다 새로운 경험, 이해, 관용, 혹은 인간의 행복에 대해 더 열린 마음을 지니고 있는 것으로 나타났다.

다른 한편으로 채식주의자들이라고 해서 평균적인 사람들과 특별히 구별되는 특성을 찾기는 어렵다. 이들이 다른 사람들보다 더 양심적이거나 더 큰 만족감을 느끼는 것은 아니라는 뜻이다. 또한 다이어트 중독이나 거식증과 같은 식이장애가 흔히 영양 전문가들이 말하는 것처럼 더 자주 나타나지도 않는다. 그것 한 가지만으로도 우리가 채식주의를 '위장된 다이어트'로 보지 말아야 하는 이유가 분명해진다.

07

영양가 손실
날것 혹은 익힌 것

200만 년에서 300만 년 전에 아프리카의 날씨는 점점 건조해져 갔다. 곳곳에 초원이 생기고 식물들은 각자의 생존법을 바꿔야 했다. 식물의 열매에는 단단한 겉껍질이 생겼고, 잎들의 크기는 작아지고 표피는 두꺼워졌으며, 뿌리는 더 커져서 부족해진 수분 공급에 대처하기 위해 더 땅속 깊이 들어가게 되었다. 이런 상황은 당연히 식물을 섭취하는 자도 변화에 적응해야 한다는 것을 의미했다. 그들 중에는 우리의 선조도 포함되어 있었다.

학자들은 바로 이 시기에 인류 역사로의 결정적인 도약이 있었다고 전제하고 있다. 예를 들자면 오스트랄로피테쿠스처럼 털이 있지만 이미 직립보행을 했던 원시인들의 지배가 끝난 것이다. 왜냐하면 채식 위주의 식생활을 했던 그들은 맨손과 치아만 가지고는 새로운 식물 세계에서 더 이상 견뎌낼 수가 없었다. 그리하여 최초의 인류, 즉 호모 하빌리스가 탄생하게 되었다. 호모 하빌리스는 자신들의 선조에 비해 훨씬 더 적은 털과 더 큰 뇌를 가졌을 뿐 아니라 이미 도구를 만들 수 있었다.

그 외에도 호모 하빌리스는 삶을 체계적으로 꾸려가기 시작했다. 즉 그들은 초원과 숲에서 먹이를 우연히 발견하는 것이 아니라 계획을 세워 찾아서 먹었다. 그들은 고기, 특히 동물의 시체를 먹었는데, 단지 평범한 사냥꾼이었기 때문이다. 그런데 일종의 특정한 음식에 대한 애호가 중요한 변화를 가져오게 되었다. 즉 동물의 시체를 먹으면 반복적으로 심각한 중독증상이 나타났던 것이다. 호모 하빌리스는 독수리나 하이에나의 면역체계를 가지고 있지 않았고, 아직 불의 존재도 알지 못했다. 우리는 오래 저장된 고기를 익히지 않고 섭취하는 것이 어떤 결과를 가져올 수 있는지 잘 알고 있다. 그랬다. 호모 하빌리스가 생존할 날도 얼마 남지 않았던 것이다.

그의 후손인 호모 에렉투스가 다음 세대를 이어갔다. 호모 에렉투스는 잠자는 머리 위로 지붕을 얹었고, 옷을 입었으며, 불을 발견했다. 특히 제일 마지막 것은 일종의 혁명이었다. 왜냐하면 불을 통해 비로소 고기를 먹을 때의 감염 위험이 감소했기 때문이다. 그 외에도 더 이상 겉이 딱딱한 열매 때문에 치아나 위를 망가뜨릴 필요가 없게 되었다. 불의 사용과 익힌 음식 덕분에 진정한 인간으로의 혁명적인 발전이 이루어졌는지에 대해 토론하는 것은 지극히 불필요한 일일 것이다.

실제로 호모 사피엔스가 이런 과정 없이 오늘날 지구에서 소유하고 있는 막강한 힘을 얻을 수는 없었을 것이다. 그리고 이런 막강한 힘의 부작용 때문에 생식주의자들은 음식만이라도 불이 없던 시절로 돌아가기를 바라고 있는 것이다.

생식주의자는 진부한 낭만주의자인가?

생식에 대해서는 채식주의보다 더 양보 없는 토론이 벌어지고 있다. 반대자들은 생식 추종자들을 인류 역사의 바퀴를 되돌리려는 진부한 낭만주의자라고 비난한다. 영양학자들은 그들과 그들의 아이들에게 최악의 결핍증상들을 예언하고 있는데, 특히 아연, 칼슘, 철, 비타민 B군 등의 심각한 결핍을 경고하고 있다. 반면에 생식주의자들은 자신들의 식단이 가열되고, 저장되고, 심하게 가공된, 소위 '죽은 음식'과는 달리 건강하고 친환경적이라고 주장한다.

생식주의자들 중에는 정통의학의 온갖 시도에도 불구하고 치료에 실패한 병을 극복하기 위해 식단을 극단적으로 바꾸어 보려는 사람이 많다. 기센의 생식 연구 그룹의 연구원들이 진행한 설문조사에서 생식주의자들의 93퍼센트가 음식을 바꿈으로써 더 건강해졌다고 대답했다. 그 외에도 생식주의자들은 생식이 에너지를 절약하고 환경을 보호한다고 주장한다.

생식 연구 그룹이 계속해서 밝혀낸 것처럼 생식주의자들은 주로 교육을 많이 받고 고소득층에 속하는 사람들이다. 그리고 생식주의는 젊은 남성들이 주도적으로 실천하고 있다는 점에서, 젊은 여성들이 주도하는 채식주의와 확실하게 구별되고 있다.

채식주의와 마찬가지로 생식주의의 경우도 단순히 식단 그 자체만의 문제가 아니다. 즉 생식주의는 인류의 기술적인 진보와도 관련되어 있고, 어느 정도는 그런 진보가 세계와 인간에게 유용하기보다 해가 되고 있다는 사실과도 관련되어 있다. 이런 토론은 이미 진행되고 있는 지구 온난화의 경우처럼 보다 본격적으로 시작되어야 한다. 그러나 중요한 것은 이런 토론을 정확한 사실을 배경으로 진행해야 한다는 점이다.

예를 들어서 생식을 특별히 인간의 본성에 상응하는 것으로 본다면 그것은 지극히 부당한 주장이 될 것이다. 화석 발굴을 통해서 이미 호모 에렉투스가 1,000만 년에서 1,500만 년 전에 편안한 화롯가에 앉아서 무엇인가를 지글지글 굽고 있었다는 사실이 밝혀졌다. 끓이기와 굽기는 호모 사피엔스 이전의 우리 조상에게도 이미 알려져 있는 방법이었다. 그것은 아마도 언어와 마찬가지로 인간적 본성의 한 부분일 것이다.

또한 영양생리학적인 측면에서도 우리가 식품을 끓이고, 껍질을 벗기고, 저장하거나 그 외의 방법으로 가공한다고 해도 영양가가 상실되는 것은 아니다. 때로는 심지어 이런 과정에서 영양가가 생기기도 한다. 고기뿐만이 아니라 과일과 채소도 그렇다.

날것이 최선인가?

진하고 부드럽게 끓인 당근죽과 완두콩 수프를 맛있게 먹으면서 이런 야채 요리가 건강에 좋을 것이라고 생각하던 시대는 지나갔다.

왜냐하면 요즘에는 야채를 끓여 먹는 것은 시대에 뒤지는 일이 되었고, 생식이 유행하고 있으며, 기껏해야 증기로 찌거나 살짝 익히는 정도의 부드럽고 빠른 가열 과정만이 허용되고 있다. 야채를 끓이면 너무 많은 영양소가 손실되기 때문이라는 것이다. 특히 이런 주장을 하는 그룹은 생식과 자연식품의 추종자들이다. 그러나 학술적인 시각에서 보면 이런 주장은 너무 치우친 측면이 있다.

식품의 가열과 조리로 인해 많은 영양소가 파괴된다는 선입견이 있는 것은 사실이다. 티아민(비타민 B_{12})은 산소, 산, 열과 만나면 많은 양이(80퍼센트까지) 감소한다. 비오틴(비타민 B 복합체)은 산소와 빛, 심지어 강한 산에도 잘 견디지만 가열되면 60퍼센트까지 손실된다. 특히 예민한 것이 엽산이다. 엽산은 실제로 비타민에 해가 될 만한 모든 요소들에 의해 파괴된다. 즉 열, 빛, 산소 혹은 개미산, 벤조산, 소르빈산과 같은 산성의 방부제에 의해 엽산의 대부분이 사라지게 되고, 이런 손실은 때때로 100퍼센트에 이르기도 한다.

비타민 C의 경우도 이와 유사하게 손실 비율이 높은 편이다. 빛, 열, 혹은 산소에 의해 비타민 C도 쉽게 파괴된다. 단순한 물조차도 비타민 C를 파괴할 수 있기 때문에 주스와 다른 음료에 넣어 저어서 먹는 분말 혹은 알약 형태의 청량제는 사실 비타민 C를 위해서는 적절한 가공법이 아니다. 대신에 비타민 C는 산성의 방부제에는 강하다. 이것은 별로 놀랄 일이 아닌데, 왜냐하면 비타민 C는 아스코르빈산으로서 마찬가지로 산성이기 때문이며 심지어 그런 이유로 방부제로 이용되기도 한다.

여기서 비타민 C가 산성의 방부제로서 혹시 엽산을 파괴시키지 않을지 의문이 생긴 사람은 제대로 이해를 한 셈이다. 즉 비타민 C가 많이 들어간 첨가제를 넣은 식품은 실제로 아주 낮은 엽산 수치를 나타낸다. 말하자면 비타민이 비타민의 킬러로 작용한 것이다.

다른 한편으로는 식품이 가열되고 쪼개질 때 몇 가지 영양소를 얻기도 한다. 예를 들면 염증을 예방하고 암을 예방하는, 비타민 A의 전단계인 베타카로틴의 경우처럼 말이다. 베타카로틴이 많이 들어 있는 식품은 당근, 시금치, 토마토, 브로콜리 등이다. 그러나 우리가 이런 채소들을 날것으로 섭취하면 베타카로틴은 안정적인 화학적 연결고리로 구성되어 있어서 대부분이 활용되지 못한 채 대장의 벽을 통과해서 지나가 버린다. 충분한 가열과 썰기를 통해서 비로소 베타카로틴은 자신의 화학적 울타리로부터 벗어날 수 있게 된다. 그래서 칼스루에 영양생리학 연구소의 아킴 붑은 익힌 당근소스나 토마토소스처럼 조리된 식품이 익히지 않은 당근이나 토마토보다 카로틴 섭취에 훨씬 더 좋다고 강조한다.

미국의 한 연구에서는 여덟 명의 여성이 4주 동안 매일 익힌 시금치와 당근을 먹었고, 그 후에는 똑같은 야채를 날것으로 먹었다. "그들의 혈장 내에 들어 있는 베타카로틴 수치는 조리한 음식을 먹은 기간이 생식 기간보다 세 배나 더 높았다"고 캘리포니아 대학의 연구 책임자인 셰릴 록은 말한다.

당근과 브로콜리의 영양가 손실 차이

당근은 야채의 요리 방식이 치료 효과에 얼마나 중요한 영향을 미치는지를 잘 보여주는 사례이다. 약 100년 전에 하이델베르크의 의사인 에른스트 모로는 아이들의 설사를 치료하기 위해 당근수프를 이용했다. 당시에는 설사에 걸린 아이의 95퍼센트가 의학적인 도움을 받지 못한 채 사망했는데, 모로의 당근수프 덕분에 치명적인 비율이 현저하게 낮아질 수 있었다.

이런 방법으로 아이들의 설사 기간은 7일에서 1일로 줄었다. 이때 당근을 오래 끓이고 퓌레 상태로 만들어야 한다. 그래야만 설사를 멈추게 하는 성분이 비로소 활성화되기 때문이다. 반면에 당근을 신선한 상태로 아삭아삭 깨물어 먹는 사람은 절대로 설사를 막는 효과를 기대할 수 없다.

이와는 달리 익힌 브로콜리는 날것보다 플라보노이드(항산화 작용과 암 예방제로 알려져 있다)를 절반 정도밖에 함유하고 있지 않다. 이것은 심각한 정도의 손실이며, 전자레인지를 이용해 조리해도 여전히 그 수치는 낮은 편이다. 전자레인지를 이용하는 방법은 상대적으로 적은 시간을 필요로 하기 때문에 흔히 영양소를 더 보호한다고 생각하기 쉽다. 그러나 스페인의 한 연구에 따르면 브로콜리의 경우에는 이 방법을 사용해도 플라보노이드의 손실이 97퍼센트에 이른다고 한다. 오히려 브로콜리를 살짝 찌는 방법이 가장 낫다고 연구 책임자인 크리스티나 가르시아 비구에라는 말한다. "이 방법을 쓰는 경우에는 항산화 작용을 하는 물질이 약 6퍼센트밖에는 손실되지 않았다."

토마토케첩 예찬

당근의 경우가 토마토에도 해당된다. 즉 토마토도 잘게 썰고 익힐 때 여러 가지 특성이 나타난다. 미국 코넬 대학의 루이 하이 리우 교수는 30분 동인의 가열이 토마토에 들어 있는 비타민 C 함량의 29퍼센트를 파괴시킨다는 사실을 확인했다. 그 대신에 몸에 유용한 리코펜의 함량은 164퍼센트로 증가했는데, 이 물질은 심장과 혈액순환에 좋고 전립선암 예방에 효과가 있다.

일리노이 대학의 학자들은 32명의 남성 전립선암 환자들을 상대로 3주 동안 매일 토마토소스를 곁들인 국수를 먹게 했다. 그 결과 이들에게서 일명 전립선 특이항원(PSA)의 수치가 18퍼센트나 감소했다. PSA 수치 감소는 유전자 손상의 숫자와 더불어 종양 형성의 위험성이 줄어들었다는 확실한 증거로 간주된다.

다른 조사들에서는 토마토소스 섭취가 우리 피부에 자외선 보호막을 만든다는 사실을 밝혀냈다. 그것도 자외선차단 수치가 2에서 3 정도에 이르는 보호기능을 가지고 있다. 물론 이런 정도는 그 수치가 20 혹은 그 이상에 이르는 자외선 차단 크림의 효과에는 미치지 못하지만, 대신에 우리가 수영장에 가도 신체 내부에서 만들어진 토마토의 보호막은 씻겨 없어지지 않는다.

또한 토마토케첩도 몸에 좋은 리코펜의 뛰어난 공급원으로 분류될 수 있는데, 왜냐하면 리코펜은 토마토의 세포들이 잘게 부서져서 특정한 효소들이 활성화될 때 가장 큰 효과를 내기 때문이다. 그런데 일반적인 케첩에서 문제가 되는 것은 첨가된 향료와 방부제이다.

그리고 일부 상품에 들어 있는 엄청난 양의 설탕이다. 어떤 종류의 케첩은 100그램의 케첩에 23그램의 설탕이 들어 있기도 하다. 거기다가 케첩은 그 사이 나노테크놀로지의 인기 있는 시험 대상이 되었다. 나노기술은 시장가치를 높이기 위해 100만분의 1밀리미터의 영역에 있는 아주 작은 입자들을 이용해서 기존의 재료와 식품들의 안정성을 변화시키는 것이다. 그래서 이미 작은 규산 입자들을 이용해 용기에서 훨씬 더 잘 흘러나오는 케첩을 개발해 냈다. 그러나 지금까지 나노기술에 의해 개발된 식품임을 알리는 표시 의무가 전혀 없고, 아무도 그 작은 입자들이 우리 몸 안에서 무슨 일을 벌일 수 있는지 알지 못한다.

그렇다면 여러분은 왜 직접 케첩을 만들어 먹지 않는가? 다진 양파 100그램, 올리브유 1Ts, 물기를 뺀 통조림 토마토 500그램, 흰후추 1ts, 식초 15밀리리터, 소금 1ts, 설탕 1ts을 준비한다. 마늘 다진 것을 올리브유에 넣어 볶고, 잘게 썬 토마토를 더 넣고 20분 동안 스튜로 만든다. 그런 다음 이 걸쭉한 토마토를 체에 걸러 진한 소스가 될 때까지 졸인다. 이때 냄비를 계속 저어주어야 한다. 끝으로 설탕, 식초와 같은 양념을 첨가하고 한 번 더 끓인다. 조금 식힌 다음에 완성된 케첩을 뚜껑이 있는 멸균된 유리병에 넣는다.

비타민 공급원으로서의 흰빵

미네랄의 경우에도 알려진 것과는 달리 조리 과정에서 그렇게 급격하게 양이 감소하지는 않는다. 기센의 영양학자인 시몬네 로는 자신의 박사 논문에서 이 주제를 자세히 다루었는데, 특히 브로콜리는 원래 가지고 있던 미네랄의 5분의 1 정도밖에 잃어버리지 않는다는 사실을 알아냈다. 가장 많이 손실되는 경우가 감자를 삶았을 때로, 처음 미네랄의 50퍼센트가 사라진다. 그러나 감자는 우리의 평소 식단에서 비타민과 미네랄의 공급원으로서는 크게 특별한 역할을 하지 않는다. 감자는 주성분인 탄수화물을 통해서 무엇보다도 중요한 기능을 한다. 바로 포만감을 주는 일이다.

비타민 E는 앞에서 설명한 리코펜과 유사한 경우에 해당된다. 예를 들어서 브로콜리를 익히면 유효한 비타민 E의 양은 몇 배로 늘어난다. 빨간 파프리카는 가열되면 사용할 수 있는 비타민 E의 양이 늘지도 않지만 거의 잃는 것도 없다. 다시 말해 익혀 먹어도 신선한 상태에서와 유사하게 비타민 E 공급원으로 좋은 효과가 있다는 뜻이다.

엑스 마르세유 대학의 엠마누엘라 르불이 이끄는 연구팀은 흰빵, 양상추, 바나나가 알파 토코페롤(비타민 E의 주요 형태)에 대해 가장 높은, 즉 거의 100퍼센트의 가용성을 지니고 있다는 사실을 밝혀냈다. 이 말은 흰빵에 들어 있는 토코페롤 분자가 100개라면 실제로 우리 몸에 의해 100개가 모두 활용된다는 뜻이다. 개암의 경우에는 10퍼센트, 우유는 약 22퍼센트, 사과는 겨우 1퍼센트만이 활용된다.

그렇다면 이제 시리얼 위주의 아침 식단에서 사과를 추방하고 다시 통밀빵이 아닌 흰빵에 잼을 발라 먹어야 할 이유가 충분한 것은 아닐까? 그런데 반드시 그런 것은 아니다. 현재 통용되고 있는 영양가표를 보면 흰빵은 100그램당 0.3밀리그램의 비타민 E를 함유하고 있는데 개암의 경우는 26밀리그램의 비타민 E를 지니고 있다. 그러니까 개암이 9배나 더 많은 비타민 E를 제공하고 있으며, 또한 흰빵이 비타민 B군과 같은 다른 비타민의 공급원으로서는 거의 의미가 없다는 점도 염두에 두어야 한다. 흰빵의 경우 비타민 B_{12}를 겨우 0.02밀리그램 정도 함유하고 있는 반면에 경쟁자인 통밀빵은 0.34밀리그램이나 가지고 있어서 거의 17배에 이른다.

그러므로 우리는 흰빵이 지닌 비타민 E의 높은 가용성에 대한 이야기를 그 자체의 의미로만 받아들이는 것이 좋다. 즉 한 식품의 산업적인 가공이 언제나 반생산적인 것은 아니라는 것을 보여주는 사례로 말이다. 그러므로 아직 한참 동안은 통상적인 아침식사에서 흰빵을 다시 내놓을 필요는 없다.

과일은 신선함이 언제나 장점인가?

일반적으로 과일은 더 신선하게 식탁에 오를수록 더 많은 비타민을 함유하고 있다. 그러나 때로는 그와 정반대가 되기도 한다. 껍질이 두꺼운 과일의 경우에는 비타민이나 카로티노이드 같은 성분이 저장 혹은 가공을 통해 비로소 자신의 화학적인 울타리로부터 벗어나게 된다.

미국 농무부의 페넬로프 퍼킨스 베아지와 줄리 콜린스는 다양한 종류의 수박을 각기 다른 온도에서 2주 동안 저장한 후에 영양소 함량을 조사해 보았다. 그들은 이 연구에서 특히 카로티노이드에 속하는 리코핀과 베타카로틴의 함량에 주의를 기울였다.

이 실험에서 섭씨 21도에서 보관한 과일들은 금방 수확한 잘 익은 수박보다 40퍼센트까지 더 많은 리코핀을 함유하고 있었다. 베타카로틴의 함량은 심지어 50에서 130퍼센트까지 상승했다. "이런 결과는 아마도 수확 후에 효소, 즉 카로티노이드의 형성에 참여하는 효소의 활동성이 높아졌기 때문일 것이다." 이와 달리 섭씨 13도에서 보관한 수박들은 큰 변화가 없었다.

"수박의 일반적인 저장 기간은 섭씨 13도에서 수확 후 2주 내지는 3주 정도"라고 이들은 밝히고 있다. 그런데 냉장고에 대해서는 수박이 대단히 민감하게 반응하는데, 섭씨 5도에서 이미 수박은 일주일 후면 몇몇 곳에 오목하게 들어가는 부분이 생기거나 심지어 상하기도 한다. 수박이 지나치게 익었다는 가장 확실한 증거는 빨간색이 빨간 오렌지색으로 변하는 것이다.

껍질은 벗기는 것이 좋을까?

과일과 야채의 껍질에는 미네랄이 특히 많이 함유되어 있고 껍질의 바로 아래에 흔히 많은 비타민이 모여 있는 것으로 알려져 있다. 당연히 생식주의자들과 자연식품을 신봉하는 사람들은 껍질 그대로 먹는 것에 찬성한다. 그런데 껍질에 대한 이 이론이 정말 맞는 것일까? 독일 연방식품연구소의 안탈 보그나르는 이 문제를 자세히 연구했는데, 배와 사과의 과육과 껍질을 비타민 함량 측면에서 비교했다.

그의 연구 결과는 껍질째 먹는 것이 좋다는 주장을 위한 분명한 변론이 되었다. "사과의 경우 껍질의 비타민 함량은 과육보다 약 7배나 높았다"고 보그나르는 발표했다. 미네랄과 단백질도 사과의 안쪽보다는 겉에서 대부분 발견되었다. 그러나 감자의 경우에는 확실히 다른 특징을 나타냈다. 감자는 껍질로 갈수록 비타민 함량이 오히려 감소한다.

여기서 더 나아가 과일이나 채소의 껍질에 흔히 기대하는 비타민이 없을 뿐만 아니라 심지어 해로운 물질이 들어 있는 경우도 있다. 예를 들면 배의 경우처럼 말이다. 배의 껍질에는 많은 양의 아르부틴이 들어 있는데, 이 물질은 포츠담의 영양연구소에서 밝힌 바와 같이 우리의 대장 세균에 의해 대부분 하이드로퀴논으로 변한다. 이 물질은 종양 궤양의 잠재적인 유발자로 여겨지고 있다.

학자들에 따르면 아직은 배의 껍질이 암 유발을 촉진하는지 혹은 구체적으로 어느 정도까지 영향을 미치는지는 분명하지 않다고 한다. 그러나 일단 껍질을 벗기고 배를 먹는 사람은 어떤 경우라도 안전한 셈이다.

또 다른 문제는 바로 농약이다. 이것도 대부분 과일과 야채의 겉 표면에 모여 있다. 소비자들은 항상 농약에서 어떻게 안전할 수 있을지 걱정스러워한다. 물로 깨끗이 씻는 것은 포도와 토마토처럼 겉이 매끈한 과일과 야채의 경우에만 효과가 있다. 이런 과일에 남아 있는 농약 성분은 70퍼센트까지 씻어낼 수 있다. 반면에 복숭아와 당근의 경우는 껍질을 벗기고 먹는 방법만이 도움이 되며 이때 당연히 중요한 영양소들이 손실되기도 한다. 그러므로 온실에서 재배된 것보다는 노천에서 재배된 과일이나 야채를 사는 것이 좋다. 일반적으로 노천에서는 농약을 덜 사용하기 때문이다. 유기농 제품도 마찬가지로 농약으로부터 안전하다고 볼 수 있다.

감자튀김에 대한 무죄판결

흔히 스스로를 문명화된 사람이라고 생각하는 사람은 감자튀김을 보고 인상을 쓰곤 한다. 왜냐하면 감자튀김은 비만을 유발하고, 어린이를 유혹하며, 패스트푸드의 대명사로 악명이 높기 때문이다. 영국에서는 심지어 법으로 학교에서 일주일에 세 번 이상 감자튀김을 제공할 수 없도록 규제하고 있다.

그러나 원래 감자튀김은 그렇게 건강에 나쁜 음식이 아니다. 왜냐하면 원래의 재료, 즉 감자는 영양가가 높은 식품이며, 상대적으로 낮은 칼로리에 수많은 비타민과 미네랄을 함유하고 있기 때문이다. 껍질을 벗기거나 가열을 해도 마찬가지이다. 영양가표에 따르면 감자 100그램당 비타민 C는 12에서 25밀리그램이나 들어 있는데 이는 사과, 체리, 살구보다도 높은 함량이다.

그러나 문제는 감자튀김에 들어 있는 지방 성분이다. 간이음식점에서 파는 전통적인 감자튀김은 25퍼센트가 지방이다. 슈퍼의 음식매장에서 파는 감자튀김의 경우는 지방이 5퍼센트 이하이지만 맛은 흔히 마니아들이 원하는 것처럼 그렇게 바삭하지 않다. 거기다가 최근에 한 여성단체는 감자튀김의 몇몇 포장지에서 몸에 해로운 PFT라는 물질을 발견했다. 이 물질이 인간에게 해로운지는 아직 확실히 밝혀지지 않았다. 그러나 일부 실험에서는 간암과 연관성이 있는 것으로 나타났다. 위의 여성단체로부터 위탁을 받은 그린피스는 PFT가 포장 과정을 통해서 혹은 수상한 거름 방법을 통해서 감자 안으로 유입되었을 것이라고 추측하고 있다.

가장 좋은 것은 직접 감자튀김을 만들어 먹는 것이다. 그러나 흔히 하듯이 고형 지방이나 단단한 기름 종류를 이용하는 것은 좋지 않다. 왜냐하면 그런 지방은 문제가 될 수 있는 지방산만을 지니고 있으며, 일단 팬에서 녹여야 하기 때문에 많은 에너지가 소비된다. 에너지를 절약하고 건강에 더 좋은 방법은 올리브유, 유채유, 그리고 해바라기씨유를 동일한 비율로 섞어서 사용하는 것이다. 이렇게 혼합된 기름은 너무 빨리 상하지도 않고 열기에도 강하다. 또한 감자를 튀길 때는 160도 이상으로 온도가 올라가지 않도록 해야 한다. 온도가 그 정도로 올라가면 가장자리는 이미 100도에서 103도가 되기 때문이다. 감자튀김을 불필요하게 너무 높은 온도에서 튀기면 단지 끓는점의 이동을 유발하는 화학적, 물리적인 변화를 일으킬 뿐이다. 그 결과 튀김 조리기에서 매운 연기가 올라오고, 그 연기는 이미 부엌 전체를 마치 흡연실처럼 만들어버린다.

08

자연식품
통곡물 속의 곰팡이들

선생님은 좋은 의도에서 한 일이었다. 24명의 학생들과 함께 농장으로 견학을 간 선생님은 아이들에게 우유가 어디에서 나오는 것인지를, 즉 젖소에서 나온다는 것을 보여주었다. 친절한 농부가 아이들에게 우유를 맛보겠느냐고 물었을 때 선생님은 신선하고 몸에 좋은 우유를 먹어보겠다고 대답했다. 그런데 유감스럽게도 농장을 방문한 지 이틀 뒤에 몇몇 아이가 심각한 위염과 장염에 걸리게 되었다. 몇 아이는 출혈성 설사를 했고, 다른 아이들은 토하고 열이 나고 두통에 시달려야 했다.

그러나 선생님은 알아차리지 못했다. 농장에서의 소풍과, 아이들이 하루가 지날 때마다 점점 더 결석을 하는 상황이 서로 연관성이 있다고는 생각하지 못했다. 선생님은 며칠 후에 "건강한 식품을 통해 튼튼해지기"라는 모토로 진행된 학교 축제에서 지난번에 갔던 농장의 우유를 또 아이들에게 먹였다. 이 시점에서는 이미 학급의 전체 인원인 24명 중 18명이 심각한 감염증세 때문에 결석을 하게 되었다.

일련의 사태를 이상하게 여긴 그 지역 가정의학과 의사가 보건위생국에 이 학교에서 늘어나고 있는 위장과 대장의 감염증상에 대해 보고했고, 보건위생국은 즉시 조사에 착수했다. 농장 축사에서 표본을 채취하고 아이들의 대변을 검사했는데, 그 결과 병에 걸린 모든 아이들이 캄필로박터라는 균에 감염되어 있었다. 이 균은 바로 생우유를 통해 아이들에게 전해진 것이다.

"캄필로박터는 산소 없이 증식하고 대부분 공기와 접하면서 사라진다"고 박테리아 전문가인 헬무트 체페는 설명한다. 이 작은 균들은 젖소에서 바로 나오는 생우유를 통해서 전달된다. 그리고 대부분 축사에서 젖을 짜면서 깨끗하게 작업을 하지 않을 때 젖소들이 배설물을 통해서 감염된다. 그러나 가금류를 통해서, 그리고 이들로부터 나온 제품을 충분히 익히지 않을 때에도 캄필로박터균 감염이 일어날 수 있다.

위험한 생우유

"소위 친환경 제품의 유행과 농업제품의 직거래 경향이, 건강한 소에서 얻은 생우유와 그런 우유로 만든 제품이 특별히 건강에 좋을 것이라는 생각을 갖게 만들었다"고 로버트 코흐 연구소는 한 의학잡지에서 위의 사례와 관련해서 논평했다. 즉 이런 생각은 아이들의 심각한 증상이 보여주었듯이 무서운 결과를 초래할 수 있다는 뜻이다. 헬무트 체페는 농장을 방문하는 아이들에게 생우유를 먹게 하는 일을 전면 금지해야 한다고 요구했다. 왜냐하면 위의 사건이 캄필로박터균과 관련된 유일한 사례가 아니기 때문이다. "캄필로박터 감염은 2005년에 살모넬라균보다 앞서 가장 흔했고, 주로 식품과 관련된 박테리아로 인해 발생한다"고 로버트 코흐 연구소는 밝히고 있다. 정확히 총 6만 2,114건의 사례들이 알려져 있는데, 이는 몇 년 전보다 13퍼센트나 증가한 수치이다.

한편 슈퍼마켓에서 판매하는 우유에는 병을 유발하는 박테리아가 들어 있지 않다. 판매 전에 저온살균 과정을 거치기 때문이다. 그 외에도 우유에 들어 있는 세균 수를 검사하는 과정도 통과하게 된다. 농장에서 바로 판매되는 우유에 대해서는 이런 검사가 요구되지 않고, 그 때문에 슈퍼에서 산 우유보다 세균에 감염될 위험이 훨씬 더 높은 것이다. 이 두 가지의 중간 형태가 바로 화학처리를 하지 않은 고품질의 우유이다. 이런 우유는 저온살균 과정을 거치지 않지만 박테리아 검사는 받아야 한다.

기적의 음식이라는 곡물죽

생우유가 지닌 위험성에도 불구하고 건강에 좋은 식품을 선호하는 몇몇 사람은 여전히 생우유를 특별히 영양가치가 높은 식품으로 선전하고 있다. "우유는 가능한 한 가열되거나 균질화되거나 저온살균된 형태가 아니라 화학처리가 되지 않은 자연 그대로 섭취해야 한다"고 막스 오토 브루커는 자신의 저서에서 주장하고 있다. 의사로서 2001년에 세상을 떠난 그는 자연식품(whole food)의 섭취를 주장했던 대표적인 인물이다.

그러나 우리는 여기서 제대로 판별해야 한다. 자연식품에 대한 여러 주장들이 있기 때문이다. 이런 주장들은 모두 '자연식품'과 관련되어 있고 의사 베르너 콜라트의 이야기를 근거로 삼고 있다. 베르너 콜라트는 이렇게 말했다. "음식은 가능한 한 자연적이어야 한다." 그는 음식이란 덜 조리할수록 유익한 성분을 더 많이 함유하고 있다고 주장했다. 그래서 대부분의 식품을 날것으로, 즉 가열되지 않은 상태로 섭취할 것을 권유했다.

이런 권유사항을 근거로 몇 년에 걸쳐 자연식품에 관한 두 가지의 노선이 생겨났다. 한 가지는 브루커의 주장을 따르는 방식이다. 그가 강조하는 '비타민이 풍부한 자연식품 섭취'란 모든 음식의 3분의 1을 신선한 상태로 먹는 것이다. 이 말은 곧 생야채, 과일, 물에 담가 부드럽게 만든 날곡식, 그리고 가열되지 않은 우유 등을 먹으라는 뜻이다. 브루커에 따르면 우리가 매일 먹어야 할 음식 중에는 3큰스푼의 곡물죽도 들어 있다. 곡물죽은 거칠게 갈아 물에 불린 곡식에 과일, 크림, 견과류를 섞은 것이다. 거기다가 다양한 종류의 통밀빵을 먹어야 하고 버터와 같은 자연 그대로의 지방과 천연 오일을 먹어야 한다. 피해야 할 음식으로는 토스트나 회색 빵처럼 흰 밀가루로 만든 곡류제품, 푸딩, 과자, 그리고 모든 종류의 인스턴트 설탕, 마가린과 정제된 지방, 과일주스와 야채주스 등이 제시되었다. 또한 고기, 소시지, 생선도 금기 음식이었고, 치즈나 계란, 유제품만을 제한적으로 허용했다.

　브루커가 제안한 식단은, 풍성한 야채에 다양한 형태의 음식이 허용된다고 해도 전반적으로 매우 엄격하고 완고한 편이다. 그의 주장은 자연식품으로 수많은 질병이 치료될 것 같은 인상을 주고 있고 동시에 오늘날 일반적인 식품은 병을 유발하고 있다는 뜻을 담고 있다.

아기들을 위한 자연식

　브루커는 자신이 주장하는 '자연식품'을 아기들에게도 권유했다. 모유를 먹지 못하는 신생아들은 '신선한 곡물우유'로 영양을 섭취해야 한다는 것이다. 곡물우유란 물에 불려서 빻은 곡물(보리), 약간의 꿀과 살균하지 않은(!) 우유로 만든다.

　그러나 도르트문트 아동영양연구소의 영양학 전문가들은 이런 제안을 강력히 거부하고 있다. 이런 음식은 아기들에게 적절하지 않고, 소화시키기도 어려우며, 작은 아기의 몸이 처음에는 거칠고 단단한 날곡물을 전혀 체내에서 활용할 수 없기 때문에 성장부진이 일어날 수도 있다고 경고한다. 또한 생후 4개월 이전에 보리 낟알을 먹는 것은 소위 '소아 지방변증'이라는 장의 질병을 일으킬 수 있고, 어쩌면 당뇨병이 나타날 수도 있다. 거기에다 살균되지 않은 꿀은 질병을 유발하는 세균이 남아 있을 수 있기 때문에 아기들에게 치명적이다. 생우유도 금지되어야 하는데, 그 안에 캄필로박터균이 들어 있을지도 모르기 때문이다. 몇 시간 동안 물에 불린 곡식도 마찬가지로 세균에 감염되었을 가능성이 있다.

중도적인 자연식 제안

브루커가 주장하는 방식에 비해 기센의 교수인 클라우스 라이츠만이 주장하는 자연식은 좀더 중도적인 입장에 있다. 그는 80년대에 영양학자인 칼 폰 쾨르버와 토마스 맨레와 함께 일명 '기센의 규칙'을 만듦으로써 오늘날 유행하는 자연식의 토대를 마련하였다. 이 규칙은 가급적 식품을 자연 그대로 섭취할 것을 권하며, 환경보호와 경제적, 사회적 조화에 관심을 두고 있다. 이처럼 학술적인 토대에서 세워진 라이츠만의 방식에서는 여성들에게 젖을 먹이라고 권유하고, 불가능한 경우라면 반드시 모유의 구성성분에 상응되는 분유를 선택해서 먹일 것을 권장한다. 그리고 우유를 직접 만들어야 하는 경우에는 저온살균의 우유, 물, 녹말, 유당, 그리고 배아유로 구성된 것이어야 한다. 이런 재료들은 소화가 잘 되는 것으로서 아기들이 잘 먹을 뿐 아니라 잘 성장할 수 있게 해준다. 이 방식에서는 생후 1년 동안은 익히지 않은 날곡물과 생우유를 전혀 먹이지 말도록 권유하고 있다.

그 외에는 라이츠만의 자연식에서도 많은 신선한 식품들을 선호한다. 식품의 절반 정도는 익힌 형태로 섭취할 것을 권하는데, 예를 들면 익힌 야채, 곡물로 만든 음식(국수, 밀을 구워서 부풀린 스플레) 혹은 삶은 감자의 형태로 먹어야 한다. 또한 계란, 생선, 고기와 저온살균된 우유는 어느 정도 허용된다. 그렇지만 언제나 우리가 먹을 식품은 가능한 한 적게 조리해야 한다. 그리고 자연식의 가장 중요한 목적을 다음과 같이 소개하고 있다. "음식은 맛있어야 하고 그리고 즐거움을 주어야 한다.”

클라우스 라이츠만은 《대안적 영양 형태》라는 자신의 저서에서 이렇게 쓰고 있다. “자연식의 영양섭취에서는 경직된 규정이나 금지 사항은 없다. 기본적인 내용들은 권장사항으로 이해하면 된다. 여기서의 모토는 ‘규정 대신 제안’이다.”

라이츠만의 자연식은 실제로 그 적합성이 입증되었다. 기센 대학에서는 243명의 자연식을 섭취하는 여성과 175명의 일반적인 음식을 먹는 여성의 건강상태를 비교했다. 그 결과, 자연식품을 먹는 사람의 체중은 대부분 정상 체중 안에 들어 있었고, 다른 여성들은 일부분이 과체중으로 고생하고 있었다. 또한 자연식을 하는 여성들의 비타민과 미네랄의 공급 상태는 충분함 이상이었다. 단지 비타민 D와 B_{12}에서는 고기를 먹지 않은 자연식 여성들이 권장치에 미달되었다. 그러나 콜레스테롤 수치는 일반 여성들에 비해 거의 절반 정도밖에 이르지 않았다.

그러나 이런 건강한 음식들도 문제를 유발할 수 있다. 즉 섭취한 식품의 질이 좋지 않을 때도 그럴 수 있는데 특히 곡물이 위험하다. 야채, 과일과 더불어 곡물은 모든 자연식의 중요한 구성요소이다. 기센의 자연식 섭취자들은 약 30그램의 신선한 곡물을 먹어야 한다. 여기서 말하는 곡물이란 거칠게 빻아 물에 불린 것으로 예를 들어서 뮈슬리(귀리, 견과류 등을 우유에 타서 먹는 것) 상태를 말한다. 거기다가 150에서 200그램의 통곡물 내지는 그것으로 만든 제품도 섭취해야 한다.

그런데 이런 곡물은 반복적으로 식품청의 주시를 받고 있는데, 그것은 바로 병을 유발하는 곰팡이버섯 때문이다. 특히나 버섯독인 데 옥시니발레놀(DON)이 문제를 유발한다. 독일 정부의 한 부처에서 실시한 조사에 따르면 2001년과 2004년 사이에 4세에서 6세까지 아이들의 3분의 1이 허용치보다 더 많은 DON을 섭취했음이 밝혀졌다. 그런 높은 DON 섭취의 주요 원인은 참밀로 만든 국수류와 제과류에 있다.

뮈슬리 안의 곰팡이 독소

DON은 곡물의 곰팡이, 일명 푸사륨이라는 곰팡이에 의해 만들어지는 곰팡이 독소이다. 이 독소는 세포를 손상시키는 작용을 하는데, 먼저 소화체계를 공격하고, 그 외에도 신경, 조혈작용, 면역체계를 손상시킨다. 푸사륨 곰팡이는 DON과 함께 제아랄레논(ZEA)이라는 독소도 만든다. 이 독소는 동물실험에서 호르몬에 영향을 끼치는 물질로 증명되었다.

곰팡이는 특히 밭에 있는 밀의 이삭에 자주 생기는데, 때로는 호밀이나 보리, 옥수수의 이삭에 생기기도 하며, 날씨가 습하고 따뜻하면 더 잘 살아난다. 농가에서는 흔히 수확 후에 땅을 겉에서만 갈기 때문에 곰팡이들은 윗부분의 토양층에 남아 있게 되고 다음해에 다시 생겨난다. 그러므로 곰팡이의 독소 문제는 특히 날씨에 따라, 그리고 어떻게 작업하는가에 따라 좌우된다.

특히 참밀, 그리고 이것으로 만든 국수, 빵, 거칠게 빻은 가루, 제과류는 부분적으로는 대단히 심각하게 DON으로 인해 피해를 입는다. ZEA는 옥수수와 그것으로 만든 옥수수가루, 옥수수유와 같은 제품에서 발견된다. 과거에는 제빵류에 들어 있는 DON의 가장 높은 수치는 1킬로그램당 3,000마이크로그램에 이르렀는데, 최근에 확인된 최고 수치는 1킬로그램당 750마이크로그램밖에 되지 않았다.

유기농 곡물은 손상이 훨씬 덜한 것으로 보인다. 또한 유기농 곡물로 만든 빵, 국수류, 귀리, 곡류, 밀가루, 거칠게 빻은 곡물가루 등에서도 평균적으로 아주 적은 양의 DON이 검출되었다. 유기농 농가에서는 토양을 더 깊숙하게 갈아엎는 작업을 하기 때문에 이런 결과가 나온 것이다. 즉 겉으로만 작업을 하는 것이 아니라 수확 후에 남아 있던 곰팡이들이 아래쪽으로 가도록 토양을 완전히 뒤섞기 때문이다.

통곡물의 위험한 곰팡이

자연식을 하는 사람들은 주로 정백하지 않은 통곡물을 먹는다. 외피층과 건강에 좋은 배아가 흔히 빵, 뮈슬리를 만드는 곡물 안에 그대로 들어 있기 때문이다. 통곡물은 특히 많은 섬유질, 비타민 B, 불포화지방산을 함유하고 있기 때문에 바람직한 식단이다. 그러나 DON이 들어 있는 껍질 부분이 제거되지 않기 때문에 통밀가루에 더 많은 DON이 들어 있다는 것을 소비자 잡지 《에코 테스트》의 검사 결과가 보여주고 있다. 거기에 따르면 통곡물로 만든 밀가루는 항상 흰 밀가루보다 훨씬 더 많은 곰팡이 독소를 지니고 있다. "그것은 이미 예측할 수 있는 일인데, 왜냐하면 푸사륨 곰팡이가 곡물의 외피층에 주로 생기고, 통곡물에는 이런 외피층이 그대로 들어 있기 때문"이라고 연구원들을 말한다.

그러나 생산업체들은 그 사이에 예방책을 찾았고 곡물 전문가인 뮌칭은 이렇게 강조한다. "통곡물 제품은 생산 과정에서 세척용 기계를 이용해 곡물 알갱이들의 표면을 깨끗이 씻는 과정을 거치고 있다." 그렇게 하면 불순물의 대부분이 제거된다고 한다. 그러므로 뮈슬리를 만들기 위해 직접 곡물을 갈거나 빻을 사람은 오로지 '요리용 곡물'이라고 표시된 것만을 구입해야 한다고 뮌칭은 권유하고 있다. 그런 곡물은 유기농 제품을 파는 상점에서 구입할 수 있다.

최근의 연구 조사에 따르면, 곰팡이 독소에 의한 곡물 제품의 피해가 줄어들었다고 한다. 또한 정제된 곡물들로 만든 제품들에서도 독소 발견이 줄었다. 그러나 정제 과정에서 중요한 물질들의 심각한 손실이 일어난다고 전문가들은 지적한다. 이 말은 통곡물이 아닌 곡물들은 가공 과정에서 획일적으로 껍질이 제거되는데, 이때 곰팡이들이(그러나 비타민과 미네랄도 함께) 껍질과 함께 떨어져나간다는 뜻이다.

빵, 견과류, 양념에 들어 있는 아플라톡신

자연식품에 대한 식욕을 떨어뜨리는 것이 DON과 ZEA만 있는 것은 아니다. 아플라톡신이라는 곰팡이 독소는 간을 손상시킬 수 있는 강력한 독소로 알려져 있다. 수년 전 킬 대학의 조사에 따르면 빵에 들어 있는 아플라톡신의 양은 항상 동일하지 않았다. 호밀빵과 흰빵의 경우에는 각각의 생산 과정에 따라서 아플라톡신이 전혀 없거나 아주 적은 양만 들어 있었다.

아플라톡신은 DON과 마찬가지로 곰팡이에 의해 만들어지는 독소이며, 따뜻하고 습기가 있는 곳이면 어디에나 생길 수 있다. 호밀빵에 이 독소가 생기지 않는 이유는 이 빵의 산성도가 그것이 생성을 저지하기 때문일 것이다. 또한 빵을 만들 때 넣는 특정한 첨가물이 곰팡이의 작용을 저지하는 것으로 보인다. 그래서 계피를 넣은 건포도 빵에서는 아플라톡신이 검출되지 않았다. 비록 건포도 자체는 쉽게 곰팡이가 생길 수 있는 재료인데도 말이다. 아마도 계피가 곰팡이 독소의 공격을 막아주었을 것이다.

또한 자연식에서 권유하는 견과류와 말린 과일, 그리고 양념 등에서도 아플라톡신이 발견되어 문제가 되고 있다. 견과류는 곡물가루인 뮈슬리와 케이크 등에 첨가되고, 여러 가지 양념은 곡물요리와 제빵식품의 맛을 좋게 하는 데 사용되며, 살균되지 않은 건조과일은 달콤한 간식거리로 사랑받고 있다.

그런데 이러한 견과류에는 아플라톡신이 쉽게 생기기 때문에 식품법으로 잔류 수치를 정해놓았다. 견과류의 아플라톡신 문제는 '중간 정노'의 위험성이 있는 것으로 판별되었다. 즉 아플라톡신으로 인한 문제가 있기는 하지만, 대부분이 수용할 수 있는 정도의 수준이라는 말이다. 그러나 EU의 조사에 따르면, 최근에 견과류 그 자체든 아니면 초코바에 숨겨져 있는 것이든 땅콩과 피스타치오에서 반복적으로 대단히 많은 양의 아플라톡신이 발견되고 있다고 한다.

건강에 좋은 말린 과일?

그리고 자연식에서 달콤한 음식이 먹고 싶을 때 권유하는 말린 과일은 식욕을 완전히 떨어뜨릴 수도 있다. 물론 건포도, 말린 살구나 사과 등은 우리 몸에 필요한 섬유질과 미네랄을 많이 함유하고 있다. 그래서 부모들 사이에서는 말린 과일이 몸에 좋은 달콤한 간식이고, 아이들이 무엇인가 달콤한 것을 원할 때 예를 들어서 젤리나 사탕보다 훨씬 좋은 음식이라는 인식이 널리 퍼져 있다.

그러나 이것은 영국의 한 연구가 밝히고 있듯이 잘못된 생각이다. 이 연구에 따르면 최소한 건포도는 치아에 좋은 간식거리는 결코 아니다. 학자들은 말린 과일을 자주 먹을 경우 치아에 어떤 영향을 미치는지 조사했는데, 건포도는 보호 역할을 하는 치아의 표면층을 악화시키고 미네랄을 빠져나가게 한다. 그 결과 치아에는 구멍이 숭숭 뚫리고, 충치가 많이 생긴다. 특히 말린 포도, 딸기류 등을 하루에 여러 번 먹을 경우에는 치아가 큰 손상을 입는다.

뮈슬리에 대한 레드카드

물론 식품업체들도 자연식품과 건강식이 요즘의 화두라는 것을 잘 알고 있기 때문에 그들의 방식대로 새로운 시도를 하고 있다. 그래서 슈퍼마켓에는 온갖 종류의 뮈슬리나 시리얼 제품이 다채롭고 화려하게 포장되어 판매되고 있다. 영국의 소비자 잡지인 《휘치(Which)》는 다양한 종류의 뮈슬리를 검사했는데, 그 중에서 극히 소수만이 적합 판정을 받았고 대부분의 제품이 경고를 받았다. 설탕, 지방, 혹은 소금(!)이 너무 많이 들어 있었기 때문이다.

그 외의 나라들도 상황이 더 좋지는 않다. 이런 제품 안에는 귀리와 더불어 설탕, 초콜릿 조각, 색소, 요구르트 알갱이 혹은 비타민과 미네랄 등 많은 양의 첨가 재료들이 들어 있다. 그러나 물에 불린 날 곡물에 과일, 크림, 꿀을 섞는 전통적인 뮈슬리가 아무리 사람들의 기호에 맞지 않고, 유기농 상점의 식품들이 모든 사람의 입맛에 맞지 않다고 해도 뮈슬리에 꼭 그렇게 잡다한 것을 첨가해서 형편없게 만들어야만 하는가?

시사잡지 《자이트》의 한 독자는 고객투고란에 이런 글을 썼다. "제품을 만드는 식품업체는 어찌되었든 그 제품이 잘 팔릴 만한 확실한 방법으로 문제를 해결했다. 그저 이런 유혹에 걸려든 사람의 잘못일 뿐이다."

09
설탕과 소금
너무 달콤씁쓸한 맛

홀거 얀센은 진정한 초콜릿 애호가이다. 그는 날마다 초콜릿을 먹는다. 그것도 한 조각 한 조각씩 음미하면서. 사실 얀센은 초콜릿 전문가여서 직업상 끊임없이 전세계의 초콜릿들을 먹어보아야 한다. 수년 동안 그는 유럽에서 가장 큰 초콜릿 상점인 파스벤더&라우쉬를 운영했다. 그후 두 명의 친구들과 함께 '초코타임'이라는 클럽을 만들었다. 이 클럽은 세계적으로 맛이 좋기로 유명한 사각형의 초콜릿, 마시는 초콜릿, 그리고 과일, 크림, 브랜디를 넣은 초콜릿 등을 이용해서 조금이나마 초콜릿 애호가들의 호기심을 충족시켜 주려 한다. 회원들은 클럽을 통해 이런 초콜릿들을 얻을 수 있다.

얼핏 괜찮아 보이는 이야기이다. 그러나 이 갈색의 사각형 안에 들어 있는 설탕은 어떻게 한단 말인가? 여기에 대해서 홀거 얀센도 이미 생각을 해보았다. "설탕은 상반되는 두 가지 측면을 가진 식품이다. 한편으로는 치아에 생기는 구멍들에 대해 책임이 있다. 다른 한편으로는 여러 연구들이 밝혔듯이 커피 속의 설탕은 신진대사를 자극하고 심지어 식욕을 약간 억제한다." 그러나 연구 결과는 이렇게 저렇게 달라지고 있다. "특히나 먹는 즐거움을 소중히 여기는 초콜릿 애호가로서 우리는 설탕 없이는 지낼 수 없다"고 얀센은 말한다. 그러나 설탕은 음식에서 배경과 같은 역할만 해야 한다. 왜냐하면 설탕은 음식의 맛을 지배하는 것이 아니라 다른 향료들, 특히 카카오와 같은 것들이 충분히 활성화될 수 있도록 만들고, 그럼으로써 통합적인 맛의 체험을 할 수 있게 하는 것이지 단지 달콤한 맛만을 내는 것이 아니기 때문이다.

설탕에 대한 상반된 의견

그러므로 중요한 것은 적절한 배합이다. 그리고 단 음식에 대한 태도이다. "먹는 즐거움이 양의 문제를 극복하지 못한다면, 설탕이 가진 세부적인 문제점은 의미를 잃는다. 만약 그런 문제가 있다면 말이다." 초콜릿 전문가 얀센의 말이다. 그의 신체질량지수(BMI)는 24로, 지극히 정상체중에 해당된다. 이로써 그는 단것을 먹은 것이 필연적으로 체중 문제를 동반하지는 않는다는 살아 있는 증거인 셈이다. 군것질을 하는 것이 어떻게든 문제가 된다면 말이다.

아마도 설탕만큼 뚜렷하게 대조적인 입장으로 나뉘어 토론되는 식품도 없을 것이다. 어떤 사람들은 설탕은 해로운 물질이라고 말하고, 심지어 80년대에 있었던 판결이 보여주듯 법에 의해서도 그런 견해가 옹호되고 있다. 반면에 다른 사람들은 "설탕은 건강에 좋다", "설탕으로 건강해지자"는 모토 아래 이 백색의 결정체에 환호한다. 설탕 생산업체의 광고 전단지도 그렇게 주장하고 있다.

상반되는 의견들이 난무하는 지점에서 소비자들은 불안한 반응을 보인다. 어떤 부모들은 아이들이 단것을 먹으려 하면 제지를 하고, 그 대신에 건포도나 견과류를 준다. 다른 사람들은 아이들이 달콤한 음식에 과욕을 부리지 않도록 오히려 젤리를 봉투째 주고 병째로 콜라나 환타를 마시게 한다. 또한 어른들 스스로도 자주 달콤한 음식에 어떻게 대처해야 할지 혼란스러워한다. 어떤 사람들은 초콜릿을 한 조각씩 먹을 때마다 그리고 사탕을 한 개씩 먹을 때마다 양심의 가책을 느끼고 그후에는 무설탕 껌을 씹는다. 반면에 다른 사람들은 매일 초코바나 초콜릿 과자를 한 봉투씩 먹는다.

단지 설탕 때문에 뚱뚱한 것일까?

사실 학술적인 견해들도 대단히 모순적이다. 흔히 콜라, 사이다, 환타와 같은 청량음료는 우리를 뚱뚱하게 만든다고 알려져 있다. 이런 점은 설탕이 들어간 음료를 많이 마시는 미국 아이들의 사례로부터 잘 알고 있는 사실이다. 그 외의 나라에서도 달콤한 음료의 소비량은 매우 많다.

그런데 30여 개의 국제적 연구들에 대한 분석에서 최근에 다음과 같은 사실이 밝혀졌다. 즉 설탕이 들어 있는 음료의 섭취와 체중 사이에는 분명 연관성이 있다. 그런데 좀더 자세한 관찰에서는 상황이 그렇게 분명하지 않았다. 매일 달콤한 레몬에이드를 마시는 5세에서 7세의 어린이들 중에서 22퍼센트가 과체중이다. 그런 음료를 포기한 어린이들 중에서는 단지 10퍼센트만이 지나치게 살이 찐 것으로 나타났다. 이는 거꾸로 뒤집어보면 이런 뜻이기도 하다. "자주 달콤한 음료를 마시는 아이들의 78퍼센트는 그렇게 지나치게 뚱뚱하지는 않다."

그러므로 또 다른 요소들이 어떤 역할을 하는 것이 틀림없다. 예를 들면 운동 부족과 같은 요소가 그것이다. 아이들이 컴퓨터와 텔레비전 앞에서 보내는 시간이 점점 더 늘어나고 있는 것이다.

이처럼 설탕이 우리를 뚱뚱하게 만드는 유일한 요인은 아니다. 그러나 청량음료, 밀크커피, 달콤한 과일음료와 같이 설탕이 함유된 음료는 췌장에 공격을 시작할 가능성이 매우 높다. 스톡홀름에 있는 칼로린스카 대학의 수잔나 라슨은 1997년과 2005년 사이에 8만 명의 건강한 사람들의 소비습관을 조사했다. 이 기간 동안 대상자의 131명이 췌장암에 걸렸다. 자료를 분석한 결과 종양이 생길 위험성은 날마다 섭취하는 설탕의 양과 관련이 있다는 사실이 드러났다. 하루에 두 번 달콤한 청량음료를 마시는 사람은 90퍼센트나 더 높은 위험성이 있고, 설탕을 넣은 커피를 하루에 5번 마시는 사람은 그런 위험성이 70퍼센트 더 올라가고, 달콤한 디저트를 즐기는 사람은 종양이 생길 위험이 50퍼센트로 높아졌다.

그 이유는 지속적으로 설탕을 섭취하면 췌장이 최고의 능률로 작동하게 되고 인슐린 수치가 높아지게 되기 때문이다. 인슐린은 설탕을 혈액으로부터 세포로 보내는 데 필요한 호르몬이다. 칼로린스카 대학의 수잔나 라슨은 아마도 높은 인슐린 수치가 종양 발생에 어떤 역할을 할 것이라고 추측하고 있다.

충치와 세균들을 위한 축제

설탕이 어떤 해를 끼치는지는 완전히 밝혀지지 않았다. 다만 확실한 것은 설탕이 치아를 망가뜨린다는 사실이다. 즉 설탕은 입 안에서 산(酸)으로 분해되고, 그 다음에 치아의 보호막인 법랑질에 직접적인 공격을 가하기 시작한다. 이런 방어벽이 손상되면 세균들에게는 치아로 들어가는 자유로운 통로가 생기게 되고 지속적으로 공격을 가하기 시작한다.

이 정도가 확실하게 알려져 있는 사실이다. 그러나 많은 연구들은 끊임없이 설탕을 섭취할 때만 치아에 손상이 간다는 점도 밝혀냈다. 그래서 설탕을 단지 식사 때만 섭취한다면 하루에 300그램까지는 치아에 문제가 없다는 사실을 수년 전에 한 충치에 대한 연구가 발표하였다. 왜냐하면 치아와 관련해서 식품의 다른 구성성분들도 중요한 역할을 하기 때문이다. 흰치즈와 함께 통밀빵에 발라먹는 잼은 치아 건강에 해를 끼치지 않는다. 왜냐하면 우리가 통밀의 알갱이들을 집중적으로 씹을 때 침이 분비되고, 이 침이 치아에 남아 있는 설탕을 씻어내기 때문이다. 거기다가 흰 치즈에 들어 있는 칼슘은 치아 법랑질의 미네랄화를 촉진시켜서 치아의 저항력을 키워 더 튼튼하게 만든다.

오늘날 우리가 알고 있는 상식에 따르면 치아가 손상될 때 산(酸)이 참여를 한다. 산은 특히 공격적이고 치아의 법랑질을 마모시킨다. 이런 사실은 쾰른 대학에서 소들을 대상으로 실시한 실험에서 확인되었다. 산이 들어 있는 레몬에이드를 5분만 치아에 뿌려도 치아의 법랑질은 50퍼센트가 마모되었다.

치과의사들은 아이들의 치아에서 점점 더 빈번하게 산으로 인한 법랑질 부식을 확인하고 있다. 레몬산은 수많은 식품에 첨가제로서, 혹은 천연재료로서 사용되는데, 흔히 레몬에이드, 레몬티, 신맛의 주스와 젤리에도 사용된다. 심지어는 '치아에 좋다는' 껌에서도 발견된다.

"설탕이 들어간 단 음식과 청량음료는 식사시간에만 먹는 것이 바람직하다"고 네달란드의 치과의사이자 식품 속의 설탕과 산의 역할에 대해 연구했던 코르반 로베르넨은 충고하였다. 왜냐하면 우리가 산이 든 음식을 식사시간에 섭취할 때는 침과 함께 치아에 남겨진 산 성분이 금방 다시 씻겨 나가기 때문이다.

제발 금방 양치질하지 마세요!

그런데 누구나 알고 있는 오래된 충고, 즉 "자기 전에, 음식을 먹은 뒤 잊지 않고 양치질하기"가 오히려 문제를 더 악화시킬 수 있다. 최소한 산이 풍부한 음식을 먹고 난 후에 즉시 칫솔을 잡을 경우에는 그렇다. 왜냐하면 산이 치아의 법랑질에 대한 공격을 이미 시작했는데 거기다가 칫솔로 이리저리 문지르면 보호벽은 완전히 망가지고 충치 박테리아는 문을 활짝 열고 들어오는 셈이 된다. 그러므로 양치질은 최소한 30분 정도 기다렸다가 하는 것이 좋다. 그러면 치아의 법랑질은 다시 휴식을 취하게 되고 산의 공격에 덜 위험해진다.

양치질이 기본적으로 중요하다는 점은 의심의 여지가 없다. 학교와 유치원에서는 수년 전부터 구강위생 교육을 실시하고 있고, 많은 치과의사들이 자주 아이들의 치아를 검사하기 때문에 오늘날에는 12세의 아이들이 평균적으로 한 개 이하의 썩은 치아나 이상이 있는 치아를 가지고 있다. 10년 전에는 충치 비율이 1.7개였다.

위장술로서의 설탕

그러나 온갖 종류의 설탕이 어디에 어떻게 들어 있는지 누가 알겠는가? 달콤한 먹을거리와 주스에도, 잼과 견과류가 첨가된 누가크림에도 설탕은 듬뿍(50퍼센트까지) 들어 있다. 이외에도 설탕은 수많은 다른 음식에 숨겨진 채 들어 있다. 한 사람이 1년에 먹는 32킬로그램의 설탕 중에서 약 80퍼센트가 공장에서 생산된 식품에 들어 있고, 20퍼센트만이 커피나 케이크 혹은 설탕이 들어간 디저트에 들어 있다.

예를 들어서 맥도널드의 빅맥 햄버거에도 설탕이 들어 있고, 버거킹의 와퍼도 마찬가지며, 살라미와 소시지, 케첩에도 설탕이 많이 들어 있다. 심지어 맥주와 와인도 설탕 없이는 만들 수 없다. 이렇게 설탕이 첨가된 와인은 지극히 공식적으로 허용되고 있는데, 예를 들면 소위 '클래식 와인'과 '원조 포도주'라는 이름이 붙은 경우들이 그러하다. 이런 경우 심지어 1리터당 14그램까지 설탕이 함유되어 있다고 포도주 전문가인 파비안 랑에는 밝혔다.

전반적으로 일반 요리에도 달콤한 맛을 부여하는 경향은 점점 더 두드러지고 있다. "소스를 만드는 사람들이 과자 만드는 사람들을 모방하고 있다"고 슈투트가르트의 유명한 식당 주방장인 빈센트 클링크는 말했다. 물론 설탕도 소금, 식초, 그리고 다른 양념처럼 미각적인 조화를 위해 중요한 첨가물이다. 그러나 설탕은 약점과 실수를 감추거나 깊은 곳에 숨기기 위해 대단히 비열하게 사용될 수도 있다. 그래서 클링크는 설탕을 '달콤한 글루타민산염'이라 할 수 있다고 말했다.

중독은 No, 의존성은 Yes

혹시 설탕이 중독 수준이 되어서 과도한 양을 먹게 될 수도 있을까? 여기에 대해 동물실험이 중요한 증거를 제공했다. 미국 프린스턴 대학의 학자들은 생쥐들에게 설탕의 양을 점점 늘려 먹임으로써 의존성의 첫 단계, 즉 달콤한 것을 주지 않으면 불안해하고 점점 더 갈망하게 되는 단계에 이르도록 했다. 그런 다음 쥐들에게 달콤한 것을 전혀 주지 않자 일종의 금단현상이 나타났다. 마지막으로 쥐들에게 다시 설탕을 주었을 때 쥐들은 많은 양의 설탕을 먹어 치웠다.

"그러나 정신병학적인 의미에서 설탕 때문에 전통적인 중독 행동이 유발된다고는 볼 수 없다"고 괴팅엔 대학의 영양심리학자인 폴커 푸델은 설명하고 있다. 왜냐하면 그러기 위해서는 세 가지의 기준이 충족되어야 하기 때문이다. 욕구 충족의 감소와 그로 인한 지속적인 중독 물질의 섭취 증가, 중독 물질의 차단시에 나타나는 환각작용과 신체적인 금단현상 등이다. 이런 조건은 마약과 알코올에는 해당되지만 설탕에는 해당되지 않는다.

달콤한 것을 통해 기분이 좋아지고 그런 음식을 차단했을 때 심각한 금단현상을 보여서 지속적으로 분량을 늘려야 하는 설탕 중독자는 없다. 그러므로 '설탕 중독'이라는 표현은 옳지 않다는 뜻이다. 기껏해야 자동차, 집, 혹은 속옷에 집착하는 경우처럼 일종의 의존성이라고 할 수 있을 것이다.

초콜릿 한 판을 멈추지 못하는 이유

달콤한 음식이 기분 좋은 느낌을 주는 것은 의문의 여지가 없는 사실이다. 설탕을 포함한 탄수화물의 섭취 후에는 췌장으로부터 인슐린이 분비되고, 인슐린은 설탕을 혈액으로부터 각각의 세포들로 운반한다. 동시에 뇌에는 단백질 트립토판이 도달하는데, 이 단백질로부터 호르몬 세로토닌이 만들어진다.

세로토닌은 기분 좋은 느낌을 갖게 해주는 신경전달물질로 수년 전에는 "국수가 우리를 행복하게 만든다"는 문구를 유행시키기도 했다. 왜냐하면 국수에 들어 있는 탄수화물이 설탕으로 분해되고, 그 다음에는 마치 초콜릿, 사탕, 혹은 콜라를 먹었을 때와 동일한 과정이 시작되기 때문이다. 즉 세로토닌이 분비된다는 말이다. 그리고 이 세로토닌은 우리에게 만족감을 준다.

그럼에도 불구하고 많은 사람들이 초콜릿 한 판을 다 먹을 때까지 멈추지 못하는 것은 심리학적인 메커니즘과 관련이 있다는 것을 푸델은 자신의 실험에서 알아냈다. 많은 사람들이 달콤한 것을 먹으면 뚱뚱해진다고 생각하기 때문에 자제를 한다. 그런데 스트레스가 심한 상황에서 초콜릿을 먹으면 자기 통제가 무너져 많이 먹게 되고, 결국 이중으로 좌절하게 된다.

또한 대부분의 사람이 초콜릿을 마지막 부스러기까지 먹는 것은 그들이 어린 시절에 음식을 깨끗이 다 먹어야 한다고 배운 것과도 상관이 있다. 푸델은 실험 대상자에게 접시 위의 음식을 깨끗이 다 먹도록 요구했는데, 이 접시 위에는 바닥의 구멍을 통해 당사자가 모르게 계속 음식이 다시 채워졌다. 이 '마법의 접시'를 통해 과체중의 사람들은 무엇인가 이상하다고 느끼기까지 180퍼센트나 더 많은 양의 음식을 먹었다. 그들의 내적인 포만감이 '빈 접시'라는 외부 자극에 의해 통제된 것인데, 왜냐하면 그들은 어릴 때부터 언제나 모든 것을 깨끗이 먹어야 한다고 배웠기 때문이다. 때문에 그들 앞에 있는 음식이 초콜릿 한 판이든 케이크 한 판이든 결코 안전하지 않은 것이다.

설탕이 비타민을 훔쳐간다?

흔히 '설탕은 비타민 도둑'이라고도 한다. 이 말은 특히 브루커를 따르는 자연식품 추종자들에 의해 더 퍼지고 있다. 그러나 제약업자들도 이 말을 확산시키고 있다. 그래서 인터넷 약국인 '파르마 24'는 자신들의 웹사이트에 "인스턴트 설탕의 모든 섭취는 소화 과정에서 많은 비타민 B_1(티아민)을 필요로 하고, 이때 비타민 B_1의 결핍현상이 초래될 수 있다"고 쓰고 있다. 감미료 생산업체들도 마찬가지로 수년 동안 '설탕이 비타민 킬러'라는 어리석은 이야기를 퍼뜨려 왔다.

실제로 탄수화물 분해에 비타민 B_1이 필요한 것은 사실이다. 그것도 설탕을 많이 섭취할수록 더 많은 비타민 B_1이 필요하다. 우리는 이런 사실을 생쥐 실험을 통해 알 수 있다. 쥐들에게 티아민이 들어있지 않은 탄수화물을 먹이로 주자 쥐들은 제대로 자라지 못했다. 이런 결과로부터 하루의 티아민 섭취량을 음식의 탄수화물 함량에 따라, 즉 탄수화물 1,000칼로리당 0.3밀리그램의 비타민 B_1이 있어야 한다고 권유되었다.

그러나 이런 충고는 금방 다시 철회되었는데, 왜냐하면 비타민 B_1이 설탕의 분해에 필요하기는 하지만 이때 소비가 되는 것은 아니라는 사실이 밝혀졌기 때문이다. 즉 비타민 B_1은 촉매와 같은 역할을 하는 셈이다. 다른 한편으로 신진대사의 다른 과정도 티아민을 필요로 하고 부분적으로 소비도 되기 때문에 오로지 설탕만이 우리 몸에서 비타민을 빼앗아간다는 주장은 전혀 옳지 않다.

반면에 알코올이 비타민 도둑이라는 것은 지극히 맞는 말이다. 왜냐하면 만성적인 알코올의 남용은 체내에서 티아민의 섭취를 방해하고 신진대사도 더 이상 제대로 작동되지 못하게 만들기 때문이다.

갈색 설탕이 더 좋은가?

한편 사람들이 흔히 주장하는 것처럼 갈색 설탕이 어떤 해결책을 제공하는 것은 아니다. 대개 우리는 가공되지 않은 설탕, 갈색 설탕, 시럽, 당밀 혹은 꿀 등이 흰 설탕보다 덜 가공되기 때문에 더 많은 비타민과 미네랄을 함유하고 있다고 생각한다. 이것은 맞는 말이기는 하다. "그러나 실제로는 그런 식품에 들어 있는 비타민과 미네랄의 양은 너무 적어서 별다른 역할을 하지 못한다"고 영양학지인 울리케 베르게스는 말한다.

그래서 뮈슬리에 설탕 대신에 꿀을 넣거나, 디저트의 단맛을 위해 배즙이나 단풍나무 시럽을 사용하는 사람은 오히려 더 바람직하지 않은 결과를 초래할 수도 있다. 왜냐하면 꿀이나 그와 비슷한 종류의 식품은 치아에 잘 달라붙기 때문이다. 이런 성분이 치아에 달라붙어 있으면 박테리아들은 이런 당분을 치아에 해가 되는 산(酸)으로 변화시키게 된다.

그러므로 전문가인 홀거 얀센과 초콜릿 애호가들의 설탕에 대한 태도가 오히려 더 유혹적으로 들린다. "우리는 초콜릿을 먹을 때 눈을 감고, 맛있고 부드럽게 녹는 초콜릿을 혀 위에서 서서히 녹이면서 즐긴다. 매일 약간의 단 음식, 그리고 약간의 긴장 이완을 위해 누구나 시간을 내야만 한다."

그런데 최근에는 공개적으로 단 음식을 먹을 때 주위 시선에 신경을 쓰는 사람들이 생기고 있다. 미국 펜실베이니아 대학의 심리학자인 폴 로진의 연구에 따르면 젊은 여성들은 자신들이 초코바를 사는 모습을 누군가 목격하는 것을 민망하게 여긴다고 한다. 마치 쇼핑 바구니에 콘돔을 넣는 것을 누군가에게 들킨 것처럼 말이다.

소금이 고혈압에 미치는 영향

신용을 잃은 것은 설탕뿐이 아니라 소금도 마찬가지이다. 우리는 수십 년 전부터 가능한 한 소금을 적게 섭취하라는 충고를 들어왔다. 영양 상담사들로부터 들었던 이런 권유는 고혈압에 관한 연구들 때문에 생겨났다.

학자들은 소금이 혈압을 상승시킨다는 가설을 세웠다. 즉 소금은 물과 관련이 있기 때문에 소금이 들어 있는 음식을 먹은 후에는 혈액의 부피가 늘어난다. 늘어나는 부피 때문에 혈액이 혈관의 벽을 더 강하게 누르게 되고, 고혈압이 생길 수 있다.

이 가설은 한 번도 증명된 적이 없다. 그런데 80년대에 있었던 한 연구가 처음에는 이런 소금 이론을 뒷받침하는 것처럼 보였다. 52개 국가들을 대상으로 시행된 인터솔트 연구(Intersalt study)에서는 1만 명이 넘는 참가자들의 소금 섭취와 혈압이 측정되었다. 그 결과 하루 10그램에서 4그램으로 소금 섭취를 제한한 것이 비록 최소한의 정도지만 혈압 하강을 나타냈다.

가장 이상적인 혈압 수치는 120, 80mmHg을 나타낸다. 첫번째 수치는 심실이 수축하여 혈액이 동맥 속으로 밀려나갔을 때의 혈압으로 일명 수축기혈압이라 한다. 두 번째 수치는 심실이 확장하여 혈액이 밀려나가지 않을 때에도 동맥벽에 탄력이 있어 혈액을 압박하고 있을 때의 혈압으로 확장기혈압이라고 한다. 이런 모든 압력은 밀리미터 수은주(mmHg)로 측정된다. 인터솔트 연구에 따르면 소금 섭취를 피함으로써 수축기 혈압은 2.2mmHg 정도, 그리고 확장기혈압은 0.1mmHg 정도 하강시킬 수 있다고 한다.

사실 이런 결과는 혈압이 소금 제한을 통해 단지 최소한의 정도밖에 내려가지 않았기 때문에 실망스러웠다. 그럼에도 불구하고 이 연구 이후로 소금을 먹을 때는 적당한 양을 유지하라는 충고가 나오게 되었다.

그런데 보다 더 자세한 관찰을 통해서 소금 제한으로 인해 확인된 최소한의 하강 수치조차도 사실은 일부 특정한 경우 때문에 나온 것임이 밝혀졌다. 즉 전통적으로 소금을 적게 먹는 네 곳의 자연 부족에 속하는 사람들은 고혈압에 걸리는 경우가 매우 드물었던 것이다. 그래서 학자들이 이런 특정한 경우, 즉 인디언들의 자료를 제외시키자 반대의 경향이 나타났다. 즉 소금을 더 많이 먹을수록 혈압이 더 낮게 나타났던 것이다. 그러나 이런 결과도 안정적으로 유지되지 않았다. 결국 아무것도 확실한 것이 없다는 사실만이 확실해진 셈이다.

이 연구의 발의자들은 확실한 결론을 얻기 위해서 수년 뒤에 이 자료들을 다시 한 번 분석했다. 이번에는 소금의 영향이 지금까지 생각했던 것보다 훨씬 더 클지도 모른다는 결론이 나왔다. 소금 제한을 통해 혈압이 약 4.3 내지는 1.8mmHg까지 내려갔다고 한다.

유럽 식품영양학연구소 소장인 우도 폴머와 다른 국제적인 학자들도 그런 자료의 분석은 전혀 믿을 수가 없다고 비판했다. 폴머는, 인터솔트 연구의 두 번째 분석에서는 그들이 원하는 결론이 나올 때까지 자료를 수정했을 것이라고 말했다.

소금에 예민한 사람들

오늘날 분명한 것은 일부 사람들에게는 소금 섭취를 제한하는 것이 몸에 이로울 수 있다는 사실이다. 예를 들면 두 명의 고혈압 환자 중 한 명 정도, 그리고 건강한 사람의 20 내지 30퍼센트가 소금에 대단히 민감하게 반응한다. 때문에 그들을 '소금에 예민한' 사람들이라고 표현한다. 아마도 그들의 몸은 소금을 소변을 통해 배출하는 대신에 신장에 저장하는 능력을 더 많이 가지고 있을 것이다.

이렇게 소금에 민감한 사람의 경우에는 소금을 적당히 섭취하는 것이 큰 효과가 있다. 또 과체중의 고혈압 환자가 체중을 줄일 때에도 소금 제한이 유용한 방법이기 때문에 고혈압 치료에서도 권장하고 있다. 소금 제한은 대부분 체중을 줄이거나 알코올 섭취를 제로로 줄일 때 더욱 큰 효과가 있다.

그러나 누가 과연 '소금에 예민한' 사람인가? 그것은 예측할 수도 없고 측정할 수도 없다. 때문에 고혈압이 있는 사람들은 먼저 2주간 소금을 적게 먹는 식이요법을 해보아야 한다. 그리고 식이요법의 시작과 끝에 혈압을 측정한다. 혈압이 처음보다 내려갔다면 그 사람은 음식 속에 들어 있는 소금 함량에 주의를 기울이는 것이 좋다.

그러나 주의를 기울이는 것이 결코 쉬운 일은 아니다. 왜냐하면 모든 종류의 인스턴트식품에는 부분적으로 대단히 많은 양의 소금이 숨어 있기 때문이다. 예를 들어서 봉투에 들어 있는 즉석 수프, 통조림에 들어 있는 음식 혹은 냉동된 감자튀김에도 많은 양의 소금이 들어 있다. 4조각의 빵을 통해서도 매일 2그램의 소금을 섭취하게 된다. 그런데 얼마나 많은 소금이 빵에 들어 있는지는 어디에도 표기되어 있지 않다. 소금의 함량은 식품 포장의 첨가물 목록에 적혀 있어야 하지만, 어디에도 정확히 몇 그램이 들어 있는지는 쓰여 있지 않다. 그리고 구내식당에서 먹은 점심 메뉴에 얼마나 많은 소금이 들어 있는지도 전혀 알 수가 없다. 이런 경우에는 단지 인스턴트식품을 완전히 포기하고 스스로 요리를 해먹는 것만이 도움이 될 뿐이다.

소금은 누구나 줄여야 하는가?

모든 사람에게 소금을 경계의 대상으로 만드는 것은 적절하지 않다고 생화학자인 요하임 얀코브스키는 말한다. "소금이 일반적으로 해롭다는 가설은 오늘날 더 이상 유효하지 않다." 개인에 따라서 소금 섭취의 제한이 의미가 있는지 살펴보아야 하기 때문이다. 또한 얀코브스키는 소금이 많이 들어 있는 인스턴트식품을 포기한다고 해서 무조건 성공적인 결과가 나오는 것은 아니라고 말한다. 물론 인스턴트식품이 흔히 칼로리 폭탄이고 직접 만든 음식보다 첨가물도 많이 들어가 있는 것은 사실이지만, 사람들이 전반적으로 더 적게 먹고, 음식에 주의를 하고, 체중을 조금 줄이면 혈압도 정상화된다고 그는 주장한다.

한편 아이들에게 벌써부터 음식 속의 모든 소금 알갱이에 대해 거부감을 갖게 하는 것이 의미가 있는 일인지에 대해서도 마찬가지로 논란이 되고 있다. 그래서 한참 동안은 많은 자료들이 아동기의 지나친 소금 섭취가 청소년기에 고혈압으로 나타날 수 있다는 사실을 암시했다. 그런데 예나 대학의 한 연구에서는 이런 사실과는 다른 결과들이 나왔다. 어린 시절에 소금을 많이 섭취한 아이들이 모두 나중에 고혈압에 걸리지는 않았던 것이다. 소금 섭취는 지극히 개별적인 문제로 파악되어야 한다. 부모가 소금 섭취나 고혈압과 관련해서 문제가 있는 가정에서는 아마도 그런 문제가 없는 가정보다 아이들의 음식에 더 많이 주의를 기울여야 할 것이다.

얀코브스키는 직접 고혈압에 대해 연구를 하게 되었고 놀라운 사실을 알아냈다. 즉 높은 혈압과 관련해서 한 가지 호르몬이 공동 책임이 있다는 사실이었다. 간략하게 $U_{p4}A$라고 표시하는 이 호르몬은 고혈압인 사람들의 혈관벽의 내부 세포에서 생산된다. 그런 다음 혈액으로 분비되고 거기서부터 혈관의 근육세포에 영향을 미친다. 근육세포들이 수축되면 혈관벽이 좁아지는 현상이 나타나고, 그러면 혈압이 상승한다.

이런 연관성을 확인해 보기 위해 학자들은 쥐의 혈액 속에 $U_{p4}A$를 주입했다. 그러자 혈압이 30퍼센트나 상승했다. "아마도 이 호르몬이 고혈압의 원인일 것"이라고 의학교수인 발터 치텍도 말했다. 이제 계속적인 연구를 통해 고혈압 환자들의 경우에 이 호르몬의 농도가 비정상적으로 높은지가 검사되어야 할 것이다.

그럼에도 음식의 소금 함량에 신경을 쓰는 일은 중요할 수도 있다. 음식과 음료에 들어 있는 과다한 설탕이 각 재료들의 향기를 덮어버리는 것처럼 소금도 요리의 진정한 맛을 망칠 수 있다. 오늘날 많은 사람들이 소금이 많이 든 인스턴트식품을 먹고 있다. 평균적으로 우리는 하루에 15그램의 소금을 섭취한다. 치텍 교수에 따르면 이것은 결코 정상적인 수치가 아니다. 그러므로 건강을 위해서 약간의 주의를 기울이는 것이 결코 해가 되지는 않는다.

요리를 할 때 우리는 잘 익은 야채, 신선한 고기, 양념, 그리고 향긋한 풀들을 준비한다. 그런데 이때 소금을 약간 뿌리는 것을 잊어서는 안 된다. 예를 들어서 소금이 들어가지 않은 파스타는 한마디로 맛이 밋밋하기 때문이다. 케이크에도 소금을 살짝 뿌리는 것을 잊으면 안 된다.

10

맥주와 와인
프랑스인도 죽을 수 있다

"나는 먼저 폐결핵 치료에 와인을 도입했다. 와인이 심장의 수축작용을 증가, 강화시키기 때문에 일종의 치료제로 사용했던 것이다. 그 다음에는 음식 섭취를 줄이는 보조제로 사용했다. (……) 와인과 맥주 사이에는 큰 차이점이 있다. 그래서 나는 구체적인 이유가 학술적으로 확인되기 전에 이미 요양소에서 폐결핵 환자에게 맥주를 금지시켰다. 맥주를 주로 마시는 뮌헨의 진짜 바이에른 사람과 와인을 주로 마시는 라인팔츠 지방의 바이에른 사람을 대상으로 한 관찰을 통해 나는 맥주와 와인의 알코올이 얼마나 다양하게 사람에게 영향을 미치는지를 충분히 알고 있었기 때문이다."

여기까지가 1887년 독일 의사 헤르만 브레머의 글이다. 그는 결핵이 너무 약한 심장과 너무 큰 폐 사이의 불균형 때문에 발병한다고 확신했다. 이런 확신은 그 사이 시대에 뒤떨어진 것으로 간주되고 있다. 그러나 알코올음료들 중에서 오직 와인만이 병을 치료하고 건강에 좋다는 그의 생각은 오늘날까지 유효한 것으로 통용되고 있다. 그리고 오늘날에는 그런 사실을 확인하기 위해 뮌헨의 맥주 마시는 사람과 라인팔츠 지방의 와인 마시는 사람을 찾아가볼 필요도 없게 되었다.

와인이 멋진 데이트나 훌륭한 식사에 반드시 등장하는 우아한 이미지의 술이라면, 맥주는 여전히 '미장이들의 술'이라는 이미지를 지닌 채 흔히 술집에서 와자지껄한 축구팬들에 의해 캔으로 혹은 100리터 단위로 소비된다. 당연히 맥주보다는 와인에 대한 책이나 잡지가 시중에 더 많이 나와 있다. 건강과 관련해서 사람들은 맥주에 대해서는 '위장병'이나 '불룩 나온 배'를 생각하지만, 레드와인의 엑기스는 동맥경화증의 예방제로서 심지어 약국에서 식사 때마다 한 알씩 복용하라는 권유와 함께 판매되고 있다. 그러나 "이런 지시 사항 한 가지만도 소비자들은 잘 생각해 보아야 하는데, 왜냐하면 지금까지 어떤 연구에서도 레드와인이 아침식사에 어떤 영향을 미치는지는 조사되지 않았기 때문이다"라고 내과의사인 크누트 크뢰거는 조언하고 있다.

와인의 이미지를 띄우는 데 기여한 이는 시인, 화가, 음악가, 철학자들이었다. 일찍이 플루타르크는 "와인은 음료들 중에서 가장 유용하고, 약품 중에서 가장 맛이 좋고, 식료품 중에서 가장 기분 좋은 것"이라고 말했다. 몇백 년 뒤에는 프리드리히 니체가 세계사에서 그리스의 주신인 디오니소스가 얼마나 결정적인 역할을 했는지를,

그리고 와인을 마시면 삶에 대한 의지가 자연스럽게 긍정적으로 변한다는 점을 글로 표현하였다. 반면에 맥주가 역사에 미친 영향에 대해서 철학자들은 이런 사실만을 떠올렸다. "중세시대, 그것은 유럽의 알코올 중독을 의미한다."

그러나 사실은 와인이 맥주보다 약 두 배의 알코올을 함유하고 있기 때문에 유럽을 훨씬 더 빨리 알코올 중독으로 만들 수 있다. 그리고 와인에 대해 알려져 있는 진실은 이미 오래 전부터 더 이상 진실이 아니다. 해마다 샴페인과 와인에 첨가되는 설탕의 양은 엄청나며, 오늘날의 와인 제조 방식은 전통적인 포도압착기 기술 방식과는 상당히 거리가 멀다.

그러나 이런 사실이 와인 애호가들을 더 결속시켰던 것이 분명하다. 와인의 소비량이 점점 더 증가하고 있기 때문이다. 전통적으로 와인을 즐겨온 나라들은 와인의 위기라는 것이 전혀 없다. 프랑스에서도 많은 양의 와인이 계속 소비되고 있고, 또한 외국으로도 많은 양이 수출되고 있다. 그러므로 건강에 좋은 레드와인에 대한 전설이 그곳에서 시작된 것은 전혀 놀랄 일이 아니다.

프랑스의 패러독스

잔 칼망이 1997년 남프랑스의 아를에서 세상을 떠났을 때 그녀의 나이는 122세였다. 그녀는 세계에서 가장 장수한 사람이었다. 그녀가 118세였을 때 담배를 피우고 있는 모습이 사진에 찍히기도 했다. 그녀는 좋아하는 음식으로 초콜릿, 거위간 만두와 국물이 많은 소고기 냄비요리 등을 들었다. 이런 요리들은 심장학자들이 그다지 권유하지 않는 음식들이다. 그래서 심장학자들은 당연히 오래 살기를 원하는 모든 사람들과 마찬가지로 칼망 여사가 어떻게 그렇게 오래 살수 있었는지 의문스러워하고 있다.

한 가지 가능한 대답은 이런 것이다. 프랑스에서는 다른 산업국가들보다 심장, 혈액 순환과 관련된 질병으로 사망하는 사람이 20퍼센트 정도 적다. 프랑스인들이 결코 담배를 더 적게 피우거나, 동물성 지방을 더 적게 섭취하거나, 더 많이 운동을 하는 것이 아닌데도 불구하고 말이다. 이것이 바로 보르도 대학의 세르주 르노가 발견한 '프랑스의 패러독스'라고 불리는 현상이다. 이 심장학자는 동시에 여기에 대한 해명도 밝혔다. 즉 프랑스인들의 심장이 튼튼한 것은 무엇보다도 그들이 즐겨 마시는 레드와인 때문이라는 것이다.

그 이후로 거의 30년이 지났고, 레드와인에 관한 수많은 연구 자료들이 발표되었다. 레드와인의 화학적인 비밀은 여전히 어둠에 싸여 있다. 그리고 레드와인은 ─ 차와 초콜릿과 유사하게 ─ 폴리페놀의 풍부한 공급원에 속한다. 이 물질은 예전에 타닌산으로 불렸으며 소위 항산화물질로서 공격적인 산화물질을 해롭지 않게 만드는 것으로 알려져 있다. 암과 심근경색, 통풍과 같은 심각한 질병을 예방하는 효과가 있다. 레드와인에 들어 있는 전형적인 폴리페놀인 레스베라톨이라는 물질이 특히 이런 측면에서 효과가 있는 것으로 보인다.

호헨하이머 대학 연구소의 한스 비잘스키는 주장하기를, 인간의 피는 스스로 혈관 내벽을 위해 어느 정도 보호작용을 하는데, 미리 와인을 마신 경우에 이런 효과가 조금 더 강하게 나타난다고 했다.

말하자면 와인을 마시는 것은 혈관을 위한 디오니소스식의 안티에이징 프로그램인 셈이다. 거기다가 레드와인이 심장의 주혈관의 긴장을 완화시킴으로써 심장근육의 혈액순환을 개선한다는 증거도 제시되었다.

시애틀 대학의 학자들은 735명의 암환자들이 지닌 음주습관과 703명의 건강한 사람들의 음주습관을 비교했다. 그 결과 일주일에 4잔 이상의 포도주를 마시는 사람은 전립선암에 걸릴 위험률이 50퍼센트 이상 감소했다. 그러나 맥주, 화이트와인, 샴페인과 같은 다른 알코올음료에서는 이런 효과가 증명되지 않았다.

4,000명을 실험 대상으로 했던 스페인의 한 연구에서는 일주일에 레드와인을 7잔까지 마신 시험자들은 1년에 0.4회의 감기 감염을 나타냈고, 와인을 경멸하는 사람들은 1.35회를 보였다. 이처럼 레드와인은 암 같은 심각한 질병과 더불어 코감기 같은 일상적인 작은 병도 예방하는 것으로 보인다. 또 덴마크의 연구에서는 레드와인이 치매와 골다공증도 예방해 준다는 점을 밝혀냈다고 한다.

레드와인과 두통

그렇다면 레드와인을 ─ 소위 예방을 위한 약품으로서 ─ 획일적으로 식단에 넣을 충분한 이유가 있다는 것인가? 영국 남부 스윈던에 있는 그레이트 웨스턴 병원에서는 이미 그렇게 하고 있다. 이 병원에서는 간호사들이 의사의 지시에 따라 심근경색 환자들에게 일주일에 두 번 레드와인을 제공한다. 환자들은 새로운 서비스에 기뻐하고 있다. 그러나 와인 제공에 대한 비용은 국립 건강기관이 아니라 병원 자체 기금으로 해결하고 있다. 그리고 비용 문제를 이렇게 해결하는 것이 나름대로 옳은 이유는 — 제공되는 와인의 양이 여성은 하루에 0.2리터, 남성은 0.3리터로 정해져 있다 해도 — 레드와인이 건강에 도움이 된다는 확실한 증거는 아직 없으므로 공공기관의 자금을 이용하는 데 문제가 있기 때문이다.

그런데 미국에서 건강기구의 직원들 3만 8,000명을 대상으로 조사를 했을 때 특이하게도 맥주와 소주는 수명을 연장시키는 것으로 나타났지만, 레드와인은 그렇지 않았다. 중국의 한 연구에서는 심근경색을 예방하는 효과에서 쌀로 만든 맑은 와인이 레드와인을 능가하는 것으로 나타났다. 영국의 학자들은 편두통이 있는 실험 대상자들에게 레드와인 혹은 보드카와 레몬에이드의 혼합주를 마시게 했다. 두 음료의 맛과 외형은 냉장 상태와 진한 색깔의 잔을 통해 구분하기 어렵게 했다. 레드와인을 마신 사람들 중 80퍼센트 이상이 편두통을 느꼈지만, 혼합주를 마신 사람들은 누구도 두통을 느끼지 않았다.

또 다른 실험도 있다. 만약 우리 몸이 철분을 섭취해야 한다면 여러분은 무엇을 선택하겠는가? 레드와인인가, 화이트와인인가? 아마도 여러분은 레드와인을 택할 것이다. 왜냐하면 우리는 빨간 토양에 대해 그리고 특히 철분을 많이 함유하고 있는 빨간 라파초 차에 대해 알고 있고, 끝으로 자전거의 철로 된 테두리에도 빨간 녹이 생기기 때문이다. 그러나 특이하게도 와인의 경우는 정반대이다. 식사할 때 화이트와인을 마시는 사람은 레드와인을 마실 때보다 철분을 세 배나 더 섭취하게 된다. 그 이유는 레드와인에 들어 있는 소위 '건강에 좋은' 타닌산이 철분을 자신에게 결합시킨 다음 나중에 소화 과정에서도 더 이상 풀어주지 않기 때문이다.

레드와인이라고 다 같을까?

레드와인을 치료제로 사용하는 데 반대하는 또 한 가지 결정적인 주장이 있다. 일반적으로 우리가 어떤 약을 복용할 때는 약 하나하나가 질적으로 안정적이라고 믿는다. 그런데 만약 어떤 알약은 효과가 있고 어떤 알약은 배합이 잘못되어 효과가 없다면 이 약을 복용하는 것이 무슨 의미가 있겠는가? 레드와인의 경우에도 저마다 질적으로 차이가 많아 치료제로서의 역할을 할 수 없다.

그래서 레드와인은 화이트와인보다 더 많은 폴리페놀을 함유하고 있지만, 같은 레드와인이라도 저마다 뚜렷한 질적 차이가 있다. 독일산 레드와인에 들어 있는 타닌산의 함량은 스페인, 캘리포니아, 남아프리카에서 만든 레드와인보다 훨씬 더 적다. 그리고 이들의 타닌산 함량은 이탈리아와 남프랑스 산의 와인과 비교해서는 더 적은 편에 속한다. 아마도 더 건조하고 일조량이 더 많은 이 지역의 기후, 그리고 이곳에서 재배되는 포도의 종류와 가공 방법이 그런 차이와 관련이 있을 것으로 추측된다.

원래는 떡갈나무 용기에서 숙성된 레드와인만이 진정으로 풍부한 폴리페놀의 원천이라고 할 수 있다. 이는 포도즙 자체에 어떤 성분이 있는 것이 아니라 저장 과정에서 떡갈나무로부터 폴리페놀이 만

들어지는 것이라는 뚜렷한 증거이기도 하다. 대형 컨테이너에서 만들어지는 값싼 와인은 이런 과정을 거치지 않기 때문에 폴리페놀의 원천이라는 말을 사용할 수 없다.

뿐만 아니라 레드와인의 질과는 상관없이 그 안에 들어 있는 폴리페놀이 어느 정도까지 우리 몸에 도달할 수 있는지도 의문이 생긴다. 네덜란드의 와게닝겐 대학의 한 연구팀이 이 점을 연구했다. 12명의 건강한 남성들에게 각각 3잔(75밀리리터)의 레드와인, 3잔(375밀리리터)의 홍차, 그리고 50그램의 구운 양파를 섭취하게 했다. 이 식품들은 모두 비슷한 양의 주요 폴리페놀인 케르세틴을 함유하고 있다. 이어서 혈액과 소변에 들어 있는 케르세틴의 양을 측정했고 여기서 양파가 가장 좋은 성적을 냈는데, 즉 레드와인이나 홍차보다 두 배나 많은 양이었다. 결론적으로 레드와인은 많은 양의 폴리페놀을 함유하고 있지만, 신체 내에서의 가용성과 실제적인 효과는 아주 미미했다.

그러므로 어쩌면 수명 연장과 건강에 기여를 하는 것이 꼭 레드와인 때문이 아닐지도 모른다. 이런 의심은 '프랑스 패러독스'의 발견자인 르노에 의해서 이미 제기되었다. 그는 남프랑스인들이 건강한 이유는 아마도 그들이 레드와인과 함께 생선, 양치즈, 올리브기름, 양파를 많이 먹기 때문일지도 모른다는 의견을 제시했다. 칼망 여사도 즐겨 먹는 거위 요리에 올리브기름을 듬뿍 넣어 먹었다. 아마도 그녀는 의사들과 영양 전문가들의 충고에 상관없이 자신만의 인생을 살았기 때문에 그렇게 오래 살 수 있었을지도 모른다. 물론 우리는 정확한 진실을 알 수 없다. 그리고 진실이 어떻든 레드와인을 마시는 사람에게 별 상관이 없을 수도 있다. 왜냐하면 우아한 와인이 맛있게 느껴지면 그것으로 충분할 것이기 때문이다. 그런데 이 와인의 맛이라는 것도 지극히 주관적인 것으로 보인다.

와인에 대한 편견들

통계자료들이 증명하고 있는 사실에 따르면, 맥주를 마시는 사람과 달리 와인 애호가들은 자신이 좋아하는 와인을 위해 많은 돈을 지불할 의향이 있는 사람들이다. 중요한 것은 맛이 있어야 한다는 사실이다. 이때 문제는 사람들이 단지 자신의 혀를 통해서만 맛을 결정하지는 않는다는 점이다. 아이들도 흔히 부모의 영향으로 좋아하는 음식을 정하게 된다. 와인을 마시는 사람도 상황이 다르지 않다. 단지 부모가 아니라 선입견을 기준으로 삼는다는 점이 다를 뿐이다.

와인을 즐겨 마시는 사람은 돌려서 닫는 뚜껑이 달린 와인을 보면 값이 싼 것이라고 생각한다. 실제로는 전통적인 코르크보다 이런 형태의 뚜껑이 맛을 훨씬 덜 변질시키는데도 말이다. 그리고 이런 사람이 포도주에서 침전물을 발견하면 저품질의 혹은 '변질된' 상품이라고 여긴다. 사실 포도주가 발효될 때 생기는 자연적인 침전물은 어떤 건강상의 문제도, 미각적인 결함도 없다. 침전물이 없는 맑은 와인은 철갑상어의 부레와 같은 매력적인 도구 덕분일 뿐이다.

원래 와인의 정제작용에 사용하는 부레는 카스피해와 흑해에서 잡히는 철갑상어의 것이었다. 그러나 이 생선들이 점점 더 희귀해지고 비싸져서 요즘에는 대부분 인도나 남아메리카에서 잡히는 다른 생선들의 부레를 사용하기도 한다. 사람들은 생선에서 부레를 떼어내고, 그 다음 세로 방향으로 잘라서, 뜨거운 물에 불리고, 피를 닦아내고, 펼쳐서 건조시킨다. 부레 안에 들어 있는 고분자의 콜라겐 결합이 포도주의 침전물을 콜로이드로 추출되도록 작용함으로써 정제 효과가 생기고 이때 부레가 정확하게 사용된다면 포도주의 맛에는 전혀 영향을 끼치지 않는다.

많은 와인 애호가들의 또 다른 착각은 그들이 포도주의 상표에서 누렇게 변한 연도 표시를 보고 그 와인을 고급이라고 여기는 것이다. 실제로는 정반대의 경우일 수도 있는데 말이다. 왜냐하면 포도 재배자들 사이에 퍼져 있는 "좋은 포도주를 만드는 것보다 더 중요한 것은 포도주병을 잘 저장하는 것이다"는 말이 괜히 있는 것이 아니기 때문이다. 이 말은 구체적으로 다음과 같은 뜻이다. 만약 와인이 지하실에서 오랜 기간을 기름난방 시설 옆에서 보냈다면 할인점의 종이팩에 든 와인보다 결코 맛이 더 좋지 않을 것이라는 말이다. 어떤 와인은 세 번씩 배를 타고 여행을 하고 이 과정에서 마치 장기 보존우유처럼 고온 살균이 되기도 한다.

"고급 와인을 다루는 상인의 판매 목록은 마치 고물상의 목록을 연상시킨다"고 함부르크의 와인 전문가인 헨드릭 토마는 불평하고 있다. "와인 맛에 대한 화려한 표현은 흔히 미화된 이야기에 지나지 않는다."

이제 남은 방법은 와인 애호가로 입증된 전문가들의 판단에 의존해 와인을 선택하는 일일 것이다.

속임수에 넘어간 와인 전문가들

흔히 의식의 진행은 오래 걸린다. 전문적인 와인 검사자든 와인 동호회의 열성 회원이든 다 그렇다. 사람들은 우선 코르크와 와인이 담긴 유리잔의 냄새를 맡은 다음 날카로운 눈매로 와인의 색깔을 관찰한다. 마침내 첫번째 한 모금을 마시면 혀 위의 모든 미각 영역이 그 맛을 느낄 수 있도록 와인을 입속에서 이리저리 옮기며 누른다. 이처럼 와인 전문가들은 입속의 와인을 단순히 꿀꺽 삼키는 것이 아니라 최고급의 미각 체험이라는 일종의 의식을 거행하는 것이다. 그들은 무엇보다도 주변 사람들에게 자신이 와인에 대해 잘 알고 있고 이 분야에서 진정한 전문가라는 사실을 자랑하고 싶어한다. 그런데 학자들이 밝혀낸 사실에 따르면 이들의 와인 감정은 단순한 희망적 예측인 것으로 보인다.

즉 와인 지역인 보르도의 한 연구가가 전문가인 프레드릭 브로세와 함께 실험을 했다. 그리고 이 연구가는 전문가들이 와인 판별을 할 때 실제의 맛으로부터는 극히 조금밖에 영향을 받지 않는다는 점을 밝혀냈다. 첫번째 테스트에서 그는 54명의 증명된 와인 전문가들을 레드와인 시음회에 초대했다. 이때 그는 전문가들에게 사전에 빨갛게 물들인 화이트와인을 내놓았다. 그러나 단 한 명의 전문가도 속임수를 알아차리지 못했다.

"사람들은 바로 자신이 어떤 맛일 것이라고 기대하는 맛을 느끼게 된다"고 브로세는 말했다. 이런 오래된 신경심리학적 사실에서 와인 전문가들도 예외가 아니라는 말이다.

두 번째 테스트에서는 57명의 전문가들에게 똑같이 평균적인 수준의 보르도산 와인을 제공했다. 그런데 첫번째 코스에서는 와인 병에 최고 품질의 상표를 붙였고, 두 번째 코스에서는 저렴한 와인의 상표를 붙였다. 이 테스트에서도 역시 아무도 속임수를 알아내지 못했다. 가장된, 소위 '최고 품질' 상표가 붙은 와인을 소리 높여 칭송했고, 저품질로 가장된 와인은 밋밋하다거나 너무 가볍다는 등의 평가를 쏟아냈다. 모든 병에는 동일한 종류의 와인이 들어 있었는데 말이다.

또한 전체적인 미각 영역을 자극하기 위해 와인을 10초 정도 혀 위에 더 오래 그리고 더 많이 남아 있게 하는 의식에서도 학자들은 별다른 의미를 발견하지 못했다. 왜냐하면 학교의 생물 교과서에는 아직도 혀의 미각 분포도가 들어 있지만, 사실 혀 위에는 특정한 미각 영역이 전혀 존재하지 않는다는 사실이 새로이 밝혀졌기 때문이다. "혀의 미각 분포도는 20세기 초반의 이론으로 금방 인기를 얻었다"고 뉴욕의 생물학자 로버트 마르골스키는 설명하고 있다. "그러나 그것은 잘못된 그림이다. 그런 그림은 100년 이상 된 오래된 연구에 근거한 것이며 결국 잘못된 것으로 판명되었다."

그러니까 진실은 이러하다. 시고, 달고, 쓰고, 짠 맛을 느끼는 미각 유두는 더 많든 더 적든 혀 위에 균등하게 퍼져 있다. 그러므로 맛있는 와인을 마실 때 마치 햄스터처럼 힘들게 한참 동안 입 안에 물고 있을 필요가 없다는 말이다. 그렇게 하지 않아도 와인은 자신의 모든 맛을 발휘한다.

맥주, 저주인가 축복인가?

이제 맥주에 대해 알아보자. 맥주와 관련해서는 모든 것이 분명하다. 즉 맥주의 맛을 판별하는 사이비 전문가도 없다. 생선의 부레도 필요 없고, 시대에 뒤떨어진 코르크도 필요 없으며, 맥주순수령(독일 바이에른 공화국의 빌헬름 4세가 1516년에 맥주 원료의 통일과 품질 향상을 꾀하기 위해 보리, 홉, 물, 효모 외에는 어떠한 원료도 사용해서는 안 된다는 법령을 제정 공포했다-옮긴이)만이 있다. 단지 의문은 맥주도 과연 와인만큼 그렇게 건강에 좋은 것인가 하는 점이다.

원칙적으로 맥주는 약용식물을 재료로 사용한다. 왜냐하면 맥주는 이 순수령을 근거로 최소한 독일에서는 오로지 홉, 곡물, 맥아로만 제조하는데, 이들 재료에는 건강에 좋은 수많은 물질이 들어 있는 것으로 이미 알려져 있기 때문이다. 텍사스 대학의 마고 덴케는 내과의사로서 건강에 미치는 알코올음료의 효과에 대해 연구해 왔다. 그녀가 최종적으로 내린 결론은 맥주와 와인의 항산화적 효과는 유사하다는 것이다.

이 말은 구체적으로 두 가지 음료가 동맥경화증이나 암과 같은 질병에 대한 예방책으로 유사한 효과를 발휘할 수 있다는 뜻이다. 맥주의 항산화적인 성분인 타닌산의 대부분은 맥아로부터 70에서 80퍼센트가 나오고, 반면에 가장 효과적인 물질은 홉으로부터 나온다. 거기다가 맥주는 와인보다 더 많은 비타민 B를 함유하고 있다. 한 잔의 맥주에 0.1밀리그램의 B_6가 들어 있는데, 같은 양의 레드와인보다 두 배나 많은 것이다. 흔히 맥주를 더 큰 잔으로 마시는 것을 고려하면 그 차이는 더 크다고 볼 수 있다.

그렇다면 비타민을 함유하고 있고 타닌산의 원천인 맥주는 차와 비교될 수 있을까? 완전히 그렇지는 않다. 왜냐하면 차와는 달리 맥주는 발효되고 산화된 음료이다. 이런 특징은 우선 장점이기도 하다. 생물학적인 맥아즙의 발효는 젖산균과 이스트의 도움으로 일어난다. 바로 이 젖산균과 이스트가 요구르트나 발효유의 살아 있는 미생물과 유사하게 우리 장의 상태와 면역체계를 안정시켜 준다. 그런데 나중에 발효 과정을 거치면서 알코올이 생성되고, 알코올은 하루 섭취량 20(여성)에서 30(남성)그램 내지는 맥주 0.5에서 0.75리터부터 심각한 건강상의 문제를 유발할 수 있다.

맥주에 대한 학술적인 연구들은 매우 다양한 결과를 내놓고 있다. 그래서 맥주는 때로는 일종의 저주로, 때로는 건강을 위한 축복으로 작용한다.

쓴맛의 맥주가 진정한 맥주

적당한 맥주 섭취는 혈당치와 콜레스테롤 수치 감소, 그리고 출혈 증상의 호전과 같은 긍정적인 효과를 가져오기도 한다. 맥주가 쓸개즙의 분비를 자극함으로써 지방의 소화를 촉진한다는 점은 비교적 자주 확인되는 사실이다. 그래서 돼지고기 요리와 맥주의 조화는 최소한 소화 면에서는 나름대로의 장점을 지니고 있다.

거기다가 인스부룩 의과대학의 디트마르 훅스와 그의 연구팀은 인간의 혈액세포에 관한 테스트에서 맥주가 염증을 유발하는 반응을 저지한다는 사실을 증명할 수 있었다. "그 효과는 레드와인과 녹차의 효과와 비교할 수 있을 정도"라고 혹스는 설명한다. 맥주가 동맥경화증과 심근경색을 예방하는 역할을 한다는 말이다. 흥미롭게도 염증을 저지하는 효과는 알코올이 들어 있지 않은 음료의 종류에서도 관찰되었다.

맥주의 긍정적인 효과는 무엇보다도 홉과 맥아의 타닌산과 쓴맛을 내는 물질 때문이다. 유럽의 전통 음료 넘버 1인 맥주는 쓴맛을 보전하고 있는 몇 안 되는 식품 중 하나이다. 예를 들어서 채소들도 지난 몇십 년 동안 재배 과정을 통해 점점 더 쓴맛이 제거되었다.

또한 그 사이에 맥주의 맛은 씁쓸하다는 대표적인 생각도 깨지고 있고, 위태로운 맥주 시장에서는 쓴맛을 줄이거나 다른 음료와 섞어 혼합된 맛을 지닌 맥주를 생산하고 있다. 맥주 전문가인 프랑크 위르겐 메트너 교수는 "이런 제품은 원래의 의미에서 맥주와 전혀 관련이 없는 음료"라고 비판한다. 동시에 맥주 산업이 고객의 입맛에만 맞추려는 것도 문제가 있다고 지적했다.

아마도 여성들에게는 부드러운 맛의 새로운 맥주가 취향에 맞을지도 모르겠다. 그러나 의학적으로 그다지 좋은 일은 아니다. 왜냐하면 쓴맛이 덜한 부드러운 맥주는 홉에 들어 있는 쓴맛 성분인 잔토휴몰(맥주의 원료에 들어 있는, 항암 성분이 있는 영양소-옮긴이)을 거의 함유하고 있지 않기 때문이다. 그런데 바로 이 물질이 에스트로겐과 유사한 작용을 한다. 즉 잔토휴몰은 동맥경화증과 함께 여성들이 갱년기에 쉽게 걸리는 골다공증을 예방해 준다.

맥주와 통풍

맥주가 지닌 모든 긍정적인 효과에도 불구하고 학술적인 연구에서 맥주는 계속 부정적으로 나타난다. 보스톤의 매사추세츠 제너럴 병원이 진행한 장기간의 연구는 거의 5만 명을 대상으로 실시되었다. 매일 7잔 이상의 맥주를 마시는 사람은 통풍에 걸릴 위험이 두 배로 높았고, 하루에 2잔 정도로 적당히 마신 사람조차도 전혀 마시지 않은 사람보다 통풍에 더 잘 걸렸다.

이런 결과는 무엇 때문인가? 그 이유가 단지 알코올에만 있는 것은 아니라고 이 연구의 책임자인 최현 박사는 강조한다. "왜냐하면 와인의 경우에는 통풍과의 연관성을 찾을 수 없기 때문이다." 그래서 최 박사는 알코올이 아닌 어떤 다른 구성요소가 중요한 역할을 하는 것으로 추측하고 있다. "그 중 한 가지 후보가 바로 퓨린이다. 이것은 다른 많은 알코올성 음료들 중에서 특히 맥주에만 많이 들어 있는 물질이다." 최 박사는 맥주 속에 들어 있는 퓨린이 알코올 성분에 의해 가동된 요산 생성을 더 촉진시켜 통풍의 위험까지 높이는 것이라고 추측하고 있다.

이런 추측은 최소한 왜 남성들이 여성들보다 20배나 더 많이 통풍에 걸리는지를 부분적으로 해명해 준다. 바로 남성이 맥주를 더 많이 마시기 때문이다. "18세에서 24세의 남성들 중 약 27퍼센트가 일주일에 3리터 이상의 맥주를 마신다"고 킬의 사회학자인 모니카 제츠바인은 말한다. "여성들이 이 정도의 분량을 마시는 경우는 전체의 3.4퍼센트밖에 안 된다."

남성들은 고통스러운 경험을 통해서 많은 양의 맥주가 숙취로 인한 두통을 유발할 수 있다는 것을 잘 알고 있다. 이런 점은 다른 알코올음료의 경우도 마찬가지이다. 그 중에서도 특별히 심각한 숙취 두통을 유발하는 맥주 종류가 있는데, 바로 밀로 만든 흰 맥주이다. 뮌스터 전문대학의 연구에 따르면 이 맥주는 소위 질이 낮은 알코올을 많이 함유하고 있다고 한다. 이런 사실은 불쾌하게 들릴 뿐만 아니라, 실제로 불쾌한 일이다. 왜냐하면 질이 낮은 알코올은 간에서 독성물질로 변하고, 이것이 특히 심장 기능에 악영향을 끼칠 수 있으며, 이로 인해 뇌에 산소 공급이 원활하게 이루어지지 않을 수도 있다. 그런데 이런 이야기는 풍성한 거품과 함께 밀로 만든 맥주가 유리잔에서 보여주는 상쾌한 인상과는 어쩐지 어울리지 않아 보인다.

와인과 과일, 맥주와 감자칩

이제 우리는 건강을 촉진하는 와인의 효과가 맥주의 경우보다 훨씬 더 크지는 않다는 결론에 도달하게 된다. 그럼에도 남아 있는 차이점은 음료 그 자체보다도 각각의 음료를 마시는 사람들의 생활방식에 있을 것이다.

코펜하겐의 한 연구소가 진행한 조사 결과는 다음과 같다. 와인 애호가들은 맥주를 마시는 사람들보다 더 건강에 좋은 식품을 선택하는 경향이 있다. 이 연구팀은 덴마크에 있는 98개의 슈퍼마켓에서 나온 350만 장의 계산서를 확인했는데, 그 결과 와인을 산 사람은 올리브기름, 과일, 채소와 같이 건강에 좋은 식품을 함께 구매하는 비율이 높았고, 반면에 맥주를 마시는 사람은 감자칩과 탄산음료, 기름진 소시지와 고기 제품처럼 건강에 별로 좋지 않은 식품을 구매하는 경향이 있었다. 바로 이런 점이 맥주보다 와인을 즐겨 마시는 사람이 더 좋은 건강상태를 유지하고 있는 것에 대한 해명이 될 수도 있을 것이다.

분명한 사실은 각각의 식품이나 특정한 식품군이 건강에 미치는 효과를 결코 과대평가해서는 안 된다는 점이다. 진정으로 건강하고 싶은 사람은 건강한 식사를 해야 한다. 그리고 자신의 삶을 전반적으로 건강하게 꾸려나가야 한다. 인생의 대부분을 소파나 회사의 의자에서 담배만 피우면서 소극적으로 보내는 사람이라면 그가 와인 한 잔을 마시든 맥주 한 병을 손에 들고 있든 아무런 소용이 없다는 뜻이다.

11
차와 커피
일본인도 영원히 살지는 못한다

우리는 차의 대가와 함께 산에 올랐다. 일본의 진짜 샘물에서 나온 물로 차를 마시기 위해서였다. 산을 오르는 일은 힘들었지만 그럴 만한 가치가 있는 일이었다. 광활하고 깨끗한 전망, 남쪽으로는 푸른빛의 태평양이 보이고, 북쪽으로는 가파른 산 사이의 깊은 계곡에 소도시 가미카츠초가 있다. 인구가 2,200명밖에 되지 않는데도 일본에서 유명세를 떨치고 있는 곳이다. 첫째는 그곳에서 아와반차라는 이름의 특별한 차가 생산되기 때문이며, 둘째는 인구의 거의 절반이 65세 이상의 노인들인데 이들이 그저 수동적으로 죽음을 기다리는 것이 아니라 이 도시에서 능동적인 역할을 담당하고 있기 때문이다. 어느 나라에서도 찾아보기 힘든 모습이다. 그런 점 때문에 우리는 여기 이 높은 곳에서 녹차를 마셔보고 싶다는 생각을 하게 되었다. 녹차는 지난 몇 년 동안 유럽에서 길고 건강한 인생을 위한 진정한 신비의 영약으로 각광받고 있다.

샘물에 도착했을 때 우리는 주위의 돌들이 하얀색 층으로 덮여 있는 모습을 보았다. 손가락을 대보니 표면은 약간 미끈거리고 쉽게 부스러졌지만 그 밑의 층은 단단했다. 차의 대가에게 그것이 무엇인지 묻자 그는 '라임(lime)'이라고 대답했다.

우리는 깜짝 놀랐고 다시 한 번 물어보았다. 그러나 그는 똑같이 '라임'이라고 말하는 것이었다. 마치 '우리 샘물 안에 들어 있는 라임이 자랑스럽다'고 말하려는 것처럼 대가의 눈은 반짝거리기까지 했다. 영어 단어 'lime'은 '석회'라는 뜻이다. 어쨌든 석회라는 단어는 서구의 차 애호가들 사이에서는 부정적인 의미로, 그리고 차 마시는 즐거움을 망치는 원인으로 여겨지고 있다. 유럽에서는 석회가 적고 부드러운 물이 올바른 차 준비의 기본 조건으로 알려져 있다. 그래서 물을 정화시키는 비싼 기계도 과감히 구매한다. 그런데 여기, 수백 년 전부터 녹차를 마시고 진정으로 차에 대해 잘 알고 있는 일본의 소도시에서는 사람들이 특별히 석회가 많은 물을 사용할 수 있어서 기뻐하고 있지 않은가!

마침내 우리가 잔에 담긴 차를 보았을 때, 차에는 거품과 작은 알갱이가 있었다. 차라기보다는 시금치로 만든 수프와 비슷한 느낌이었다. 그래서 우리는 그 차를 마시는 것이 조금 두렵기도 했지만 막상 차를 마셔본 우리는 놀라지 않을 수 없었다. 그것은 완전히 새로운 미각적 체험이었다. 이 시금치수프 같은 차는 대단히 맛이 좋았던 것이다. 그리고 이 차는 단지 맛만 좋은 것이 아니라 무엇과도 비

교할 수 없이 독특했다. 우리는 살면서 결코 그런 맛을 혀에서 느껴
본 적이 없었다.

다시 한 번 현실을 통해 우리의 선입견이 파괴되는 순간이었다.

서양에서의 녹차 붐

녹차 붐은 유럽의 경우 90년대 초반에 시작되었고, 그때 이후로
시장 매출이 가파르게 상승했다. 현재 녹차는 전체 차 생산의 23퍼
센트를 차지하고 있다. 다른 말로 하자면 한 사람이 해마다 마시는
약 23리터의 차 중에서 4잔에 1잔은 녹차였다는 말이다. 10년 전에
그런 수치를 예상한 사람이 있었다면 그는 분명 이상주의자로 인식
되었을 것이다. 왜냐하면 오래 전에는 녹차가 그저 무엇인가 부족하
고 비린 맛이 나는, 홍차보다 질적으로 낮은 차로 간주되었고, 기껏
해야 쾌락을 적대시하고 건강만을 중시하는 사람들이 고통을 감수
하고 선택하는 차 정도로만 여겨졌기 때문이다.

녹차의 인기에는 여러 가지 이유가 있다. 우선 선(禪)과 아유르베
다(인도의 전통적인 대체의학)와 같은 동양의 철학과 생활방식에 대한
서양인들의 높은 관심이 중요한 역할을 했다. 또한 녹차는 과거에
영국 식민주의의 결정적 동기가 되었던 홍차와는 달리 순수한 동양
적 관심사에 속한다. 다른 말로 하자면 홍차에는 제국주의라는 어두
운 과거가 남아 있지만, 녹차는 정치적으로 별 문제가 없다는 뜻이다.

그런데 분명이 해두어야 할 것은 서양에서 마시는 차는 아시아에
서 오는 것이 아니라 케냐로부터 들어온다는 사실이다. 케냐는 세계

최고의 차 수출국으로서 31만 5,000톤을 해외로 수출하고 있다. 그러니까 녹차의 정신은 아시아로부터 전래되었지만, 그 재료는 아프리카로부터 얻고 있는 셈이다.

녹차가 인기를 얻게 된 또 다른 동기는 소비자들이 점점 더 건강에 좋은 식품을 선택하고 있기 때문이다. 오로지 즐기기만 하던 시대는 지나갔다. 그로 인해서 음료들에 대한 '건강학적 가치의 피라미드'가 형성되었다. 맥주와 커피에 대한 이미지는 가장 밑으로 내려갔고, 레드와인과 녹차가 가장 꼭대기로 상승했으며, 홍차는 커피보다는 위에 있지만 녹차보다는 확실히 낮은 곳에 위치해 있다. 맥주와 와인에 대해서는 앞에서 살펴보았듯, 알려진 바와는 달리 그렇게 큰 차이가 있지는 않다는 점을 알게 되었다. 이제 우리는 커피와 두 가지 종류의 차에 대해 알아보려 한다.

차를 마시면 치아가 더 건강할까?

차와 커피는 미네랄 성분의 공급원으로서는 별 차이가 없다. 한 가지 예외가 플루오르라는 물질이다. 차에는 리터당 1밀리그램이 넘는 플루오르가 들어 있고, 커피는 그 양의 5분의 1 정도에 불과하다. 그러나 이런 차이가 항상 똑같이 나타나는 것은 아니다. 왜냐하면 노르웨이 국립연구소의 한 조사에 따르면 차의 잎들이 많은 양의 플루오르를 함유하고 있는 것은 사실이지만 차를 우려내는 물이 플루오르를 적게 함유하고 있는 경우에만 밖으로 우러나온다. 반면에 플루오르가 풍부한 물은 차의 잎사귀들로부터 치아와 뼈를 위해 중요한 이 미네랄을 우려내지 못한다. 이런 반응은 차나무가 지닌 본성이다.

그래서 스칸디나비아 지역 연구가들이 경고하고 있는 것처럼 이런 특성 때문에 순수한 물이 차의 잎을 넣어 우려낸 물보다 플루오르를 더 많이 함유하고 있는 결과가 생기기도 한다. 이것은 구체적으로 플루오르가 풍부한 물을 마시는 지역(예를 들면 스위스나 미국처럼)에서는 차를 우려내 마시게 되면 원래의 물이 지닌 충치예방의 효과가 무력해진다는 뜻이다. 그러나 플루오르 함량이 적은 물을 마시는 나라의 경우에는 물로 우려낸 차가 플루오르 공급에 충분히 기여하고 있다.

녹차의 위력

비타민 공급원으로서는 차와 커피가 아무런 역할도 하지 못한다. 차나무의 잎은 원래 상대적으로 많은 비타민을 함유하고 있지만 가공된 후에나 차로 만들어진 다음에는 별로 남는 것이 없다.

그 대신에 차와 커피는 동일하게 풍부한 부차적인 식물성 성분을 제공하는데, 특히 폴리페놀이 여기에 해당된다. 그런데 폴리페놀 성분은 음료마다 큰 차이점이 있다. 그런 차이점은 한편으로 커피는 식물의 열매로 만들고 차는 잎으로 만든다는 점, 홍차와 녹차는 동일한 종류의 식물로 만들지만 각기 다르게 재배된다는 점 때문에 생긴다.

다른 한편으로는 생산 과정과 관련이 있다. 커피 알갱이는 볶는 과정을 거치는 반면에 홍차 잎사귀들은 발효 과정과 체계적인 건조

과정을 거친다. 한편 녹차의 잎들은 수확 직후에 자연적인 건조를 막기 위해 '충격 열처리'를 한다. 그로 인해 녹차의 폴리페놀은 보다 적은 변화를 겪게 되어 원래의 특성을 보존할 수 있게 된다. 원래의 특성이란 작고 단순한 분자구조를 가지고 있다는 점인데, 그 때문에 분자 크기가 큰 커피와 홍차의 폴리페놀보다 화학적으로 훨씬 더 활동적이고 자유롭게 움직일 수 있다. 거기다가 녹차의 폴리페놀은 물에 완전히 녹고 아무런 저항 없이 소화되기 때문에 이미 넉 잔의 녹차만으로도 의학적인 효과를 볼 수 있다.

또한 가장 중요한 녹차의 성분은 에피갈로카테킨갈레트(EGCG)이다. 실험을 통해 나타난 바로는, 이 성분은 '화학 공격자'들로부터 체세포들을 보호할 수 있을 뿐 아니라(이런 역할은 홍차와 커피도 할 수 있다), 심지어 이미 존재하는 암세포를 공격할 수도 있다. 클리블랜드의 케이스 웨스턴 리저브 대학의 학자들은 피부, 전립선, 림프절에서 채취한 인간의 종양세포를 EGCG와 접촉시켰는데 그 결과 암세포들이 프로그램된 세포자살로 인해, 소위 아포토시스라는 유전자에 의해 죽는 것을 관찰할 수 있었다.

"암세포들은 확실히 ─ EGCG를 통해 자극을 받아서 ─ 세포 내의 의사소통 경로를 거쳐 자살하라는 명령을 받는다"고 실험 책임자인 하산 무크타르는 설명하고 있다. 이런 메커니즘이 정확이 어떻게 작동되고 암의 어느 단계에서 보다 효과적일지에 대해서는 아직 알려지지 않았다.

실험 결과에 따르면 녹차와 녹차의 특수한 타닌 성분이 출혈증상을 완화시키고, 혈중 지방과 당의 수치를 저하시키며, 혈관의 염증을 완화시키는 작용을 한다. 또한 EGCG가 신경세포와 관련해서 파킨슨병, 알츠하이머와 루게릭병과 같은 심각한 질병을 예방할 수 있는지는 아직 연구 중에 있다.

대표적인 조사들에서 반복적으로 나타나고 있는 사실은 규칙적으로 녹차를 마시는 사람은 심근경색, 심장마비, 당뇨, 비만, 위암과 대장암, 그리고 신경체계와 관련된 질병에 덜 걸린다는 점이다. 가볍게 발효된 대만의 우롱차는 지방 연소를 상승시킨다는 사실이 일본의 연구에서 확인되었다. 이것은 우롱차가 중국의 민간 의학에서 얻고 있는 '체지방의 적'이라는 자신의 명성에 걸맞은 연구 결과이기도 하다.

녹차, 맛 혹은 건강?

여기까지는 좋다. 그런데 조지 워싱턴 대학의 메디컬센터 교수이자 유명한 녹차 애호가인 쑹 쳉은 다음과 같은 문제를 제기한다. "소위 녹차가 지니고 있다는 효능들에 대한 의학적 증거는 사실 매우 적다." 다른 말로 하자면 녹차가 다른 의약품을 검사할 때와 같은 그런 엄격한 조건 하에서 검사된 적은 매우 드물다는 말이다. 그리고 녹차가 이런 엄격한 방식으로 검사를 거치게 되면 실망스러운 결과가 나올 수 있다는 뜻이기도 하다.

그러나 이런 결과들도 실제로는 녹차에 대한 기대와 인기를 무너뜨리지는 않을 것이다. 왜냐하면 의학적인 연구와 거리가 먼 건강한 삶도 존재하기 때문이다. 거기다가 식품은 일반적으로 의약품과 같은 검사를 거치지 않는다. 왜냐하면 식품의 성분이 항상 일정할 것이라고는 기대하지 않기 때문이다. 실제로 각각의 녹차 종류마다 EGCG의 수치는 차이를 보인다. 그리고 차를 끓이는 과정을 통해서는 예측할 수 없을 정도로 많은 차이가 난다.

그래서 녹차를 잘 아는 사람들 사이에서는 일종의 교리가 통용되고 있는데, 여기에 따르면 찻물은 70에서 80도 정도로 뜨거우면서 끓지 않는 물이 가장 좋다고 한다. 이것은 요리학적인 측면에서도 옳은 방법인데, 왜냐하면 일본의 차는 끓는 물로 우려낼 경우 비린 맛이 날 수 있기 때문이다. 그러나 중국산 녹차나 살짝 건조된 녹차는 그런 맛을 내는 경우가 별로 없다. 그 외에도 끓는 물은 폴리페놀이라는 몸에 좋은 성분을 가장 잘 우려낸다. 반면에 80도 정도의 물을 사용할 경우에는 타닌 성분이 20퍼센트 정도 손실된다.

지금까지의 내용을 보면 결국 다음과 같은 사실이 드러난다. 먹고 마시는 일에서 우리는 항상 모든 것을, 즉 뛰어난 맛과 넘치는 건강을 동시에 가질 수는 없다는 것이다. 우리가 이런 사실을 받아들이면 인생은 훨씬 쉬워진다. 그러므로 등을 뒤로 기대고 긴장을 풀어보자. 이때 가장 좋은 방법은 다음에 소개될 홍차를 한 잔 마시는 것이다.

홍차의 긴장 완화 효과

컬리지 런던 대학의 학자들은 75명의 남성들에게 6주 동안 하루에 네 번씩 진짜 열매로 맛을 낸 홍차 내지는 맛은 동일하되 홍차 성분이 전혀 들어 있지 않은 음료(그러나 똑같이 카페인이 많이 함유된)를 마시게 했다. 실험 대상자들은 자신들이 진짜 홍차를 마셨는지 위장된 홍차를 마셨는지 알아차리지 못했다. 이 방법은 의한 전문용어로 '눈가림 혹은 맹검(blinding)'이라고 하는데, 임상실험에서 실험 대상자들이 시험 대상에 대한 각자의 기대를 근거로 어떤 효과를 느끼는 것을 방지해 준다.

그런 다음 스트레스를 유발하기 위해서 연구원들은 두 그룹을 몇 가지 상황에 노출시키고, 이런 상황을 카메라 앞에서 해결하라고 요구했다. 실험 대상자들이 받은 스트레스의 강도를 측정하는 데는 코르티졸(코르티졸은 전형적인 스트레스 호르몬으로 알려져 있다)의 수치, 혈압, 맥박, 그리고 대상자 스스로의 판단 등을 활용했다. 결과는 다음과 같았다.

두 그룹 모두에서 스트레스가 혈압과 심장 박동수를 상승시켰고, 상승된 스트레스의 강도는 동일한 정도로 나타났다. 그러나 스트레스를 유발하는 자극이 중단되고 50분 후에는 '진짜' 홍차를 마신 사람은 평균적으로 코르티졸이 47퍼센트나 감소한 반면에 다른 그룹의 사람들은 27퍼센트만이 감소했다. 이것은 차를 마시는 것이 긴장을 푸는 데 도움이 된다는 뚜렷한 증거인 셈이다. 그리고 두 그룹이 차를 마시는 모든 절차와 방법은 동일했기 때문에 이런 효과는 결국 음료 자체에 있다는 결론이 나오는 것이다.

"우리는 어떤 성분이 긴장 완화를 담당하는지는 정확히 알지 못한다"고 연구 책임자인 앤드류 스텝토는 설명한다. 폴리페놀과 아미노산과 같은 물질이 특정한 뇌전달물질에 영향을 미칠 것이라는 이론이 알려져 있기는 하다. "그러나 우리의 연구를 근거로 해서는 정확히 어떤 물질이 차이점을 만드는지 설명할 수 없다"고 스텝토는 고백했다. 그러므로 우리가 할 일은 한 가지뿐이다. 그저 편하게 앉아서 차를 마시며 긴장 완화의 효과를 즐기는 것이다. 비록 우리가 그런 작용에 대해 해명할 수는 없다 해도 말이다. 혹시 이때 우리가 차를 마시는 데 싫증이 난다면 커피로 바꾸어 보는 것도 좋을 것이다. 왜냐하면 커피가 정신을 번쩍 나게 해준다는 사실은 이미 오래 전부터 알려져 있기 때문이다.

커피 애호가들을 위한 희소식

커피는 차보다 훨씬 더 빠르게 자극하는 효과를 낸다. 그래서 수년 전에는 커피가 기호품이 아니라 일종의 마약이라는 의심을 받기도 했다. 즉 "빠르게 효과를 낸다는 것은 위험한 것임이 틀림없다"는 생각 때문일 것이다. 이미 1674년에 한 여성 단체가 영국 의회에 청원서를 냈다. 이 청원서에서 사람들은 갈증을 유발하고 몸을 약하게 만드는 커피가 남성들을 마치 이 열매의 원산지인 사막처럼 삭막하고 번식력을 잃게 만든다고 우려를 표명했다.

그러나 실제로는 차의 잎이 카페인이라는 이름의 알카로이드를 커피 열매보다 심지어 세 배나 더 많이 함유하고 있다. 단지 차를 마실 때는 상대적으로 적은 양의 잎을 사용하기 때문에 역시 상대적으로 적은 양의 카페인이 우리 몸에 도달하는 것이다. 그 외에도 커피속에 있는 알카로이드는 다른 물질로부터 별로 지장을 받지 않는다.

다른 말로 하자면 커피를 마시는 사람은 더 많은 카페인을 섭취할 뿐 아니라, 섭취된 카페인이 방해받지 않고 활동하도록 허용한다는 말이다.

그러나 이런 상황이 반드시 건강에 해로운 영향을 미치는 것은 아니다. 물론 카페인의 경우 10그램 이상의 양을 먹으면 치명적일 수 있지만, 커피를 마시는 사람들은 결코 그런 양에는 도달할 수 없다. 왜냐하면 한 잔의 커피에는 약 0.1그램의 카페인밖에 들어 있지 않기 때문이다.

2005년 미국 심장협회의 학회에서 한 연구가 소개되었는데, 여기에서는 187명의 참가자들이 세 그룹으로 나뉘었다. 한 그룹은 3잔에서 6잔의 일반적인 커피를 마셨고, 두 번째 그룹은 카페인이 없는 커피를 같은 양으로 마셨고, 세 번째 그룹은 커피를 전혀 마시지 않았다. 3개월 후에 이 연구는 다음과 같은 결과를 얻었다. 즉 세 그룹 중에서 누구에게서도 인슐린 수치와 혈당수치에서 차이점을 발견하지 못했다. 결국 커피를 당뇨병의 위험 요소로 보는 가정은 확인하지 못한 셈이다. 그 대신에 카페인이 없는 커피를 마신 사람은 확실히 우리 몸에 나쁜 LDL 콜레스테롤 수치가 높았고, 심근경색과 심장마비의 위험성과 관련된 혈액수치들도 분명하게 상승하였다. 다른 말로 하자면 원두커피가 아니라 카페인을 없앤 커피가 심장순환기 질병의 위험성을 더 높인다는 뜻이다.

이것은 아틀란타에 있는 피드몬트 머서 센터의 로버트 슈퍼코가 말한 것처럼 "절대적으로 놀라운 결과"였다. 왜냐하면 사람들은 카페인이 더 부정적인 효과를 낼 것이라고 생각해 왔기 때문이다.

슈퍼코는 카페인을 뺀 커피가 '로부스타'라는 이름의 커피 종류로 만들어지기 때문이라고 생각한다. 우리가 흔히 마시는 커피는 '아라비카 커피'이며, '로부스타 커피'는 이미 그 이름에서 예감할 수 있듯이 지극히 거칠고 강한 커피여서 카페인을 없애는 과정에서 미각적으로는 거의 어떤 손실도 일어나지 않는다. 그런데 바로 이 로부스타 커피가 심장순환기 질병의 위험성을 높이는 성분을 지니고 있는 것으로 보인다. 슈퍼코는 커피 기름이 문제라고 추측하고 있다.

"결국 우리의 연구는 사람들이 어떤 음료를 특정한 성분을 근거로 건강에 해롭다고 낙인찍기 전에, 그리고 단순히 이런 성분을 제거하는 것이 문제의 해결책이라고 결론내리기 전에 대단히 신중해야 한다는 사실을 보여주고 있다."

커피는 수분 도둑인가?

이렇게 보면 카페인이 안 좋다는 편견은 확실히 너무 성급한 판단이며, 카페인을 제거하지 않은 일반 커피는 심장순환기 질병의 위험 요소가 아니다. 또한 커피는 암에 대한 위험성을 높이지도 않고, 미국의 한 연구에 따르면 오히려 유방암을 예방하는 요소를 지니고 있다고 한다.

알려져 있듯 커피는 각성제로 인기가 높다. 그래서 커피가 속쓰림을 유발한다는 나쁜 소문이 끊이지 않는다. 그러나 네덜란드의 연구가들은 기껏해야 공복에서나 그런 일이 일어난다는 사실을 증명했다. 아침식사를 할 때 한 조각의 케이크와 함께 커피를 마시는 사람은 그런 걱정을 할 필요가 없다는 말이다. 그리고 아주 안전한 방법을 원하는 사람이라면 에스프레소를 마시면 된다. 왜냐하면 에스프레소 열매는 더 오래 볶는 과정을 거침으로써 자극 물질의 대부분이 손실되기 때문이다.

마찬가지로 끊이지 않는 또 다른 나쁜 소문은 커피가 수분을 배출시키는 이뇨제 역할을 한다는 것이다. 그래서 우리는 여름이 되면 수분 균형을 위해 커피를 마실 때 신중해야 한다는 경고를 받는다. 왜냐하면 커피는 우리가 섭취한 물을 금방 다시 배출시킨다고 알려져 있기 때문이다. 그러나 이것은 분명 사실과는 거리가 먼 이야기다.

뮌헨 대학의 식품의학자 올라프 아담은 이 주제에 대한 학술자료들을 검토한 후 다음과 같은 확실한 결론을 내리게 되었다. "커피는 하루 수분 섭취량의 중요한 부분이다. 수분 균형에서 커피는 다른 음료들과 크게 다르지 않다. '수분 도둑'이라는 커피에 대한 소문은 황당한 오류에 불과하다."

좀 더 확실한 진실을 알아보자면, 커피가 배뇨를 자극하는 것은 사실이다. 그러나 다른 한편으로 커피는 신장을 통한 나트륨의 배출을 활성화시키기도 한다. 그리고 이런 기능은 신체 내의 수분 상태에 영향을 미친다. 즉 커피의 배뇨 자극을 통해 세포들 사이의 수분 함량이 감소하지만 나트륨 배출의 활성화로 나트륨 수치도 함께 감소한다는 뜻이다. 그 결과 세포 사이의 공간이 세포 내부로부터 물을 흡수하지 않는다. 이런 현상은 삼투라는 이름의 물리학적 현상으로 설명할 수 있다. 삼투현상이란 물이 통과할 수 있는 얇은 막을 중심으로 오른쪽과 왼쪽에 물이 있을 때 단지 한쪽에 소금의 양이 현저히 많을 때만 다른 쪽의 물을 가져오게 되는 현상이다. 그러나 커피는 이런 경우에 해당되지 않는다는 말이다. 커피는 세포 사이의 공간에서 물뿐만이 아니라 소금까지 같이 끌어내기 때문에 삼투현상이 일어날 수 없다.

거기다가 우리는 커피의 배뇨 자극 효과에 대해 이미 적응이 되어 있다. 인간은 카페인을 이미 오래 전부터 알고 있었다. 커피는 이미 15세기에, 그리고 마찬가지로 카페인을 함유하고 있는 차는 심지어 우리의 시간 계산법이 존재하기 훨씬 이전에 발견되었기 때문에 우리의 신체는 카페인으로 인한 반응에 어느 정도 적응되어 있다. 그러므로 규칙적으로 커피를 마시는 사람은 한 잔 정도를 마셔도 화장실에 가고 싶은 욕구가 심해지는 것을 거의 느끼지 못한다. 그러나 아담 교수는 사람에 따라 다를 수 있으므로 이런 적응의 효과를 무조건적으로 신뢰할 수는 없다는 점을 지적하고 있다. 그러므로 우리는 보다 안전을 기하기 위해서 커피와 함께 다른 음료들도 섭취해야 할 것이다.

카페인 폭격 속의 태아

그러나 커피의 위험성을 살펴볼 때 임산부에게는 상황이 다르다. 실제로 카페인은 매우 쉽게 산모를 통해 태아에게 도달할 수 있고 태아에게는 알카로이드의 신진대사가 최상으로 이루어지기 위해 필요한 효소가 아직 부족하다. 그렇다면 태아가 피해를 입을 위험성은 과연 얼마나 큰 것일까?

토론토 어린이 병원의 독물학 교수인 기드온 코렌은 이 주제에 대한 기존의 연구들을 검토했지만 어떤 분명한 사실도 알 수 없다는 결론에 도달했다. 물론 커피를 마시는 여성들이 더 자주 유산을 하고, 하루 6잔 이상의 커피가 태아의 기형 위험성을 두 배로 높이는 것으로 나타났지만, 이런 비율 자체도 하루에 담배 10개피의 흡연에 의한 위험성과 비교하면 '매우 적은' 편이라고 코렌은 말한다.

그렇다고 해도 임산부는 태아를 위해서 아침의 커피는 포기하는 것이 좋다. 그 외에도 임산부에게 굳이 카페인을 금지시키지 않아도 임산부 스스로 자신의 몸을 지키게 된다. 왜냐하면 임산부는 흔히 커피를 마시면 카페인으로 인해 메스꺼움을 느끼게 되어 저절로 커피 섭취량을 줄이기 때문이다. 이것은 학술적으로 증명되었다. 뉴욕 코넬 대학의 한 조사에 따르면 임산부들이 입덧을 느끼는 주요 식품들의 목록에서 커피가 맨 위쪽을 차지했다. 그래서 임산부들은 완전히 커피를 끊거나 최소한 부분적으로라도 커피를 포기하게 된다. 그러므로 임산부의 몸은 과다한 카페인 유입을 방지하기 위해 자체적으로 효과적인 방법을 가동하는 셈이다. 굳이 임산부에게 겁을 주고 엄격한 금지를 강요할 필요가 없다.

12

생선
에스키모인은 건강한가?

그린란드에는 약 5만 7,000명의 사람이 살고 있다. 대부분이 이누이트 족이다. 그들은 '에스키모(날생선을 먹는 사람들)'라는 이름으로 알려져 있는데, 그들 스스로는 이런 명칭을 당연히 명예훼손으로 느끼고 있으며, 자신들의 삶을 전혀 환상적이라고 생각하지 않는다. 그 이유는 북극의 날씨가 춥고 삭막하기 때문이 아니라 이곳 사람들이 예전의 식민 군주이자 오늘날의 그린란드 관리자인 덴마크의 재정적인 배려에 의존하고 있기 때문이다. 그래서 이누이트 족은 계속해서 재정적 독립을 시도하고 있다.

지난 몇 년 동안 그들은 관광산업에서 점점 더 좋은 성과를 거두었다. 매년 3만 명이 넘는 휴가객들이 이 지역을 방문했다. 그러나 이 중에서 절반은 육지에 전혀 들어오지 않고 크루즈 배에 머물러 있었다. 그런 경우에 한편으로는 이누이트 족이 관광객들의 호기심 어린 시선을 덜 받아도 되고 그들의 정원이 낯선 사람들에 의해 망가질 일이 없기 때문에 좋은 점도 있다. 그러나 다른 한편으로 크루즈 여행객들이 그린란드에서 돈을 쓸 기회가 없어진다. 그래서 이곳 사람들은 관광객들이 육지에 내리는 것을 훨씬 좋아한다. 그들은 아주 친절하게 고래 비계 한 조각을 관광객들에게 권하는데, 관광객들이 기름이 뚝뚝 떨어지는 껍질을 맛보고 나서 구역질을 억지로 참는 모습을 보며 즐거워하기도 한다.

그러나 고래 비계를 삼키고 육지 안쪽으로 시선을 던지던 관광객은 멋진 경관을 발견하면서 그만한 보상을 받게 된다. 관광객들은 섬의 북쪽으로, 즉 툴레를 향해 짧은 여행을 할 수도 있다. 그곳에 가면 관광객들은 아마도 전형적인 이누이트 시장에서, 얼음처럼 차가운 그곳 날씨를 그대로 닮은 사람들 중 한 명을 만나게 될 것이다. 그러나 시간이 주어지면 이누이트 인들은 실감나는 이야기꾼이 되고 자신들이 예전에 어떻게 토끼 사냥을 했고 지금은 왜 동일한 환경에서 그런 사냥을 할 수 없는지를 들려준다. 바로 동물보호 때문이라고 말이다.

그리고 이 시점에서 대부분 그들의 심한 불평이 터져나온다. 브리지트 바르도와 그린피스에 대해, 그리고 그린란드 사람들에게 아름다운 동물들을 가만히 놔두어야 하고 어차피 더 건강에 좋은 야채들을 먹는 것이 낫다고 요구하는 저널리스트들에 대해 불평을 토로한다. 이누이트 족이 그런 요구를 자신들의 문화에 대한 공격으로 느끼는 것은 당연하다. 왜냐하면 그것은 바이에른 지방의 전통적인 축제를 즐기러 온 사람들에게 맥주와 돼지고기를 빼앗으려는 시도와 같은 것이기 때문이다.

저널리스트들의 무리한 요구는 모순이다. 그들은 음식에 관한 이야기를 자신들이 원하는 대로 조작하고 있다. 그렇지 않고서야 한편으로는 이누이트 족에게 해양 생물계를 위협하는 식사 전통을 없애라고 강요하면서 다른 한편으로는 이누이트 족의 튼튼한 몸을 부러워하며 많은 양의 피쉬오일 알약을 먹는 일을 어떻게 설명할 수 있단 말인가?

건강한 뇌를 위한 기름진 생선?

생선이 건강에 미치는 효과에 대한 논쟁은 60년대에 크게 유행했다. 바로 덴마크의 학자들이 덴마크 인과 그린란드 인의 건강상태와 식이행동을 비교했을 때였다. 이 조사에서는 극지방에 사는 원주민들이 과일이나 야채를 거의 먹지 않았음에도 뚜렷하게 심근경색에 덜 걸리는 것으로 나타났다. 그러자 학자들은 이런 현상의 원인은 그린란드 사람들이 생선을 많이 먹기 때문이라고 여겼다.

그때 이후로 북쪽 극지방에 사는, 이 생선과 고기 애호 민족에 대한 전설이 끊임없이 퍼지고 있다. 특히 채식주의에 반대하는 사람들은 과일과 야채만이 강조된 식사의 장점을 허무맹랑한 이야기로 만들기 위해 그런 전설을 인용했다. 이때 당연히 생선 생산업자들과 피쉬오일 알약을 만드는 제약업체들의 이해관계가 건강미 넘치는 에스키모인의 이미지와 연관되어 있다는 점은 전혀 언급되지 않는다.

그 사이 오메가3 지방산은 — 이것이 피쉬오일의 주요 성분을 형성하므로 — 모든 사람들에게 알려져 있는 비타민과 거의 유사한 지위를 누리고 있다. 영양 정보 및 비타민 정보 연구회는 심지어 "인간 진화의 역사가 새롭게 쓰여야 한다"고 말하고 있다.

이들이 주장하는 새로운 역사는 이런 것이다. 호모 사피엔스는 그들의 식단을 어느 순간부터 오메가3가 풍부한 음식으로 바꾸었기 때문에 커다란 뇌를 갖게 되었다. 오메가3는 중앙 신경세포들의 보호와 성장 요소로 인식되고 있다. 그러므로 인간이 계속해서 모든 기능을 활발한 상태로 유지하려면, 그리고 우리 아이들이 열심히 공부할 수 있게 하려면 식단에 피쉬오일이 들어 있는 식품들을 첨가하거나 빵, 마가린, 계란과 같은 일상적인 식품에 오메가3를 넣어서 먹어야 한다. 왜냐하면, 이들의 주장에 따르면, 고등어나 연어와 같이 기름이 많은 생선은 흔히 유럽 사람들에게 인기가 없기 때문이다.

이보다 더 분명하게 피쉬오일의 섭취를 의도적으로 선전할 수는 없을 것이다. 이 연구회는 왜 이런 일을 하는 것일까? 아마도 그들이 제약회사인 DMS사로부터 재정적인 지원을 받고 있기 때문일 것이다. 이 네덜란드 제약회사는 2003년에 호프만 라 로체사로부터 '비타민과 정밀 화학 분야'를 인수했다.

DMS사의 회장인 피터 엘버딩은 당시에 이런 시도를 "독특하고 일관된 사업적 포트폴리오"라고 표현했으며, 다른 어떤 기업보다도 식품, 사료, 그리고 약품 분야에서 고객들의 요구를 충족시킬 것이라고 말했다.

에스키모인에 대한 만들어진 전설

　건강한 에스키모인에 대한 전설에는 수많은 술책과 간계들이 숨어 있다. 왜냐하면 이누이트 족의 건강상태는 전혀 최고가 아니기 때문이다. 그리고 이들이 전통적으로 거의 생선, 고래, 물개 고기만을 먹었던 때는 상황이 더 심각했다. 물론 이들은 심근경색 발병률이 낮았고, 고래의 기름진 속피부가 레몬보다도 더 많은 비타민을 함유하고 있기 때문에 비타민 C 공급은 충분했다. 그 대신에 이누이트 족은 우리보다 더 많이 뇌졸중과 호흡기 질환에 시달렸다. 그들의 건강은 전반적으로 매우 안 좋은 상태이다. 암환자 비율이 낮은 것은 단지 그들이 대부분 암에 걸리는 연령까지 살지 못했기 때문이다.

　1945년에 그린란드의 평균 수명은 남성의 경우 32세, 여성의 경우 38세였다. 오늘날에는 63에서 68세가 되었다. 아마도 의학적인 치료 체계가 개선되었고 이들이 더 이상 건강에 좋지 않은 토탄 조각으로 만든 집에 살지 않기 때문일 것이다. 게다가 카약을 타고 하는 고래사냥이나 물개사냥에서 목숨을 잃는 경우가 적어졌기 때문이다.

　다른 말로 하자면, 생활환경이 개선되었기 때문에 수명이 늘어난 것일 뿐, 갓 잡은 생선이나 냉동 피자 또는 어떤 음식이 그들의 식탁에 올랐는가 하는 것은 별로 중요하지 않았다는 뜻이다. 더구나 그린란드 사람의 3분의 1이 지금처럼 비자연적인 방식으로 죽지 않는다면, 즉 사고(대부분 알코올의 영향으로), 살인, 자살 등을 통해 죽지 않는다면 이들의 수명은 더 길어질 것이다.

　이런 상황이 이누이트 족의 근본적인 문제가 어디에 있는지를 분명히 보여주고 있다. 즉 진정한 문제점은 그들의 공격적인 성향과 알코올 중독, 절망감 등이다. 그리고 이런 절망은 예전보다 생선과 물개 고기를 덜 먹는 문제가 아니라 그들이 문화적으로 뿌리를 잃고 사회적으로 소외되었다고 느끼는 감정과 연관되어 있다. 그 외에도 이들에게는 미래에 대한 전망이 없다. 그린란드의 성인 중 90퍼센트가 실업자이고, 범죄율은 덴마크보다 36배나 높으며, 1,000명의 태아 중 800명이 낙태되는 현실 속에서 에스키모의 낙원은 전설과는 전혀 다른 모습을 하고 있다.

그리고 그린란드의 건강한 원주민에 대한 이야기는 또 하나의 난점을 지니고 있다. 즉 음식이 인간의 몸에 끼치는 영향은 지역에 따라서 전혀 다를 수 있다는 사실이다. 특별히 극지방의 생활환경에 익숙한 사람들이 과일과 야채 없이 잘 지낸다고 해서 그것이 다른 사람들에게도 반드시 해당되는 것은 아니다. 왜냐하면 멸종의 위기를 피하기 위해 환경에 적응하는 것은 진화의 기본 원칙에 속하기 때문이다. 그리고 바로 그렇게 이누이트 족의 장도 극지방에서 얻을 수 있는 음식에 적응된 것이다. 그들의 장은 우리의 장보다 짧고 단백질과 지방의 이용에 훨씬 더 유리하게 되어 있다.

만약 우리가 거의 생선과 고기로만 구성된 에스키모의 식단을 따라한다면 신진대사와 요산 수치 그리고 혈중 지방 수치가 크게 정상을 벗어나게 될 것이다. 반면에 이누이트 족이 통곡물 위주의 식사를 한다면 그들의 몸은 에너지 공급에 문제가 생기고 결국 무기력, 만성 피로, 집중력 저하 등의 증상을 보일 것이다. 그리고 이런 신체적 상태로 인해 복부 경련이나 위 혹은 장에 가스가 차는 일이 발생

할 수 있다. 그들의 장이 통곡물의 섬유질을 감당하지 못하기 때문이다. 인간의 소화기관은 수천 년 전부터 이미 익숙해진 것을 받아들일 때 비로소 기능을 가장 잘 발휘하는 것이다.

피쉬오일 알약에 대한 경고

그렇다면 오메가3가 생선을 많이 먹지 않는 중부 유럽 사람들의 건강에 정말 도움이 되는가 하는 의문이 생긴다. 지난 몇 년 동안의 학술적인 연구들이 이에 대한 의심을 품게 만들고 있다. 불포화지방산이 심장, 순환기, 암, 그리고 전체 사망률에 미치는 영향에 대한 연구가 90여 건이 있었고, 총 60만 명의 사람들에 대한 조사가 이루어졌다. 그러나 결과는 2005년에 영국의 이스트 앵글리아 대학의 리후퍼 교수 연구팀이 발표한 것처럼 결코 어떤 확실한 방향을 나타내지 않고 있다. "우리는 오메가3가 사망 위험과 심장순환기 질병에 대한 위험성을 감소시킨다는 어떤 결정적인 증거도 찾지 못했다." 또한 암을 저지하는 어떤 영향력도 증명되지 않았다.

특히 오메가3는 약 3,000명의 협심증 환자들, 즉 심장의 관상혈관에 생기는 질병 때문에 심장의 답답함을 토로하는 환자들을 대상으로 한 연구에서 좋지 않은 결과를 나타냈다. 이론대로라면 그들의 상태는 일주일에 두 번 혹은 그 이상 생선을 섭취하거나 피쉬오일 알약을 복용함으로써 개선되어야 했다. 그러나 실제로는 더 자주 갑작스런 심장순환기 이상을 보이면서 사망했다. 특히 이런 경향은 피쉬오일을 알약으로 먹는 사람의 경우에 두드러지게 나타났다. 컬리지 런던 대학의 전염병학자인 에릭 브룬너는 이런 사실로부터 오메가3 지방산이 특정한 조건하에서는 심장의 리듬을 방해할 수 있다고 생각하게 되었다. 지금까지는 이 성분이 오히려 심장의 리듬을 안정시키는 것으로 알려져 왔지만 말이다. 그러므로 만성적인 심장질환이 있는 사람의 경우에는 오메가3를 먹지 말아야 한다.

어쨌든 많은 연구 결과들이 피쉬오일이 모든 사람에게 똑같이 작용하지는 않는다는 점을 알려주고 있다. 왜냐하면 어떤 영양소가 건강에 긍정적인지 아닌지는 다른 많은 요소에 따라 달라지기 때문이다. 예를 들면 각 식품들의 혼합에 따라서 혹은 사람마다 다른 영양소 활용에 따라서 다른 결과가 나타난다. 그래서 콩이나 녹차와 같은 식품은 유럽보다는 아시아에서 확실히 더 긍정적인 효과를 보인다. 피쉬오일도 마찬가지다. 그린란드에서는 심장질환과 건강에 도움이 되었지만 다른 곳에서도 반드시 똑같은 기능을 하지는 않는다는 말이다.

피쉬오일 대신 견과류

그럼에도 불구하고 피쉬오일을 획일적인 잣대로 평가절하해서는 안 된다. 왜냐하면 여전히 분명한 사실은 오메가3가 이누이트 족뿐만 아니라 우리에게도 신경세포와 다른 체세포들의 막을 구성하는 중요한 성분이기 때문이다. 그리고 오메가3는 염증에도 중요한 역할을 한다. 오메가3가 부족하면 신경손상과 우울증을 유발할 수 있고 출혈 증세를 악화시킬 수 있으며 류머티즘과 피부염 증세를 더 심화시킬 수도 있다. 그러나 우리가 어느 정도 양의 오메가3를 먹어야 하는지에 대해서는 아직 확실한 결론이 나지 않았다.

독일 식품협회는 오메가3 지방산의 절대량이 곡물에 들어 있는 오메가6 지방산의 양에 비해 덜 중요하다고 강조하고 있다. 두 지방산의 비율은 약 5:1 정도가 되어야 한다. 그런데 이런 비율은 우리가 매일 피쉬오일 알약이나 생선을 먹지 않아도, 예를 들어서 해바라기씨 오일, 엉겅퀴 오일, 혹은 옥수수 오일 대신에 오메가3가 풍부한 유채씨 오일, 아마인유, 호두를 사용하고, 식단에 항상 견과류를 첨가한다면 얼마든지 충족시킬 수 있다.

대부분의 영양학자들은 일주일에 두 번 정도 생선을 먹으면 충분할 것으로 여기고 있다. 이것은 바꾸어 계산하면 우리의 총 식품 섭취량의 10퍼센트보다 확실히 더 적은 양이다. 그럼에도 불구하고 이런 적당한 양의 생선 섭취조차 앞으로 확보될 수 있을지는 불확실하다. 왜냐하면 세계의 대양이 무분별하게 남획되고 있기 때문이다.

양식장 생선의 문제점

생선은 건강에 좋은 식품이라는 인식 때문에 인기가 많은 식품 중 하나이다. 생선 섭취량은 매년 크게 늘어나고 있는데, 일본과 스페인 같은 경우는 전통적인 생선 애호가의 나라에 속한다. 세계적으로 생선에 대한 수요가 끊임없이 늘어나고 있기 때문에 상업적인 어획의 주요 어종들 가운데 60퍼센트가 위태로운 상황이 되었다. 여기에 속하는 생선들로는 대서양의 연어, 대구, 붉은 농어, 발트해산 대구,

가자미, 열대 새우 등이 있다. 지중해에서의 참치 수확은 1995년 이후로 85퍼센트나 감소했다. 예전에는 1년에 거의 1만 5,000톤의 참치를 육지로 잡아들였는데, 지금은 그때의 6분의 1도 잡지 못하고 있다.

이미 독일의 해양생물학자인 보리스 보름과 같은 학자들은 2048년에는 어부들이 빈 어망만을 바라볼 수도 있다고 경고한다. "많은 어종이 해마다 감소하고 있다. 어떤 어종은 90퍼센트가 넘는 감소율을 보이고 있다."

그런데 식품산업은 이러한 위태로운 상황에서도 어획량을 축소하지 않는다. 오히려 그들은 튀김옷을 입힌 생선요리에 바다 맛이 나는 속을 만들기 위해 희소가치가 있는 바다 생물들, 예를 들면 달팽이, 성게, 심지어 해파리 등을 활용하고 있다.

또한 잡동사니 생선들도 인기가 많다. 그런데 잡동사니 생선들을 직접 먹거나 냉동시키기 위해서 잡는 것이 아니다. 이런 생선들은 동물 사료 산업, 화장품 산업, 제약 산업을 위한 생선 가루와 생선 기름 등으로 가공된다. 좋은 시기에는 까나리, 빙어와 같은 작은 잡동사니 생선들이 북해에서만 140만 톤이나 잡히기도 했다. 그러나 이런 고기들을 잡기 위한 어망에는 청어도 걸리기 때문에 청어의 숫자도 현저히 감소 위험에 처해 있다. 물론 이러한 잡동사니 생선을 잡는 사람들이 생태계의 균형을 위협하고 있다는 점은 전혀 언급되지 않는다. 왜냐하면 그들이 잡는 생선들은 원래 다른 해양 생물들의 먹이이기 때문이다.

식품 회사들이 스스로의 잘못으로 생긴 생선 부족 문제를 해결하기 위해 사용하는 전략이 있다. 양식장을 만드는 것이다. 세계식품협회의 발표에 따르면 이런 양식장에서 1년에 4,550만 톤의 생선을 공급하고 있다고 한다. 이는 일반적인 어업(6,000만 톤)에 의해 공급되는 양보다 크게 적지 않다. 그러한 사육 시설에서 동물들에게 어떤 일이 일어나는지에 대해 말하는 것은 불필요한 일일 것이다. 그러나 분명한 사실이 있다. 양식장은 생선의 총개체수를 유지시키는 것이 아니라 심각한 위협이 되고 있다는 점이다. 왜냐하면 수백만 톤에 이르는 양식장의 생선들에게 먹이를 제공해야 하는데, 일반적으로 그런 먹이는 잡동사니 어획으로부터 얻는 플랑크톤, 피쉬오일, 그리고 생선 가루 등이기 때문이다. 물론 이런 일은 우리가 생태계에 대해 특별한 의식을 가지고 있지 않다면 별로 심각하게 여기지 않을 수도 있다. 그러나 때때로 생선을 즐기는 사람들이 결코 무시할 수 없는 사실이 있다. 양식장에서 나온 생선들이 심각한 건강상의 위험을 초래할 수 있다는 점이다.

난연재가 검출된 생선

건강과 식품 안전을 담당하는 바이에른 지방청의 검사 담당자들은 깜짝 놀랐다. 지중해산의 요리용 생선을 검사하다가 알 수 없는 화학물질을 발견했기 때문이다. 그들은 호헨하임 대학의 식품화학자인 발터 페터에게 도움을 요청했고, 그는 즉시 조사를 시작했다.

그 결과, 문제의 생선에는 예전에 계기판과 컴퓨터 케이스의 제작을 위해 난연재(불이 붙어도 연소가 잘 되지 않는 성질을 가진 재료-옮긴이)

로 사용되었던 것과 거의 동일한 형태인 폴리브롬화 물질이 다량 들어 있었다. 이 물질은 잠재적인 암 유발 요소로 간주되고 있어서 2004년에 유럽공동체에서 금지된 물질이다. 그런데 지금 이 물질이 다시 나타난 것이다. 그것도 자동차 같은 것에서가 아닌, 지중해산의 요리용 생선에서 말이다. 어떻게 이런 일이 일어날 수 있을까?

"폴리브롬화 물질이 지중해의 생선에 유입되고 이것이 다시 소비자의 접시에까지 올라올 것이라고는 누구도 예상하지 못했다"고 페터는 설명했다. 원래 이 독성물질은 자연의 세계에서는 좀더 하등한 동물들, 즉 바닷말, 해면동물, 연충 등에 의해 생성되는 것으로 적들을 깜짝 놀라게 하기 위한 수단이다. 그런데 이런 물질이 지금 지중해의 생선에서 나타나는 것은 근본적으로 바다에서의 남획에 그 원인이 있다. 왜냐하면 남획 현상으로 인해 생선이 부족해지자 점점 더 많은 요리용 생선들이 해안가 근처의 양식장으로부터 공급되고 있고, 페터가 강조하고 있는 것처럼, 그런 양식장이 정확히 폴리브롬화 물질을 생성하는 바닷말과 해면동물의 생활공간에 위치해 있기 때문이다. 다른 말로 하자면, 양식장의 물고기들은 하필이면 자연이 난연재의 생산자로 활동하는 바로 그곳에 살고 있다는 뜻이다.

폴리브롬화 물질이 들어간 생선이 우리에게 위험한지, 위험하다면 어느 정도로 치명적인지는 아직 밝혀지지 않았다. 그러나 우리는 상황을 잘 관찰해야 한다고 페터는 말한다. 왜냐하면 폴리브롬화 물질은 인간의 지방 조직에 축적될 수 있기 때문이다. 그 외에도 이런 물질은 흔히 해산물 요리 애호가들이 그렇게 좋아하는 '살아 있는 바다 향기'를 풍기기도 한다. 그리고 이런 경우 대단히 주의해야 한다. 생선 요리를 하는 식당에서 바다 향기가 난다고 해서 그것이 무조건 좋은 신호는 아닐 수도 있는 것이다.

양식장의 항생제 남용

가축 사육에서는 비육 촉진제로서의 항생제 사용을 많은 나라들에서 금지하고 있는 반면에 어류 양식에서는 대부분 아무런 제한이 없다. 그래서 어류 양식업자들은 물고기들을 박테리아 감염으로부터 보호하기 위해 양식장에 대량으로 항생제를 사용하고 있다. 일반적으로 이런 약품들은 사료와 함께 간단히 물속에 투여된다. 이때 많은 양의 항생제가 주변으로 퍼지는 것은 당연한 일이다. 미국의 미생물학자들은 양식장 근처에 저항력이 강한 박테리아 종류들이 점점 더 늘어나고 있다는 뚜렷한 증거를 발견했다.

이처럼 일종의 약품 처리가 된 양식 물고기를 먹으면 사람에게는 장 세균의 변화가 일어나게 되고, 그 결과 사람에게 해가 될 수 있는 병원균들이 저항력을 키울 수도 있다. 1992년에 라틴아메리카에서 콜레라 전염병이 발생했는데, 그 어떤 항생제에 대해서도 더 이상 반응을 하지 않는 병균 때문이었다. 이 병균이 강한 저항력을 갖게 된 것은 그곳에 있는 새우 양식장에서 무분별하게 항생제를 사용했기 때문이다. 칠레 한 곳에서만 해마다 110톤의 여러 가지 항생제가 동물 사육을 위해 사용되고 있는데, 이런 양은 일반 의학에서 사용되는 양보다 10배나 많다.

그래도 최소한 유럽에서는 좋은 소식이 들려오고 있다. 노르웨이 연어의 항생제 감염이 지난 몇 년 동안 감소했다는 것이다. 왜냐하면 물고기들에게 개별적으로 주사를 맞히고 양어장의 수용 밀도를 낮췄기 때문이다.

그 대신에 물고기 양식이 해로운 물질의 오염과 결부되는 문제는 여전히 남아 있다. 코넬 대학의 학자들은 2005년에 양식장 연어가 자연산 연어보다 살충제와 다이옥신과 같은 위험한 화학물질에 10배나 더 많이 오염되어 있다는 사실을 알아냈다. 그 대신에 양식된 연어는 확실히 더 많은 오메가3를 함유하고 있었다. 그러므로 소비자 스스로가 암과 파킨슨병에 걸릴 위험성을 감수하고 특별히 피쉬 오일의 강한 효과를 택할 것인지 결정해야 한다. 오늘날에는 소비사로서 식품을 구매하고 선택하는 일조차 결코 쉽지 않다.

아직 먹을 수 있는 생선은?

그런데 소비자가 마침내 자연산 생선을 선택하기로 결정했다면 과연 어떤 종류의 생선을 먹어야 할까? 생태학적인 측면에서 보면 당연히 대구, 붉은 농어, 가자미와 같은 극한 위기에 처한 생선들은 피하는 것이 좋을 것이다. 조금 덜 위태로운 생선들로는 바다 연어, 청어, 고등어 등이 있다. 그러나 이런 종류의 생선들로 메뉴를 완전히 바꾸는 것도 결국 현명한 일은 아니다. "왜냐하면 총개체수가 정상인 한 가지 생선이 다른 모든 종류의 대체품이 된다면, 이 생선의 총수에도 문제가 생기기 때문이다"라고 동물보호가이자 해양 생물학자인 페트라 다이머는 경고한다.

그러므로 보다 의미 있는 일은 생선을 구입할 때 총개체수가 안정적인 종류인지 신경을 쓰는 것이다. 이때 도움을 받을 수 있는 단체가 있는데 바로 해양관리협의회(MSC)이다. 이 단체는 1997년에 세계자연보호기금(WWF)과 글로벌 식품 콘체른인 유니레버에 의해 설립되었다. MSC 마크는 총개체수 유지가 가능한 어종에 속하는 생선들에게만 부여된다. 이런 마크를 확인하는 것이 아무것도 안하는 것보다는 훨씬 낫다. 그래서 예를 들어 유니레버의 자회사 브랜드인 이글로가 이런 마크가 있는 생선들만을 구매한 것은 확실히 옳은 방향으로 한 걸음 나아간 것이다.

그러나 그린피스 단체는 단지 어종 총수의 지속적인 회복에만 관심을 쏟게 되면 MSC 마크가 남획 영역에서 잡힌 생선에게도 부여될 수 있다고 경고한다. 다른 말로 하자면 수산업 업체들이 세심하게 신경을 쓰거나 혹은 최소한 그럴듯한 어떤 계획을 실행하면 물고기의 총수를 일단 안전하다고 판정될 수 있는 선까지 의도적으로 회복시킬 수 있다는 뜻이다. 그러나 이는 생태계 보호를 위해 MSC 마크를 도입한 우리의 의도에 완전히 어긋나는 행위이다.

13

요리 상식
고기는 살짝 구워야 제맛?

    친구들과 함께 요리를 만들어 먹기 위해 모일 기회가 종종 있다. 그럴 때면 다들 할 말이 많아진다. "나는 고기를 아주 살짝만 구울 거야." "나는 오이와 사과의 껍질을 벗기지 않아. 비타민 때문이지."

    그 외에도 모두에게 확실한 상식들이 있다. 생선에는 화이트와인이 있어야 하고, 고기 요리에는 레드와인이 확실히 제격이라는 등. 그러나 이런 모든 '진실'들이 더 자세히 들여다보면 진실이 아닐 수도 있다.

    먼저 식사의 첫번째 순서인 샐러드를 만들기 위해 오이와 당근을 준비할 때 우리에게 첫번째로 생기는 고민은 이런 것이다. 껍질을 벗길 것인가, 그대로 먹을 것인가? 많은 요리책과 몇몇 건강기관들의 안내서에서는 야채와 과일에 남아 있는 해로운 물질들은 세심하게 씻으면 현저히 줄어든다고 설명한다. 즉 씻기 작업을 통해 살충제, 환경오염 물질, 병균과 먼지 등이 제거된다고 한다. 그러나 실제로는 오염물질을 감소시키는 단일화된 방법은 없다. 먼지는 물로도 잘 제거되는 반면에 살충제, 납, 병균 등은 거의 모든 씻기 방법을 소용없게 만든다.

또한 슈투트가르트의 한 연구소는 살충제의 경우에도 구분을 해야 한다고 강조한다. 즉 식물의 표면에만 붙어 있는 종류와, 뿌리를 통해 들어가서 조직 안으로 침입하고 내부에 축적되는 종류를 서로 구분해서 다루어야 한다는 것이다. 왜냐하면 표면에 있는 독성물질에 대해서는 무엇인가 조치를 취할 수 있지만, 내부에 축적된 물질에 대해서는 그렇지 못하기 때문이다.

그러나 표면에 붙어 있는 살충제의 경우에도 제거하는 일이 그렇게 간단하지 않다. "가정에서 일반적으로 사용하는 부드러운 수건을 물에 적셔서 꼼꼼히 문질러 닦아내면 표면에 붙어 있는 대부분의 살충제가 제거된다"고 알트슈타트 지그마링엔 전문대학의 조사팀은 설명한다.

그런데 이 방법은 채소와 과일의 표면이 매끄럽고 너무 작지 않은 경우에만 효과가 있다. 그래서 토마토와 사과의 오염물질은 이런 방법으로 잘 제거된다. 그러나 딸기나 양배추는 그런 방법으로 해결할 수 없으며 체리와 포도의 경우도 수건으로 한 알씩 닦는 사람은 없을 것이다. 이때는 오염물질을 최소한으로 줄이기 위해 물을 함께 사용해야 한다.

수상한 과일 세척제

얼마 전부터 우리는 슈퍼에서 과일과 야채를 닦는 특수한 세척제들을 구입할 수 있게 되었다. 이런 세척제는 부드러운 계면활성제를 함유하고 있는데 오염물질을 흡착시켜 운반함으로써 세척 활동을 하는 물질이다. 여러 테스트들이 이런 세척제를 이용해서도 부드러운 수건만큼 오염물질이 잘 제거된다는 사실을 밝혀냈다. "그러나 우리는 이때 계면활성제를 과일이나 야채에 다시 남기게 된다"고 독물학자인 게하르트 빈터는 경고한다. 즉 과일과 채소를 씻을 때 이런 세제까지 완전히 제거되는지가 의심스럽다는 뜻이다.

더구나 소비자 잡지 《에코 테스트》가 실시한 조사에서는 다음과 같은 결과가 나왔다. 납 성분을 제거하기 위해 사과를 수도꼭지에 대고 있는 방법은 아무 소용이 없다. 마른 수건이나 뻣뻣한 과일용 솔이 더 효과가 좋다. 그러나 여기서도 표면의 상태가 문제가 된다. 즉 매끄러운 껍질을 가진 품종의 사과는 문질러 닦으면 납의 100퍼센트까지 제거할 수 있다. 그러나 거칠고 울퉁불퉁한 껍질의 사과 품종은 3분의 2 정도만 없앨 수 있다. 테스트를 시행했던 검사자들은 "그러나 납의 50퍼센트는 어쨌든 껍질에 있고 나머지는 그 밑에 축적되어 있다"며 과일과 야채의 껍질을 벗겨서 먹을 것을 권장하고 있다.

"사과의 껍질을 벗기고 먹는 사람은 가장 좋은 것을 내버리는 것과 같다는 것이 일반적으로 통용되는 의견이다. 그러나 우리의 검사 결과는 이런 주장을 확인해 줄 수 없었다"고 이들은 보고하고 있다.

즉 비타민 C의 60~80퍼센트는 과육에, 즉 열매의 내부에 들어 있다. 그러므로 사과의 껍질을 벗기고 먹는 사람은 이 비타민의 약 3분의 1 정도만을 내버리는 것이다. 미네랄 성분인 칼륨의 경우는 심지어 80퍼센트가 과일의 내부에 들어 있어서 사과의 껍질을 벗긴다 해도 전혀 큰 손실이 일어나지 않는다.

그러나 살충제의 문제에서 완벽하게 안전을 기하고 싶은 사람은 유기농 야채나 친환경 과일을 선택해야 한다. 유기농 야채 재배에서는 살충제 사용이 금지되어 있기 때문이다. 그런 경우라면 걱정 없이 껍질째 사과를 먹을 수 있다.

조개에 대한 안전 규칙?

두 번째 코스에서는 흔히 조개가 등장한다. 여기에는 흔히 알려진 '규칙'이 있다. 즉 조개는 9월부터 2월 사이에 먹는 것이 가장 좋다는 것이다. 이런 권장사항은 따뜻한 계절, 즉 3월부터 8월까지는 민감하고 단백질이 풍부한 조개가 금방 상할 수 있고 그로 인해 위와 장이 세균에 감염되거나 심지어 독성물질에 중독될 수 있다는 점 때문이다. 거기다가 따뜻한 계절에는 조개 안에 해초독이 들어 있을 위험이 있다. 왜냐하면 해초는 봄과 여름에 특히 번성하기 때문이다. 실제로 조개가 상할 위험은 따뜻한 계절에 가장 크다.

그러나 오늘날에는 어선뿐 아니라 슈퍼마켓 혹은 생선 가게까지 연쇄냉각장치가 잘 마련되어 있어서 일반적으로 신선함의 문제는 걱정할 필요가 없다. 그래서 지중해의 나라들 혹은 북해 해안가에서 잡은 조개들은 사계절 내내 식탁에 올라올 수 있다. 또한 지난 몇 년 동안 조개의 신선도에 대한 검사와 감독 체계가 매우 개선되어 문제가 있는 조개는 아주 드물게만 발견되고 있다고 헬고란드 생물학협회는 밝히고 있다. 특히 문외한들조차도 상한 조개는 쉽게 알아볼 수 있다. 신선하지 않은 조개는 끓을 때 저절로 열리지 않으므로 그런 조개는 먹지 말아야 한다.

위에서 말한 '규칙'이 안전한 조개 섭취를 보장할까? 그렇지는 않다는 사실을 EU의 식품 긴급경보시스템이 보여주고 있다. 이 시스템을 통해 특별한 문제가 있는 식품들을 조사하고 문제가 제기된 식품들에 대한 정보가 각 나라로 통보된다. 이 보고서를 읽은 사람은 위험하지 않은 달에도 조개에서 위험한 독성물질이 발견된다는 사실을 알게 된다. 예를 들어서 2006년 2월 13일과 14일에 스페인과 이탈리아 산의 살아 있는 조개에서 독성물질이 여러 번 발견되었다.

그러나 요리학적인 근거에서도 조개를 따뜻한 계절에 먹는 것은 별 의미가 없다. 갑각류가 번식에 몰두하는 시기인 봄에는 조개들도 힘이 빠져 있다. 이런 점이 맛에도 영향을 미치고 시각적으로도 눈에 띄는 변화를 일으킨다. 즉 조개들의 살집이 매우 빈약하다.

고기에 소금을 뿌리고 살짝 굽기?

이제 주요리에 대해 이야기해 보자. 구운 고기와 양배추가 준비되어 있다. 대개는 고기에 소금을 충분히 뿌려놓는다. 최소한 요리책과 잡지에 실려 있는 레시피들은 그렇게 충고하고 있다. 그러나 조심하라! 요리 연구가이며 프랑스 파리대학의 교수인 에르베 티스 뱅크하르트는 소금을 미리 넣지 말라고 권한다. 소금은 조리시에 고기의 즙을 감소시켜서 고기를 건조하고 맛없게 만든다. 이런 사실은 물리학적으로도 설명이 가능하다. 즉 세포의 수분은 항상 세포 외부의 소금과 섞이려는 경향을 보인다. 삼투현상으로 표현되는 이런 과정의 결과로서 결국 고기의 즙이 밖으로 배출된다.

또한 대부분의 요리책에서는 거의 언제나 고기를 아주 살짝만 구우라고 권한다. 그렇게 하면 고기의 미세한 구멍들이 축소되어 껍질이 형성되고, 이 껍질 때문에 고기의 즙이 밖으로 나오지 않게 된다고 한다. 고기 표면의 단백질이 열의 영향으로 응고되어 단단한 층을 형성하기 때문에, 이런 층으로부터는 고기의 즙이 빠져나올 수 없다는 것이다. 그러나 고기를 빠르게 살짝 굽는 것이 껍질을 형성시키고 즙의 손실을 막는다는 생각은 전혀 증명되지 않은 이야기라고 뱅크하르트는 이의를 제기한다. "이런 생각은 독일에서 영국과 미국으로 전파되었고 마침내 프랑스까지 오게 되었는데, 오늘날까지도 사람들은 혼란스러워한다."

그러나 생물학 책을 한 번이라도 읽어본 사람이라면 고기에는 열에 의한 일종의 손상인 껍질층이 형성될 때 닫힐 수 있는 구멍이 없다는 것을 알고 있다. 고기는 단백질을 함유하고 있는 근육세포로 구성되어 있을 뿐 작은 구멍들이 없다. 그보다는 고기 표면에 붙어 있는 단백질이 구울 때 캐러멜화 되어, 이로 인해 맛있는 껍질이 형성되는 것이라고 할 수 있다. 그러나 이 껍질이 아주 두꺼운 층은 아니다. 이런 사실은 빠르게 살짝 구운 경우에도 프라이팬이나 접시에 약간의 즙이 생기는 것을 보면 알 수 있다.

벵크하르트는 고기를 구울 때 익었는지 안 익었는지 확인하기 위해 포크로 찔러보는 행동을 하지 말라고 권한다. 그로 인해 비로소 수상한 구멍들이 생기고 고기즙이 밖으로 배출된다고 한다. 그러나 살짝 굽는 방법에도 장점이 있는데, 바로 조리 시간이 줄어든다는 점이다.

벵크하르트는 우리에게 고급 식당에서 흔히 하는 방법을 써보라고 권한다. 즉 낮은 온도에서 고기를 몇 시간(혹은 며칠) 동안 재워두는 것이다. 그러면 구이를 할 때 즙이 많이 나오고 살도 부드러워진다. 그리고 마지막으로 약간의 소금을 뿌려주어야 한다.

양배추에는 서리가 필요하다?

이번에는 양배추를 요리할 차례다. 흔히 일반적인 양배추를 사용하지만 꽃양배추든 오그랑양배추든 상관없다. 중요한 것은 서리가 내린 양배추여야 한다는 점이다. 그렇게들 말하지 않는가? 그런 양배추가 특별히 맛이 좋다는 것을 우리는 요리 잡지에서 읽어 알고 있다. "양배추 맛이 제대로 나려면 서리가 필요하다"고 요리 잡지들은 강조한다. 낮은 온도에서는 녹말이 양배추에게 부드러운 맛을 부여하는 당분으로 변하기 때문이라고 한다.

그러나 채소와 관상식물 연구소의 모니카 슈라이너는 이런 의견이 옳지 않다고 말한다. 《자이트》지에서 그녀는 식물 내에서 물질대사의 변화가 일어나는 데 서리는 전혀 필요하지 않다고 했다. 그런 현상의 배경은 전혀 다른 어떤 것이다. 즉 빙점에 가까운 정도의 낮은 온도에서는 양배추가 에너지를, 즉 당분을 덜 필요로 한다. 분해를 담당하는 효소들이 추위로 인해 활동에 제한을 받기 때문이다. 그러나 이와 동시에 광합성 작용을 통해서 당분의 형성은 계속된다. 그 결과 당분이 증가하고 식물은 전체적으로 더 달콤해진다.

그러나 양배추가 수확이 되면 이런 당분 형성의 과정은 작동하지 않는다. 그러므로 슈퍼에서 사온 양배추를 발코니에 놓고 서리나 추위가 맛을 변화시킬 것이라고 기대하는 것은 무의미한 일이다.

냉동, 해동, 냉동, 해동

방금 서리에 대한 이야기를 했으므로 냉동상태의 음식에 대해 알아보자. 양배추, 시금치, 고기, 혹은 피자 등 어떤 것이든 상관없이 냉동된 것을 한 번 해동시킨 다음에는 다시 냉동시켜서는 안 된다는 불문율이 통용되고 있다. 왜냐하면 냉동식품의 포장에 그렇게 쓰여 있기 때문이다. "해동 후에는 다시 냉동시키지 마세요!"라고 말이다.

그러나 이는 잘못된 생각이다. 냉동식품업체들의 이해관계를 대변하는 독일 냉동연구소는 분명 알고 있을 것이다. 즉 그런 경고가 만일의 경우를 대비하는 순수한 예방조치라는 것을 말이다. 왜냐하면 혹시 냉동상태의 식품 내부나 표면에 병균이 있었다면 해동을 한 후에는 그 병균이 늘어날 수 있기 때문이다. 그렇게 '오염된' 제품을 다시 냉동시키면 병균 수가 급격히 늘어날 수 있고, 이런 식품을 섭취하면 경우에 따라 문제가 생길 수 있다. 그러나 몇 가지 규칙을 잘 지킨다면 냉동되었던 식품을 다시 냉동시켜도 별 문제가 없다. 예를 들어서 냉동 야채로 요리를 준비할 때 한 번 끓인 야채는 저장을 위해 냉동해도 된다. 또한 커다란 고기 조각도 날 것이든 혹은 조리가 된 것이든 다시 냉동시킬 수 있다. 중요한 것은 잠깐 동안이라도 고기를 햇볕 아래나 따뜻한 부엌에 놓아두지 말고 서둘러 냉동실에 넣어야 한다는 것이다.

항상 결정적인 역할을 하는 것은 냉동식품이 '냉장고 밖에서' 보내는 시간이다. 이런 시간을 가능한 한 짧게 해야 한다. 익힌 뒤에 따뜻한 부엌 안에서 이미 3일이나 놓여 있던 시금치는 확실히 상했을 것이고, 이런 시금치는 냉동실이 아니라 음식물 쓰레기통으로 보내야 한다.

시금치를 다시 데운다?

여기에 덧붙여 시금치에 대해 더 알아보자. 물론 재냉동은 신중한 처리가 가능한 경우에만 권유되고 있기는 하지만 원칙적으로 시금치도 다시 데워서 사용할 수 있다.

그럼에도 불구하고 계속해서 시금치를 다시 데우면 안 된다는 주장들이 통용되고 있다. 그런 주장에 대해서는 다음과 같은 설명이 필요하다. 예전에 사람들은 대부분 알루미늄 그릇이나 유약이 칠해지지 않은 냄비에 요리를 했다. 그런데 끓거나 식을 때 냄비에 들어 있는 금속 성분의 일부가 시금치에 유입되어 몸에도 좋지 않을 뿐 아니라 맛도 떨어진다.

시금치를 다시 데워 사용하는 것에 반대하는 또 다른 이유는 시금치가 질산염을 많이 함유하고 있기 때문이다. 질산염이란 식물에서 당연하게 검출되는 물질이지만 과도한 비료로 인해 그 함량이 증가한다. 30에서 40도 사이의 온도에서 질산염은 박테리아에 의해 아질산염으로 변화한다. 그런데 아질산염은 특정한 조건하에서 음식물로부터 공급된 단백질과 결합하여 발암물질인 니트로사민을 생성한다. 그러므로 시금치를 다시 데우는 일을 하지 않는 것이 지극히 합리적이라고 한다.

그러나 오늘날에는 예전과 달리 냉장고라는 것이 있고, 그 안에서 적은 양의 시금치도 빠르게 냉동될 수 있어서 아질산염 박테리아가 활동하는 위험한 온도 범위를 아주 잠깐만 거치게 된다. 만약 시금치를 두 번 식탁에 올릴 계획이라면 한 번 삶은 뒤에는 일부분을 즉시 차갑게 식혀주어야 한다. 그러니까 시금치가 몇 시간 동안 따뜻한 상태로 부엌에 놓여 있어서는 안 된다는 말이다. 겨울에는 시금치죽을 밖에 내놓는 것이 가장 좋고, 따뜻한 계절에는 냉장고나 시원한 지하실에 놓아두는 것이 좋다. 한편 이것은 양배추, 꽃양배추, 붉은 사탕무와 같이 질산염을 함유한 다른 야채에도 해당되는 이야기다.

그러나 아주 어린 아기들에게는 다시 데운 시금치가 금지 식품이다. 갓난아기들의 경우에는 아질산염이 적혈구에 달라붙어서 산소 운반을 방해하기 때문이다. 성인들과는 달리 이런 증상은 회복이 어려워서 위황증이 올 수 있다. 아기들이 질식할 위험이 있다는 뜻이다.

디저트로 먹는 치즈

이제 메뉴의 마지막 코스인 디저트에 대해 이야기할 차례다. 조금 강렬한 맛의 디저트는 어떨까? 예를 들면 모듬 치즈와 같은 것 말이다. 서양에서는 "치즈가 위장의 문을 닫는다"는 말이 있다. 즉 디저트로 치즈를 먹는다는 뜻이다.

이 말은 기원후 1세기에 살았던 로마의 작가 대 플리니우스에게서 유래했다. 그가 말한 내용을 1730년도의 번역으로 옮기면 대략 다음과 같다. "몸이 평안하면 나는 치즈로 위장을 닫는다." 그의 이런 말을 근거로 해서 메인 요리 다음에 치즈 코스를 넣는 전통은 정식 코스 요리에서 여전히 이어지고 있는데, 달콤한 것을 디저트로 즐기는 독일보다는 프랑스와 그 외 남부 유럽의 나라들에서 자주 볼 수 있다.

그런데 잠깐만, 치즈가 위장의 문을 닫아야 하는가? 즉 디저트로 치즈를 먹는 것이 좋은가? 여기에 대한 설명은 이렇다. 치즈는 지방을 많이 함유하고 있어서 포만감을 느끼게 한다. 그러므로 주요리 후에 여전히 식욕을 느끼는 사람은 치즈를 먹고 최종적으로 배부름을 느끼게 될 것이다. 그러면 위는 가득 채워진다. 즉 문을 닫게 된다. 그러나 이런 일은 달콤하고 지방이 풍부한 디저트도 다 할 수 있는 일이다. 예를 들어서 수플레 혹은 초콜릿 무스와 같은 음식도 뛰어난 '마무리용 자질'을 갖추고 있다.

결국 치즈가 지방 성분 때문에 디저트로 좋다는 설명은 사람들을 충분히 이해시키지 못했기 때문에 학술적인 또 다른 해명이 필요했다. 그런 해명에 따르면 치즈 안에는 우리 몸에 포만감의 신호를 주는 특수한 물질이 존재한다고 한다. 즉 우리가 치즈를 씹으면 치즈가 식도를 통해서 위장으로 가고 거기서부터 다시 소장으로 간다. 이때 치즈 안에 들어 있는 지방산이 소화 과정에서 방출된다. 이 지방산이 우리 몸에서 호르몬과 유사한 어떤 물질의 분비를 유발하는데, 이 물질이 다시금 위장을 더 천천히 움직이게 하고 포만감을 주며 위장의 입구를 닫게 만든다. 그러면 위장의 신경이 뇌에게 메시지를 보낸다. "위장은 가득 찼음, 식사 중지!"

"그 외에도 치즈와 관련된 다양한 해명들이 있었지만 결정적인 근거가 되지는 못한다"고 작센의 영양협회 책임자인 베티나 베게너는 분명하게 밝히고 있다. 그녀는 우유에 관한 다양한 주장들을 자세히 검토했고 디저트로 치즈가 좋다는 생각은 '착각'이라고 결론 내렸다. 이런 생각은 오늘날까지 학술적으로 증명될 수 없는 일종의 생활의 지혜인 것이다.

그런데 치즈가 한 코스를 마무리하는 데 한 가지 장점은 있다. 왜냐하면 치즈의 칼슘, 인산염, 카세인 등이 치아의 법랑질을 다시 미네랄화시키기 때문이다. 이 말은 위의 성분들이 산을 함유한 식품 섭취로 인해 분해되었던 미네랄을 치아에 다시 공급해 준다는 뜻이다. 그런데 우리가 잘 씹어야 하는 치즈들, 즉 단단한 종류의 치즈, 슬라이스 치즈, 혹은 중간 정도로 단단한 치즈를 먹게 되면 그런 작용이 특별히 잘 일어난다. 집중적인 씹기를 통해서 침 분비가 시작되고, 침은 입 안에 존재하는 산을 희석시키고 씻어낸다. 그러면 미네랄 물질은 법랑질에 부착되어 치아를 더 단단하게 만든다.

체리 + 물 = 복통?

사실 가장 인기 있는 디저트는 과일이다. 특히 유럽 남부의 나라에서는 주요리 후에 다양한 종류의 과일이 나오는 코스가 필수적이다. 그런데 테이블에 아직 놓여 있는 물이 어떻다는 말인가? 체리와 물, 두 가지를 함께 먹으면 배가 아프다는 내용이 오래된 아이들의 노래 가사에 들어 있다. "체리를 먹고, 물을 마시면, 배가 아파요, 아주 아파요."

그런데 생물학과 화학 전문가인 안탈 보그나르는 이 오래된 상식이 틀렸다고 주장한다. 이런 경고는 수질이 대단히 좋지 않았던 시절에 나온 것으로 당시의 물속에는 병균이 많았기 때문이라고 한다. 수질이 좋지 않은 물을 마시고 거기다가 껍질에 병균과 효모가 우글거리는 과일까지 먹으면 이 혼합물이 위장을 심하게 망가뜨릴 수 있다. 왜냐하면 과일 속의 탄수화물이 과일 표면의 효모와 물의 영향을 받아 알코올과 이산화탄소로 발효될 수 있기 때문이다. 물과 과일 껍질에 병균이 많으면 많은 양의 가스가 차게 되고, 이것이 복통을 유발한다. 물론 이런 복통이 치명적이지는 않다. 그러나 오늘날에는 식수가 깨끗하기 때문에 물과 과일을 함께 먹어도 전혀 문제가 없다.

그런데 예를 들어서 사과와 물의 섭취에 대해서는 아무런 말이 없고, 하필이면 체리나 다른 핵과(매실, 자두 등)와 물의 섭취에 대한 경고만이 있는 이유는 핵과의 크기와 상관이 있다. 체리, 오얏, 자두 등은 사과에 비해 병균이 묻을 수 있는 표면이 더 많기 때문이다.

생선에는 화이트와인, 고기에는 레드와인?

그 다음으로는 요리와 동반되는 음료에 대해 알아보자. 우리는 식사와 함께 마시는 와인을 언제나 전통적인 방식으로 선택하고 있다. 식당에서 생선 요리를 주문하면서 어떤 와인을 마셔야 할지 물어보면 거의 확실하게 이런 대답을 듣게 된다. "화이트와인이요." 그러나 이러한 진부한 생각이 손님들에게 새로운 시도의 가능성을 빼앗아간다고 와인연구소 전문가들은 말한다. 왜냐하면 생선도 레드와인을 좋아하기 때문이다.

물론 바다연어나 송어와 같은 부드러운 생선 요리에 가벼운 화이트와인을 곁들여 마시는 것에는 전혀 반대할 이유가 없다. 그러나 레드와인과 대단히 잘 어울리는 생선 요리들도 많다. 예를 들어서 구워서 마늘을 곁들인 가재 요리와 차가운 레드와인, 포르투갈이나 트롤 산의 레드와인은 환상적인 조합이다. 또한 참치 요리와 레드와인도 궁합이 좋다.

심지어 훈제 생선도 레드와인과 잘 어울린다고 함부르크의 소믈리에 헨드릭 토마는 추천한다. 그는 레드와인과 생선의 결합을 옹호하는 사람들 중 한 명이다. "와인을 마실 때 너무 획일적으로 생각하는 사람은 누릴 수 있는 즐거움의 큰 부분을 포기하는 것이다." 그러나 여기에도 금기사항이 있는데, 스시와 같은 날생선과 레드와인은 맞지 않는다는 점이다.

또한 치즈와 관련된 와인의 교리도 완전히 재조명되어야 한다. "레드와인은 치즈와 함께 마셔야 한다는 오래된 규칙은 단지 절반의 경우에만 맞는 이야기"라고 미식 비평가인 볼프람 지벡은 말한다. 많은 종류의 치즈들, 특히 염소젖으로 만든 치즈 종류는 여러 면에서 레드와인보다는 화이트와인과 더 잘 맞는다. 그렇다면 어떤 종류의 화이트와인을 선택하는 것이 좋을까? 이 문제의 대답은 마치 신붓감 선택처럼 대단히 어려운 일이라고 지벡은 말한다.

모든 고기 요리에는 자동적으로 레드와인이 필요하다는 생각은 잘못되었다. 닭고기나 오리고기 혹은 돼지고기를 이용한 중국 음식은 화이트와인과 아주 잘 맞는다. 또한 이탈리아 방식으로 얇게 저민 돼지고기 구이도 화이트와인과 잘 어울리는 음식이다.

와인 다음에 맥주?

혹은 한 잔의 맥주를 식사와 함께 마시는 것은 어떨까? 그런데 이런 말이 있다. "와인 다음에 맥주, 참는 것이 낫다. 맥주 다음에 와인, 그것은 권할 만하다." 흔히 통용되는 상식에 따르면 이런 음료의 순서를 지키지 않는 사람은 몸에 이상이 생길 수 있다고 한다. 그러나 이런 충고는 아마도 오래 전에 경제적인 이유에서 생겼을 것이다. 19세기에는 보통의 국민들이 맥주를 마셨고, 비싼 와인은 부자만 누릴 수 있는 특권이었다. 우아한 와인을 마시는 사람이 가난한 자들의 음료인 맥주 때문에 와인 맛을 망치고 싶지 않았던 것이다.

그렇다면 술마신 다음날의 두통은 무엇 때문일까? 무엇보다도 전날 마신 술의 질과 양에 달려 있다. 값이 싸고, 강하게 발효된 와인과 질이 낮은 브랜디는 깨끗한 소주, 혹은 품질이 좋은 와인보다 훨씬 더 빨리 두통을 느끼게 한다.

맥주로 먼저 시작을 하고 그 다음에 도수가 더 높은 와인을 마셔야 하는 이유는 최소한 위가 비어 있을 때 해당될 수 있다. 즉 먼저 약간의 맥주를 마시면 와인을 마실 때 위장에는 이미 작은 맥주의 호수가 만들어져 있다. 그러면 와인의 도수가 희석되고 알코올이 점진적으로 혈액 속을 통과한다. 그 결과 우리는 즉시 술기운을 느끼지 않고 아주 천천히 알코올의 효과를 감지하게 된다. 반면에 위장에 알코올이 전혀 없는 상태에서 와인을 마시고 뒤에 맥주를 마시면 알코올은 바로 혈액 속으로 퍼지게 된다.

늦은 식사는 살찐다?

흔히 저녁식사가 진행되는 동안에 분명히 이렇게 말하는 사람이 한 명쯤은 있다. "원래 늦은 저녁에는 이렇게 많이 먹으면 안 돼요. 살이 찌거든요."

그러나 실제로는 늦은 밤의 식사가 체중에 어떤 영향을 미치는지 전혀 분명하지 않다. 최근에 독일 영양협회는 여기에 대한 다양한 연구들을 살펴보았고 다음과 같은 결론에 이르렀다. "지금 존재하는 몇 안 되는 조사들이 전반적으로 모순이다." 어떤 연구들은 식사 시간이 체중에 아무런 영향을 끼치지 않는다고 발표했다. 또 다른 연구들은 하루의 마지막 식사를 늦은 시간에 하는 여성들이 충분한 양의 아침식사를 하는 여성들보다 하루 종일 더 많은 칼로리를 섭취하게 된다는 결론에 도달했다. 아침식사를 많이 하는 것이 저녁 때의 풍성한 식사보다 훨씬 더 체중감량에 도움이 되었다는 것이다.

그렇다고 해서 저녁을 억지로 굶을 필요는 없다. 물론 비교적 새로운 경향의 체중감량 방식에서는 17시 이후에는 더 이상 음식을 먹지 말라고 권한다. 왜냐하면 늦은 식사는 살을 찌게 만들기 때문이라고 한다. 그러나 남부 유럽 사람들은 평균적으로 독일 사람들보다 덜 뚱뚱하다. 이탈리아, 스페인, 프랑스에서는 대부분 늦은 시간에 저녁식사를, 그것도 아주 포식을 하는 경향이 있는데도 말이다.

늦은 밤의 식사가 몸매를 망가뜨리지 않는다는 최고의 사례는 바로 이슬람교도들이다. 그들은 단식 기간인 라마다 기간 동안에는 낮에 음식을 먹을 수 없다. 그리고 해가 진후에 비로소 배를 채울 수 있는데, 이때 3,000칼로리는 충분히 먹는다. 이것은 성인이 하루에 필요한 열량보다 800칼로리가 더 많다. 그럼에도 불구하고 이들이 단식 기간에 살이 찌는 경우는 거의 없다.

양념
요리, 치료, 그리고 방사선 사이에서

　인간의 역사에서 양념이 언제 처음으로 출현했는지는 오늘날까지도 분명하게 밝혀지지 않았다. 중국 전설에 따르면 5,000년도 더 전에 살았던 신농 황제 덕분에 우리가 지금 양념을 사용하게 된 것이라고 한다. 그러나 어디까지나 전설일 뿐이다.

　분명한 사실은 기원전에 양념은 요리에서만큼이나 의학적으로도 중요했다는 점이다. 기원전 1,000년경에 만들어진 인도의 전통의학인 아유르베다 교리에서도 양념이 결정적인 역할을 하고 있고, 기원전 1,550년경에 쓰인 한 의학 문서는 이집트인들에게 아니스, 호로파, 캐러웨이, 계피, 생강, 미르라, 겨자, 참깨와 다른 많은 양념들이 알려져 있었다고 했으며, 당시에는 이런 양념들을 요리보다는 시체의 방부처리와 신체 관리, 그리고 집의 소독을 위해 사용했다.

또한 고대 그리스인들도 양념을 다양한 질병의 치료제로 여겼다. 히포크라테스는 여러 가지 양념을 자신의 약초 목록에 포함시켜 활용했다. 엠페도클레스는 불, 공기, 물, 땅, 이 네 가지 요소가 건강 유지를 위해 균형을 이루어야 한다는 자신의 이론을 양념이 사용되는 모습을 관찰함으로써 발전시키게 되었다고 한다. 디오스코리데스는 알려져 있는 모든 양념을 자신의 저서 《마테리아 메디카》에서 최초로 총정리하였다.

한편 고대 로마에서는 양념이 지닌 건강학적인 장점들이 별 의미를 지니지 못했다. 로마인들은 철학적, 의학적인 성찰보다는 실용적인 삶과 감각적인 즐거움을 더 중시했기 때문이다. 그들은 양념을 뛰어난 기술로 재배하고, 특별한 것들은 향료로 사용하기 위해 외국에서 수입해 온 최초의 사람들이었다. 이런 점은 수년 동안 변함이 없었다. 그런데 로마인들이 무역세계에서 우위권을 잃게 되었고, 이런 상황이 중세시대까지 계속되자 중부 유럽의 요리사들은 자체적으로 양념을 개발하게 되었다.

그후 1948년에 포르투갈의 항해자들이 인도 서부 해안의 가장 중요한 항구도시인 칼리쿠트에 도달했다. 이들은 양념과 다이아몬드를 가지고 고향으로 돌아왔고, 동시에 포르투갈과 활발한 무역을 원한다는 서부 인도 지배자들의 의사도 전달하였다. 그럼으로써 양념 거래에서 완전히 새로운 판도가 열리면서 무역량도 폭발적으로 늘어났다. 언제나 그렇듯 많은 사람들이 무역 관할권을 원하게 되자 아라비아, 베네치아, 포르투갈, 스페인, 네덜란드 사이에서 양념 무역의 우위권을 차지하기 위한 수많은 다툼이 발생했다. 이처럼 과열

된 경쟁이 사업을 활성화시켰고, 생산량이 많아지게 되자 양념 가격은 급격히 떨어졌다.

이런 상황은 오늘날에도 해당된다. 사프란을 제외하고 양념은 더 이상 사치품목이 아니다. 그리고 양념은 예나 지금이나 가난한 생산 국가들의 중요한 경제 품목이 되고 있다. 양념의 대부분이 인도로부터 생산되고 있으며 인도네시아, 브라질, 마다가스카르 등이 뒤를 잇고 있다. 파프리카는 대부분 헝가리에서 생산되고 있으며, 유럽에서 사용되는 캐러웨이는 대부분 폴란드에서 온다.

전체 매출액에서 가장 큰 비율을 차지하는 양념은 후추이고, 그 뒤로 파프리카, 캐러웨이, 고수, 머스켓, 계피 등이 있다. 이런 양념들의 사용과 관련해서 우리는 지난 몇 년 동안에 인상적인 르네상스를 겪었다. 왜냐하면 양념들이 한편으로는 그 어느 때보다도 많이 요리에서 사용되었고, 다른 한편으로는 다양한 식물성 약품으로도 가공되었기 때문이다.

이런 상황이 얼핏 듣기에는 양념이 요리와 치료에 똑같이 사용되었던 예전의 경우처럼 긍정적으로 들린다. 그러나 시대가 변했다. 양념이 요리를 위해 사용되던 장소는 어머니들의 주방에서 식품 공장으로 바뀌었다. 그리고 더 이상 양념 사용은 예전처럼 긍정적인 이미지를 유지하고 있지도 않다.

은폐되는 양념

오늘날 양념이 세계 무역에서 차지하는 양은 1년에 40만 톤에 달한다. 즉 양념은 대량으로 소비되는 상품이 되었다. 그것은 역설적인 일이기도 한데, 왜냐하면 양념의 가치라는 것은 적은 양을 사용해서 식사시간을 더 즐겁게 만드는 데 있기 때문이다. 기원전 6세기에 살았던 중국의 철학자 노자는 이미 경고한 바 있다. "너무 밝은 빛은 시각을 위협하고, 지나친 소음은 청각을 마비시키며, 너무 강한 양념은 미각을 망친다." 그러므로 양념이란 요리의 맛을 살리기 위해 되도록 아껴 쓰고 적절히 사용하는 데 그 의미가 있다. 그런데 이제는 이런 말을 더 이상 할 수 없게 되었다.

한 나라에서 사용하는 양념의 많은 부분이 식품업체들에 의해 소비되는데, 그 중의 대부분이 육류 생산업체이다. 이들에게는 양념을 이용해서 요리의 맛을 더 좋게 만들기보다는 열등한 품질의 식품을 소비자의 입맛에 맞게 만드는 일이 더 중요하다. 예를 들면 싱싱하지 않은 상품을 양념의 도움으로 마치 방금 시장에 도착한 것처럼 만드는 전략이 사용된다는 말이다.

식품 화학자인 울리히 게르하르트는 그 외에도 수많은 나라들에서 '무절제한 양념 사용'이 잘못된 영양섭취를 유발하고 있다고 경고한다. 그 이유는 엄청난 양의 양념 사용으로 인해 요리가 진하고 자극적인 맛을 내게 되어 사람들이 먹을 때 제어를 할 수 없어지기 때문이다.

여기서 우리는 이의를 제기할 수도 있을 것이다. "내가 더 많이 먹게 될 수는 있겠지만, 그 대신에 양념이 지닌 건강상의 이점들을 누릴 수 있지 않은가?" 그런데 여기에 난점이 있다. 양념의 향기와 성분들은 휘발성이라서 식품의 가공 과정에서 마치 햇볕 속의 눈처럼 사라지고 만다.

그 외에도 양념은 흔히 식품이 일종의 상품으로서 피해야 할 색깔, 즉 식욕을 떨어뜨리는 색깔을 내게 만든다. 예를 들어서 누가 푸딩에 들어 있는 갈색의 바닐라 반점들을 좋아하겠는가?

그러므로 양념은 지속성과 시각적 측면에서 마이너스 점수를 받고 있고, 이 때문에 원래의 형태대로 사용되는 경우가 매우 드물다. 그래서 푸딩에는 바닐라 열매 대신에 바닐라 엑기스를 사용하는데, 이것은 눈에 띄지 않을 뿐 아니라 실질적으로 유효기간이 무제한적이다. 혹은 합성된 바닐라 향료인 바닐린을 사용하는데, 이것은 리그닌술폰산, 즉 제지작업의 부산물이나 스트렙토미세스와 같은 균류들로부터 얻는다. 이런 인공 양념들 덕분에 많은 비용이 절약되는데, 왜냐하면 종이나 박테리아가 아무래도 진짜 바닐라 열매보다는 더 흔하게 구할 수 있기 때문이다. 이런 이유에서 세계적으로 합성된 바닐린이 진짜 바닐라 열매보다 300배나 더 많이 사용되고 있는 것은 놀랄 일이 아니다.

프랑크푸르트 괴테 대학의 식품화학자인 아르민 모잔들은 식품에 사용되는 모든 향료의 절반이 전혀 '자연적이지' 않은, 기껏해야 '자연과 동일시되는', 즉 실험실에서 자연을 모방하여 만든 것이라고 말한다. 그런 성분들은 원래 포장에 표기되어야 하지만 흔히 많은 것들이 은폐되고 있다. 더구나 박테리아로 만들어진 바닐린과 같이 바이오 기술에 의해 생산된 향료는 완전히 합법적으로 '자연적인' 것이라고 표기될 수 있다는 점도 문제이다.

오염된 유기농 국수

양념의 또 다른 결함은 흔히 독성물질에 오염되어 있다는 점이다. 바이에른의 건강 및 식품안전관리청은 2005년에 많은 양념에서 곰팡이 독소인 아플라톡신과 오크라톡신 A를 발견했다. 특히 파프리카와 혼합된 양념들이 독성물질로 오염되어 있었다. 매운맛이 나는 양념은 어떤 것이든 모두 독성물질을 함유하고 있었다. 매운 파프리카, 카레, 칠리의 경우도 상황이 더 낫지 않다. 이 양념들의 경우는 검사물의 77에서 90퍼센트가 중독되어 있었다.

또한 소비자 잡지 《에코 테스트》는 후추, 파프리카, 카레 가루 등을 포함해서 36가지의 다양한 양념들을 검사한 후 많은 양념들이 '맛(풍미)이 없다'는 판단을 내렸다. 어떤 검사에서는 곰팡이 독소와 더불어 위험해서 사용이 금지된 색소인 수단레드가 발견되었다. 이것은 소화 과정에서 암을 유발하고 유전자를 변형시키는 것으로 알려진 물질로 분해된다. 수단레드는 유럽에서 식품에는 사용하지 못하도록 법으로 정해져 있고, 구두약과 디젤기관용 연료의 색상에 사용된다.

충격적이게도 이 잡지는 금지된 색소를 무공해 식품에서도 발견했다. 빨간색 혹은 검은색으로 물들인 국수와 다양한 종류의 양념 소스를 검사한 결과 15개의 검사품목 가운데 5개에서 금지 색소가 발견되었다. 검은색과 빨간색의 유기농 국수가 특히 압도적이었다. 이 국수의 수단레드 수치는 천문학적으로 높아서 '부적절'하다는 판정을 받았다.

광선을 이용한 살균처리

양념은 유해한 물질에 쉽게 오염된다. 또한 최고의 시각적 효과를 위해(음식은 일단 보기가 좋아야 하기 때문에) 양념을 흔히 X-선, 감마선, 혹은 전자광선을 이용하여 처리한다. 이런 사실은 공개적으로 표기되어야 하지만, 유감스럽게도 반복적으로 '망각'되고 있다.

독일의 소비자보호 및 식품안전관리청은 이런 측면에서 특히 즉석 수프, 냉동 피자, 그리고 아시아 국수와 파티용 스낵 등에 주의를 기울였다.

물론 방사능 물질이 검출되지는 않았지만 그런 처리 방식이 건강에 해가 될 수 있는지에 대해서는 아직 완전히 해명되지 않았다. 단지 그런 처리가 된 식품은 향미가 덜 하다는 점만은 분명하다. 그래서 최근에는 많은 식품 생산업체들이 그런 방법을 포기하고 있다. 물론 그들은 이때 고객들이 방사선을 쏘인 음식은 별로 먹고 싶어하지 않을 것이라는 점을 염두에 두고 있다. 안전을 기하기 위해서는 유기농으로 생산된 양념을 선택하는 것이 좋다. 유기농 방식에서는 광선 사용이 금지되어 있기 때문이다.

반면에 양념의 원료, 즉 양념식물 자체의 특성이 식품 회사들의 의도적인 개입으로 인해 변화되는 일에서는 우리가 별다른 영향력을 행사할 수 없다. 그런데 이런 양념도 건강에 해로울 수 있다. 가장 대표적인 사례가 바로 계피이다.

의약품으로서의 계피?

계피는 이미 4,500년 전에 중국인들이 양념으로 사용하기 시작했다. 얼마 뒤에는 계피가 지닌 의학적인 특성, 예를 들면 설사병 치료제로서의 기능이 발견되었다. 그때 이후로 계피는 특효를 지닌 동양의 의약품과 식품으로 분류되었다. 계피의 유럽 전파는 포르투갈이 실론 섬을 발견함으로써 가능했다. 오늘날 계피는 세계적으로 가장 많이 사용되는 양념 중 하나이다.

특히 계피가 당뇨병에 대한 잠재적인 치료제로서 집중적인 조명을 받게 된 것은 2003년에 진행된 파키스탄과 미국의 공동연구 때문이었다. 여기서 학자들은 학문의 역사에서 흔히 있는 일이듯 우연한 기회에 놀라운 결과를 접하게 되었다. "우리는 널리 소비되고 있는 식품들이 혈당에 미치는 영향에 대해 조사하는 중이었다"고 연구 책임자인 리처드 앤더슨은 말한다. "계피쿠키에 대해서 우리는 사실 나쁜 결과를 예상했다. 그런데 정반대의 상황이 벌어졌다. 계피가 들어간 쿠키는 혈당수치를 저하시켰다."

이어서 당뇨병에 걸린 환자들을 대상으로 계피를 실험했다. 이 실험에서 매일 1에서 6그램의 계피를 섭취한 사람들은 14일 후에 오로지 가상 의약품만을 섭취한 그룹보다 29퍼센트까지 혈당수치가 내려갔다. 또 다른 연구는 계피의 성분인 타닌산이 체세포의 인슐린 수용체를 활성화시키고 그로 인해 혈당 운송 호르몬의 작용을 개선시킨다는 사실을 확인했다.

그러나 이 모든 연구 사례들도 계피가 진정한 당뇨병 치료제라는 증거는 아니다. 그래서 앤더슨도 계피를 당뇨병과의 싸움에서 나타난 '희미한 희망의 빛'으로 보고 있고, 동시에 절대적으로 더 자세한 조사가 필요하다고 여긴다. 왜냐하면 약 2억 5,000만 명이 당뇨병으로 고생하고 있고, 해마다 400만 명이 사망하고 있으며, 효능이 입증된 어떤 치료제도 없는 상황에서 아주 희미한 희망도 무시되어서는 안 되기 때문이다. 그러므로 매일 마시는 차 속에 한 조각의 계피를 녹여서 먹는다면 전혀 나쁠 일이 없을 것이다. 그렇지 않은가?

그런데 2006년 초에 계피에 대한 기대감이 큰 손상을 입게 되었다. 즉 독일 노르트라인 베스프팔렌 지방의 식품 검사원들이 계피쿠키에서 1킬로그램당 최대 76.4밀리그램의 쿠마린(무색 결정성 유기화합물. 향료로 많이 쓰임-옮긴이)이 발견되었다고 보고했다. 쿠마린의 허용치는 단 2밀리그램에 불과하다. 통카콩의 방향성분인 쿠마린은 민감한 사람들에게는 간 손상을 유발할 수 있다. 그해 감독청은 대량의 계피쿠키를 슈퍼마켓 진열대로부터 수거하도록 조치했다. 당뇨병에 대한 연구 결과로 인해 그 동안 자연식품점에서 인기가 높았던 계피 캡슐도 비판의 대상이 되었다. 독일연방 위해평가원에 따르면 이런 캡슐은 일정한 위험성을 지닌 의약품으로 구분해야 하며, 무해한 보조식품으로 여겨서는 안 된다고 한다. 와파린과 다이쿠마롤과 같이 쿠마린을 함유하고 있는 다른 캡슐들은 이미 오래 전부터 혈전 방지 의약품으로 사용되고 있다.

그런데 전통적으로 많이 써 왔던 약용 양념인 계피가 어떻게 건강에 위험한 요소로 변하게 되었을까? 그 대답은 식품 회사들의 전략에서 찾아야 할 것이라고 생물학자인 게오르기오스 판달리스는 말한다. 물론 쿠마린의 높은 수치는 특정한 계피, 즉 카시아 계피에서 만 발견되고 있다. 전통적으로 많이 사용되어 온 실론 계피는 문제가 되는 물질의 함량이 매우 낮다. 그런데 카시아 종류가 더 저렴하고, 향기도 일정하며, 기술적인 가공의 고통도 더 잘 이겨낸다.

이런 특성 때문에 카시아 계피가 식품 생산업자들에게 인기가 많고, 수마트라부터 마다가스카르에 이르는 재배지에서나 실론 자체에서도 실론 계피는 점점 더 찾기가 힘들어지고 있다. "식품산업의 압력으로 인해 어떻게 전반적인 식물학적 분포와 상황이 달라지는지를 보여주는 사례"라고 판달리스는 설명한다. 사실 이런 일은 일반적이다. 두꺼운 껍질을 가진 오늘날의 양식 토마토들이 오래 전에 아즈텍 족이 재배한 부드럽고 약한 껍질의 토마토들을 몰아낸 사례도 있었다.

소비자로서 이런 상황에 잘 대처하는 일은 결코 쉽지 않다. 아마추어에게는 두 종류의 계피를 구분하는 일이 간단하지 않기 때문이다. 그리고 계피를 함유한 제품에 생산지 표시가 되어 있는 경우는 매우 드물고, 있다고 해도 잘못된 경우가 많다. 그러나 불안해할 필요는 없을 것으로 보인다. 왜냐하면 아직 계피로 인해 유독성 물질에 중독된 사례는 한 번도 없었기 때문이다. 카시아 계피의 경우도 마찬가지이다. 아마도 그 이유는 쿠마린이 일종의 약제로서 단독으로 존재할 때는 위험 요소가 되지만 계피 식물에 들어 있을 때는 다른 물질에 의해 제어를 당하기 때문으로 보인다. 또한 과도한 양의 계피를 섭취해도 큰 문제가 되지 않는데, 왜냐하면 쿠마린은 아주 오랜 기간 사용할 때 비로소 위험해지기 때문이다.

양념에 대한 모든 것

유기농 방식으로 재배된 양념을 각자 음식에 직접 뿌려 먹고, 과도하게 사용하지 않는 한 양념은 건강을 촉진하는 효과가 더 크다. 이런 효과는 양념을 보다 안전한 방법으로 사용할 때 더 높아진다. 즉 분쇄기로 금방 간 후추나 갓 빻은 생강과 강황(쿠르쿠마)이 가공된 양념 가루보다 훨씬 더 낫다는 말이다. 왜냐하면 식품업체에서 양념을 가루로 만들고 그 가루를 저장하는 과정에서 수많은 성분이 손실되기 때문이다.

다음은 널리 알려져 있는 양념들이 건강에 끼치는 영향에 대해 정리한 내용이다.

달래 – 혈액을 위한 유황욕

동맥경화증, 암, 고혈압과 관련해서 대부분의 사람들이 마늘의 효능에 대해서는 자주 말하지만 그 친척뻘인 달래에 대해서는 별로 언급하는 일이 없다. 약효가 좋기로 유명한 마늘의 주요 성분은 황화물이다. 그런데《식물치료에 관한 잡지》의 전문가들에 따르면 달래가 이 성분을 마늘보다 4배나 더 많이 가지고 있다고 한다! 그렇다고 해서 달래가 꼭 4배의 효과가 더 있는지는 아직 확실하지 않다. 지금까지 분명한 점은 달래가 장의 균을 제거해 주고, 혈관 경화를 방지하고, 해로운 콜레스테롤을 막아준다는 것이다. 그러나 직접 달래를 따거나 수확하는 일에 대해서는 주의해야 한다. 왜냐하면 독성이 있는 은방울꽃이나 콜키쿰과 달래를 혼동하기 쉽기 때문이다. 그러므로 우리는 야채 가게 혹은 달래가 함유된 빵이나 치즈의 형태로 구입하는 것이 더 안전하다. 달래로부터 의학적인 효과를 얻고자 하는 사람은 약국에서 신선한 잎을 빻은 가루를 구입하는 것이 좋다.

호로파 – 산모와 운동선수들을 위한 좋은 소식

호로파(콩과의 식물로 독특한 향과 맛 때문에 향미료로 이용되고 샐러드나 카레 요리에 넣기도 하며 차 또는 술을 만들기도 한다-옮긴이)는 약용식물 분야에 새로이 등장한 식물이다. 아니스, 캐러웨이, 회향을 먹어본 산모들은 이 호로파가 젖이 돌게 하는 데 유일하게 효과가 있다는 것을 경험하게 된다. 미국의 한 연구에 따르면 심지어 이 호로파를 통해서 이전에 아이에게 젖을 줄 수 없었던 여성의 경우에도 다시 젖을 먹일 수 있었다고 한다. 여기서 더 나아가 호로파는 신체적이고 정신적인 지구력을 상승시키는데, 호로파에 들어 있는 사포닌이 혈액 내의 산소 수용을 개선시키기 때문이다. 일반적으로 판매되고 있는 카레에는 이 매운맛 씨앗의 분량이 너무 적게 들어 있고, 호로파로 만든 차는 너무 맵고 효과는 미미하다. 그러므로 보리 기름을 이용해서 활성화시킨 호로파를 약국에서 구입하는 것이 좋다.

강황 – 쓸개와 피부를 위한 보조제

강황의 노란색 색소는 항산화작용을 하고, 염증을 방지하며, 쓸개의 부기를 빼주고, 혈관 내의 침전물 생성을 막아주는 역할을 한다. 캐나다의 한 실험에서는 강황이 낭포성 섬유증(진하고 비정상적인 체액을 분비하는 유전질환-옮긴이)으로 인해 생기는 진한 선(腺)분비물을 희석시킨다는 사실을 밝혀냈고, 프랑크푸르트의 연구원들은 강황이 건선의 주요 원인인 사이토카인의 분비를 저지한다는 사실을 발견했다. 복용하려면 약국에서 구입할 수 있는 강황 엑기스를 이용하는 것이 가장 좋다. 왜냐하면 흔히 사람들이 먹는 카레 혼합물에는 강황 함량이 너무 적기 때문이다. 외용약으로는 ─ 피부 염증과 같은 경우에 ─ 1Ts의 요리용 기름과 1ts의 강황 가루로 만든 혼합물이 도움이 된다. 매일 2회에서 3회 환부에 바르면 효과가 있다.

생강 ─ 두려움과 메스꺼움을 다스리는 뿌리

전통적으로 많이 사용되어 온 뿌리 양념인 생강은 매운맛 성분인 진저롤을 함유하고 있고, 이것이 혈액응고의 위험을 감소시킨다. 또한 소화 과정에서 세로토닌의 대응자로 작용한다. 세로토닌은 호르몬의 일종으로 소화 과정에서 흥분, 마비, 온갖 소란을 유발시키는데, 생강이 메스꺼움, 구토, 복부 팽만, 장과 위의 마비에 도움이 된다는 뜻이다. 영국의 한 조사에서는 마취 후에 스스로 "비참하기 짝이 없게" 느꼈던 여성들에게 생강 엑기스를 약간 먹게 했더니 몇 분 후에 벌써 증상이 눈에 띄게 좋아졌다. 생강과 은행으로 만든 엑기스는 공포감과 학습장애에도 효과가 있는 것으로 나타났다.

이 노란 뿌리는 반드시 약제로 섭취할 필요는 없다. 왜냐하면 생강의 주요 성분은 열에도 강해서 음식에 넣어 요리를 해도 그 효과는 사라지지 않기 때문이다. 그리고 배나 비행기로 여행을 계획하는 사람은 생강이 함유된 초콜릿 한 판으로 그 약명 높은 멀미로부터 안전할 수 있다. 요리학적으로 최고의 생강은 자메이카 산이다.

캐러웨이 – 암 그리고 오장육부

캐러웨이(미나리과의 식물로 종자에 특수한 향기가 있어 향신료로 쓰이고 종자에서 추출한 기름은 알코올음료의 맛을 내거나 약품을 만드는 데 사용함-옮긴이)의 종자에서 추출한 기름의 효과는 특이나 궤변적이다. 이 기름은 위를 자극하면서 동시에 장을 진정시키고 마비시키는 효과를 낸다. 그 외에도 캐러웨이의 기름은 장 세균을 안정시키고, 유용한 미생물의 성장을 촉진하고, 해로운 미생물의 성장은 저지한다. 최근의 연구에 따르면, 캐러웨이가 장의 종양이 자라는 것을 억제한다고 한다. 그러나 이런 효과를 위해서는 매일 많은 양의 캐러웨이를 섭취해야 한다. 치즈, 감자, 양배추, 생선, 크라펜(도넛의 일종), 약초 샐러드와 잘 어울리는 캐러웨이는 인간의 오장육부에 좋다.

레몬밤 – 압력을 받는 바이러스

레몬밤(멜리사)에서 추출한 기름은 바이러스의 성장을 억제한다. 이것을 하루에 여러 번 섭취하면 세균으로 인한 포진이 사라진다. 레몬밤 목욕(욕조에 60그램의 레몬밤을 면주머니에 넣어서 담가둔다)은 심신 안정제 역할을 한다.

또한 영국 노섬브리아 대학의 연구에 따르면 레몬밤이 뇌전달물질인 아세틸콜린을 활성화시키고 그로 인해 사고 능력과 기억 능력을 활성화시킨다고 한다. 한편 향수와 목욕용 오일 상점에서는 비싼 레몬밤 대신에 인도 멜리사 기름이라고 불리는 시트로넬그라스의 기름을 판매하는데, 그것이 원래의 레몬밤과 같은 효과가 있을지는 의심스럽다.

후추 – 매운맛의 지방 킬러

카옌 후추는 검정색, 흰색, 그리고 초록색 후추와는 다른 식물로부터 나온다. 그러나 이런 모든 종류의 후추에는 공통점이 있다. 바로 맵다는 점이다. 이런 효과를 통해 후추는 우리의 통증을 마비시키기 때문에 약국에서는 이미 오래 전부터 요통, 류머티즘, 신경통에 후추가 함유된 연고와 크림을 판매하고 있다.

음식을 통해 직접 섭취한 경우에는 후추의 매운 성분이 '음식으로 인한 열 효과'를 낸다. 즉 이런 성분이 물질대사와 칼로리 소모를 활성화시킨다. 그 외에도 캐나다 학자들의 주장에 따르면 후추가 배고픔을 잊게 만든다고 한다. 그래서 점심에 후추를 많이 뿌린 음식을 먹은 사람은 저녁식사 시간에 별로 식욕을 느끼지 않는다. 그러나 무절제한 후추 사용은 위벽을 자극할 수 있다.

로즈마리 – 각성제와 위장 안정제

로즈마리는 마비증상을 보이는 위와 장, 쓸개의 질병에 도움이 된다. 늘 푸른색을 띠는 이 향료식물에서 추출한 기름의 향기를 맡으면 정신이 맑아지고 집중력이 좋아진다. 일본의 한 연구에 따르면 로즈마리의 성분인 카르노졸산은 심지어 신경성장을 자극한다. 그래서 작업실 등에 맑은 로즈마리 기름이 들어 있는 방향제를 갖다놓으면 좋다.

로즈마리 와인은 저혈압에 도움이 된다. 20그램의 로즈마리 잎(약국에서 구입 가능)을 1리터의 화이트와인에 일주일 동안 담가두었다가 꺼내면 로즈마리 와인이 된다. 이것을 아침과 점심에 소주잔으로

1잔씩 마시면 된다. 음식을 통해 치료 효과를 내려면 엄청난 분량의 로즈마리가 필요하다.

샐비어 — 다한증에 효과 있는 식물

입술 모양의 잎이 달린 샐비어(깨꽃)는 비록 결정적인 영향력을 가지고 있지는 않지만 수많은 인후염약과 기침약에 들어 있다. 샐비어가 훨씬 더 좋은 효과를 내는 경우는 과도하게 땀을 흘리는 다한증이나 세균으로 인한 포진, 인후와 잇몸 염증의 치료제로 사용될 때이다. 또한 샐비어는 뇌의 특정한 전달물질을 자극하는 역할을 한다. 테헤란 대학의 한 연구에 따르면 샐비어는 알츠하이머 환자의 정신적인 추락을 지연시켜 준다고 한다. 또한 바르비투르산염은 샐비어와 함께 먹을 때 수면제로 작용한다. 그러나 샐비어 차는 치료제로서는 별 효과가 없다. 왜냐하면 이 식물의 주요 성분이 물에 용해되지 않기 때문이다. 따라서 약제로 복용하는 것이 적절하고, 외용약으로는 약국에서 구입할 수 있는 연고와 맑은 샐비어 오일(5분의 4가 올리브 오일로 희석된)이 적합하다.

15

채소
생기 없고 맛없는 식품

에릭 슈테코빅스는 파라다이스에 살고 있다. 더 정확히 말하면 토마토의 파라다이스에서 살고 있다. 혹은 과일과 채소의 파라다이스라고도 말할 수 있을 것이다. 그는 신학을 공부했지만 영양과 관련된 분야로 전공을 바꾸었고 그후 파라다이스의 열매들을 재배하기 시작했다.

슈테코빅스의 관심은 처음부터 오직 오래된 품종들에 있었다. 즉 과거에는 다양한 종류가 있었지만 오늘날에는 농부 직영 슈퍼나 유기농 상점에서 낱개로 발견될 뿐이고 일반적인 슈퍼의 야채 코너에서는 찾을 수 없는 과일과 야채들을 말한다. 슈테코빅스의 아버지는 이미 1958년에 설립한 자신의 채소 작업장에서 맛있는 열매들을 키웠고, 슈테코빅스는 어릴 때부터 그런 맛에 익숙해졌다. 그는 어린 시절에 느꼈던 맛을 다시 찾고 싶어 직접 예전의 과일과 야채 종류들을 재배하기 시작했다. 다행히도 씨앗은 충분히 있었다. 씨앗들은 그저 누군가의 손길을 기다리고 있었다.

오늘날 에릭 슈테코빅스는 3,000가지가 넘는 다양한 종류의 토마토, 1,000가지의 칠리 파프리카와 양념용 파프리카, 50여 가지의 샐러드와 오이, 그리고 70종류의 딸기를 재배하고 있다. 그 다양한 종류는 매우 인상적이다. 그러나 무엇보다 인상적인 것은 오래된 품종들의 색깔, 맛, 그리고 이름들이다. 그래서 토마토들은 예를 들어서 '황소의 심장', '이른 사랑' 등의 멋진 이름들을 가지고 있다. 파프리카 종류들은 '사과 파프리카', '노파의 여름', 혹은 '늦가을 포도주' 등으로 불린다. 거기다가 '용의 눈'과 '레몬 오이'와 같은 이름의 수많은 종류의 오이들도 키우고 있다.

다채로운 파라다이스의 열매들

그가 재배하는 토마토들은 빨간색뿐만이 아니라 검정색, 보라색, 노란색, 갈색 등등 다양한 색깔을 띠고 있기도 하다. 또한 그의 토마토들은 줄이 있거나 반점이 있기도 하고, 딸기와 같은 크기도 있고, 작은 호박처럼 주름이 잡혀 있기도 하다. 이 토마토들은 흔히 슈퍼마켓에서 파는 것처럼 그렇게 딱딱하거나 맛이 없지도 않고, '테니스공'처럼 동그랗거나 생기가 없지도 않으며, 진정한 파라다이스의 열매처럼 ― 종류에 따라서 약간은 키위나 호두와 같은 맛이 나고 ― 과즙이 많고 달다. 사실 이것은 놀랄 일은 아니다. 1년에 약 300일간 햇볕을 받은 파라다이스의 열매들은 한마디로 싱싱한 여름 맛을 내게 되는 것이다. 그리고 칠레 고추들도 그렇다! 이 고추들은 매울 뿐만 아니라 연기와 꿀을 연상시키는 향기를 풍긴다.

슈테코빅스는 식품산업이 지난 수백 년 동안 과일과 채소로부터 체계적으로 향기가 사라지도록 만들었다고 말한다. 채소가 가진 원래의 독특한 특징들인 매운맛, 쓴맛, 그리고 달콤함이 야채에서 사라지고 있다. 오로지 지속성, 견고성, 운반성, 그리고 외형만이 점점 더 중요해지고, '내적인 가치'는 경시되고 있다.

이미 1967년부터 과일과 야채에 대한 자격 규정이 있지만, 복잡한 관료적 절차만을 요구할 뿐 별다른 장점이 없어서 점점 유명무실화되고 있다. 이 규정은 가능한 모든 것을 규정하고 있는데, 예를 들면 과일과 채소의 색깔, 크기, 형태, 그리고 최상의 당과 산의 비율(사과의 경우) 등을 정하고 있다. 그런데 모든 항목의 공통점은 그 안에서 맛은 다루어지지 않는 점이라고 케셀 대학의 슈테파니 뵈게는 지적한다. 그녀는 90년대에 '딸기 요구르트의 경로'에 대한 연구로 이름이 알려졌고 특히 식품의 질과 생산에 깊은 관심을 가지고 있다.

맛과 다양성 대신 규격 사과와 토마토

또한 다양성도 규정과 규범의 측면에서는 별로 고려되지 않는다. 과수 원예학자인 프리드리히 야콥 도흐날(1820~1904)에 따르면 그가 살았던 시기에 1,263가지의 사과 종류, 1,040가지의 배 종류, 그리고 12가지의 마르멜로(유럽 모과) 종류가 있었다고 한다. 마르멜로의 경우는 더 이상 살 수도 없는 과일이 되었고, 가을에 인기가 좋은 마르멜로 젤리와 빵을 생산하기 위해 아주 비밀리에 소량으로만 거래되고 있다. 케셀 대학의 슈테파니 뵈게는 독일의 경우 기본적으로 세 종류의 사과만 존재하게 되었다는 사실을 알아냈다. 그녀는 연구를 위해 몇 년 동안 집중적으로 '사과'에 몰두했다. 즉 시장성이 있는 품종을 선별하는 과정에서 '딜리셔스', '콕스 오렌지', '보스쿠프'라는 세 품종만이 살아남았는데, 이 종류들이 운반하기가 좋고 오래 저장할 수 있고 크기도 일정했기 때문이다.

적절한 과일 품종의 선별은 흔히 전문가들 사이에서는 '잡동사니 치우기'로 불리는데 EU 내에서는 약 10가지의 사과 품종들만 거래되고 있다. "이 중에서 절반이 여전히 딜리셔스 품종 내지는 품종 개량에서 나왔다"고 슈테파니 뵈게는 지적한다. 또한 그녀는 '표준 사과가 되는 과정'이라는 주제로 연구를 했는데, 여기서 과거 19세기 중반에는 축제를 위해 빌려오기도 했을 만큼 값비쌌던 사과가 어떻게 산업적인 대량 생산품으로 변하게 되었는지를 설명하고 있다.

토마토에서도 비슷한 상황이 벌어지고 있다. 그래서 원래는 1,000가지 이상의 토마토 종류들이 있지만 EU에서는 5가지의 주요 품종을 정했고, 그 이유는 역시 이 품종들이 잘 유지되고, 어느 정도의 견고성이 증명되고, 오래 저장할 수 있기 때문이다. 특히 네덜란드에서는 80년대에 대량시장 판매에 적절한 토마토 재배가 크게 유행한 적이 있었다. 그 결과 과일들은 빨갛고 탱탱하지만 언제부터인가 더 이상 아무 맛도 나지 않게 되었다. 일부 매체들은 이런 토마토들을 '물 폭탄', '물이 들어 있는 공', '자를 수 있는 물' 등으로 표현하기도 했다. 이런 토마토들은 장기적으로 소비자들을 만족시킬 수 없기 때문에 다시 맛을 살리기 위한 조치가 필요했다. 그렇게 해서 나온 최근의 창작품은 야외에서 자란 토마토와 향기는 비슷하지만 여전히 온실 재배된 것들로 '빨간 진주', '정원의 향기', '달콤한 서프라이즈' 등과 같은 이름이 부여되었다. 그러나 이런 새로운 표준 토마토들은 에릭 슈테코빅스의 토마토, 야외의 햇볕 속에서 익은 토마토, 유기농 농장이나 개인 정원, 혹은 발코니에서 자란 토마토들의 맛을 결코 따라갈 수 없다.

좋았던 옛날 토마토

오래된 품종의 토마토가 빨간색의 대량 생산품보다 더 맛있다는 것은 자주 이야기되는 사실이다. 그래서 네덜란드의 토마토 농부들은 이제 예전의 토마토 품종들을 다시 슈퍼마켓에 정착시키기 위해 노력하고 있다. 네덜란드의 판매협회인 '더 그리너리'는 최근에 '좋았던 옛 시절에 먹었던 것과 같은 토마토'를 선보였고 그 이름도 '트라디치오날레(전통적인 것이란 뜻)'라고 붙였다. 그리고 그 종류도 훨씬 더 다양해져서 잎맥 모양이 있거나, 줄이 있거나, 병 모양 혹은 심장 모양의 토마토도 있다.

그러나 에릭 슈테코빅스는 이런 시도에 대해 만족하지 않았다. "단지 새로운 것을 제공하기 위해 색깔의 다양성만을 중시할 뿐, 맛에 대해서는 관심이 없다." 왜냐하면 '트라디치오날레'는 다른 토마토들과 마찬가지로 온실에서 자라고, 무엇보다도 인공조명을 받으며, 수경 재배용 영양액을 맞고 자라기 때문이다. 그러한 조건에서는 어떤 좋은 맛도 생겨날 수가 없다는 것이 그의 생각이다. 단지 색깔만을 생각한다면 지금까지 나온 토마토들로도 만족할 만하다고 슈테코빅스는 여기고 있다. 왜냐하면 빨간색도 충분히 아름다운 색깔이기 때문이다.

요즘에는 토마토를 비롯해 다른 야채들이 재배되던 예전의 농장 모습을 거의 볼 수 없게 되었다. 스페인 남부의 알메리아에는 거대한 채소 재배 단지가 있다. 비닐로 덮인 대규모 농장들이 15킬로미터까지 펼쳐져 있는데, 공급용 고무관의 긴 철사줄을 따라서 파프리카, 가지, 오이, 토마토들이 빽빽하게 심어져 있다. 살충제가 가득 찬 50도의 공기 속에서 값싼 인건비의 유랑인들, 대부분 모로코인들이 수확을 하고 있다. 이곳에서 인공적으로 물을 주고 키운 온실 채소들이 해마다 유럽인의 식탁에 오른다. 환경에 좋지 않은 영향을 끼치면서 말이다.

대규모 농장에서 야채들을 수확하기 위해서는 여름에 거의 하루 24시간 물을 필요로 한다. 주변에 있는 저수지와 산들이 이 온실들에 차가운 습기를 제공한다. 아직까지는 그렇다. 이렇게 말하는 이유는 물이 부족해지는 것은 시간문제이기 때문이다. 현지에서는 아직 물 부족에 대한 걱정을 별로 하지 않는다고 한다. 그러나 야채와 과일에 대한 수요는 유럽 전역에서 증가하고 있으며, 이곳의 과일과 야채 공급 가격은 형편없이 낮아서 농장에서는 최소의 비용으로 생산해야 한다. 모든 생산자들이 물이 절약되는 기술적인 물 관리 시설을 갖출 수 있는 것은 아니기 때문에 생산자들만이 아니라 국민들도 물이 부족한 시대를 겪게 되는 일은 시간문제가 될 것이다. "우리는 먹으면서 동시에 그곳 사람들에게 물을 빼앗는 것이다"라는 말이 〈먹을거리의 위기(we feed the world)〉라는 영화에서도 언급되었다.

쓴맛이 사라지고 있다

오이는 맛이 싱거운 전형적인 야채이다. 아니, 그런 야채가 되었다. 샐러드용 오이가 원래는 끝부분만이 아니라 전체가 약간 쓴맛이 났다는 사실을 아는 사람이 몇 명이나 있을까? 또한 예전에는 가지에도 쓴맛이 있어서 이것을 살짝 없애기 위해 둥글게 썰어서, 조리를 하기 전에 약간의 소금을 뿌렸다. 치커리, 라디키오(이탈리아산 치커리), 자몽도 마찬가지로 달콤한 과일을 함께 놓거나 약간의 설탕을 뿌려서 쓴맛을 완화시켰다.

그런데 오늘날에는 상황이 다르다. "지난 몇십 년 동안에 야채에서 체계적으로 쓴맛이 제거되었다. 왜냐하면 많은 사람들이 쓴맛을 좋아하지 않기 때문"이라고 에릭 슈테코빅스는 말한다. 아시아의 경우는 이와 다르다. 아시아 지역에서는 오이가 쓴맛 성분이 많을수록 더 가치가 있다고 한다. 즉 거기서는 쓴맛이 질적인 보증을 의미하는 것이다.

사람들이 쓴맛을 좋아하지 않는 것은 우선 지극히 정상이다. 이런 거부감은 선천적이고 그것 나름대로의 의미가 있다. 왜냐하면 독성이 있는 식물은 쓴맛 성분을 지니고 있고, 쓴맛 때문에 그런 식물을 먹지 않기 때문이다. 이런 특성이 원시시대의 우리 선조들에게는 매우 중요했는데, 그들은 직접 식량을 구하러 다녔고 쓴맛을 통해 독성 식물에 대한 경고를 받을 수 있었기 때문이다. 예를 들어서 쓴맛을 내는 감자의 솔라닌 혹은 익지 않은 토마토의 알파 토마틴이 독성이 있는 것으로 알려져 있으며 최소한 심한 복통을 일으킬 수 있다.

아기들도 모든 쓴맛에 거부감을 표현하고, 일찍부터 쓴맛을 구별해 낸다. 그래서 아기들은 살짝 단맛이 나는 모유는 잘 마시면서 병에 들어 있는 가공된 이유식을 먹을 때는 때때로 고개를 돌린다. 이런 음식은 아주 약간이기는 하지만 모유에 비해 쓴맛이 나기 때문이다.

그러나 쓴맛 성분에 대한 민감함은 사람마다 각기 다르게 나타나기도 한다. 독일 영양연구소의 쓴맛 연구가인 마이크 베렌스는 남성과 여성의 약 절반이 일명 'PTC 반응자'라고 주장한다. 이런 사람들에게는 쓴맛을 내는 테스트 물질, 예를 들면 페닐에칠이소치오시아네이트(PTC)와 같은 성분이 최고의 쓴맛을 발휘한다는 뜻이다. 나머지 50퍼센트의 사람은 이런 쓴맛 성분을 인식하는 수용체가 부족하다. 그런 사람들은 PTC를 아주 약하게만 감지한다.

몸에 좋은 쓴맛

쓴맛을 내는 식물들이 때때로 독성물질을 가지고 있지만, 한편으로는 쓴맛 자체가 건강에 도움이 되기도 한다. 예를 들어서 쓴맛 성분은 소화액의 생성을 자극하여 음식물이 위에 오래 머물러 있지 않도록 해준다. 과식을 한 다음에 위장을 튼튼하게 하는 쓴맛의 술을 한 잔 마시는 것은 불쾌한 포만감을 없애기 위한 오래된 방법이다.

비록 이때 알코올이 더 주요한 역할을 하는 것으로 추측되기는 하지만 말이다.

쓴맛을 좋아하고 잘 먹을 수 있는 사람은 덜 기름지고 덜 부담스러운 음식을 먹는 경향이 있다고 연구 결과들이 밝히고 있다. 지방은 첨가된 재료의 맛을 강화시키는 역할을 한다. 그런데 쓴맛 성분을 잘 먹을 수 있는 사람은 그렇게 강한 맛의 자극제가 필요하지 않다. 때문에 쓴맛의 음식을 잘 먹는 사람이 평균적으로 조금 더 날씬하다.

그러나 전반적으로는 쓴맛에 대한 거부감이 더 많기 때문에 미국에서는 이미 쓴맛 차단제가 개발되어 요리에 첨가되고 있다.

이런 방법은 특히 식품업체들에게 도움이 된다. 이런 차단제를 사용하면 예를 들어서 유제품에 들어가는 신선한 키위의 쓴맛을 더 이상 신경쓰지 않아도 되기 때문이다.

그러나 품종개량이나 쓴맛 차단제를 통한 쓴맛 성분의 제거는 결정적인 단점을 지니고 있다. 즉 식품이 지닌 본래의 미각적인 요소가 없어질 뿐 아니라 쓴맛 성분이 지닌 질병 예방 효과도 차단시켜버린다. 예일 대학의 한 연구에서는 꽃양배추와 브로콜리에 들어 있는 시니그린이라는 성분이 실험용 쥐들을 대장암으로부터 보호하는 것으로 나타났다.

쓴맛에 다시 적응하기

비록 아기들이 쓴맛을 좋아하지 않는다 해도 자라면서 쓴맛을 배우게 된다. 그런데 음식 자체가 점점 더 쓴맛을 잃어간다면 어떻게 아이들이 그 맛을 배울 수 있겠는가?

농부 직영 상점, 자연식품 상점, 그리고 유기농 상점에서는 새로운 품종들보다 맛이 쓴 옛날 품종의 야채와 과일들이 판매되고 있다. 그리고 최근에는 일반 슈퍼마켓에서도 점점 더 쓴맛이 나는 식품들이 등장하고 있다. 홍차와 녹차는 몇 분만 우려내면 충분히 쓴맛이 나온다. 꽃상추와 양배추는 모든 품종개량의 노력에도 불구하고 여전히 약간의 쓴 뒷맛을 지니고 있다. 자몽의 경우에 과육이 노란색인 것을 선택했다면 아마도 오래된 방식대로 약간은 설탕을 뿌리는 것이 좋다. 왜냐하면 이런 종류의 자몽은 핑크색 과육의 자몽보다 더 시면서도 쓰기 때문이다. 또한 천연요구르트와 발효유는 딸기를 첨가하지 않는다면 알알하면서 약간 쓴맛을 입안에 남긴다. 그리고 다크초콜릿을 즐기는 것이 아마도 쓴맛에 다시 적응하는 가장 즐거운 방법일 것이다.

비타민 결핍에 대한 소문

채소 재배자들은 지난 몇 년 동안에 시장과 대량 생산에 적합하도록 과일과 야채에서 쓴맛 성분을 제거하기 위해 모든 노력을 기울였다. 그러나 이 때문에 비타민이 더 부족해지지는 않았다. 그럼에도 불구하고 반복적으로 과일과 야채의 비타민이 부족하다는 의혹이 제기되고 있다. "여러 조사들을 살펴보았을 때 과일과 야채들이 부분적으로 70퍼센트까지 비타민 성분이 손실되었다." 이런 주장은 특히 사람들에게 알약을 먹게 하려는 식품보조제 생산업체들에 의해 퍼지고 있다. 예를 들어서 한 업체는 브로콜리의 경우에 1985년과 1996년 사이에 칼슘 함량의 68퍼센트, 엽산의 52퍼센트, 그리고 마그네슘의 25퍼센트가 손실되었다고 선전하여 엉터리 정보 유포로 법적 제재를 받기도 했다.

그러나 독일 영양협회의 연구 결과에 따르면 과일과 야채의 '내적인 가치'에는 별다른 변화가 없었다고 한다. 이 협회는 4년마다 발표되는 '영양 보고서' 작성을 위해 10개국의 영양소 함량표를 조사했다. 15가지 미네랄 성분과 비타민을 중심으로 당근, 시금치, 사과, 오렌지, 토마토, 포도와 보리 등 8가지 식물성 식품에 함유된 영양소들이 지난 50년간 어떻게 변했는지를 비교했는데 그 결과는 다음과 같았다. 실제로 몇 가지 영양소의 감소가 확인되었다. 또한 다른 영양소의 경우에는 함량이 증가하기도 했다. 그러나 증가든 감소든 모든 변화는 품종, 날씨, 재배 방식, 수확 시점, 비료, 운반, 저장에 따라서 같은 채소 종류라도 항상 나타날 수 있는 자연스러운 편차 범위 안에 있었다.

그래서 한 사과 품종의 100그램당 비타민 C의 함량은 11과 38밀리그램 사이에 있고, 어디서, 어떻게, 그리고 얼마나 오래 그 사과가 자랐는지에 따라 조금씩 차이를 보인다. 유전자에 따라서도 사과 품종들은 각기 다른 양의 비타민 C를 함유하고 있다. 키위의 비타민 C 함량은 심지어 100그램당 73에서 240밀리그램까지 있고, 산자나무의 즙은 100에서 1,300밀리그램 사이의 비타민 C를 함유하고 있다.

또한 수확 시점도 영양소에 영향을 미친다. 많은 과일들이 덜 익은 상태에서 최고의 비타민 함량과 미네랄 성분을 지닌다. 토마토,

키위, 바나나, 사과, 망고 등에 여기에 해당된다. 또한 많은 감귤류의 열매들이 아직 완전히 익지 않았을 때 특히 많은 비타민 C를 함유하고 있다. 이런 사실을 알고 있는 것은 우리에게 도움이 된다. 왜냐하면 흔히 과일들은 우리 주변의 슈퍼마켓에 오기까지 길고 긴 운송경로를 잘 견디도록 덜 익은 상태에서 수확이 되기 때문이다. 그럴 때 맛은 손해를 보겠지만 비타민은 전혀 손실되지 않는다.

그런데 비타민 B의 경우는 상황이 좀 다르다. 이 경우에는 익어가면서 점점 더 비타민 함량이 높아진다. 바나나와 옥수수는 약 20퍼센트, 망고는 심지어 300퍼센트가 더 증가한다. 파프리카와 고추는 잘 익을수록 더 많은 베타카로틴을 함유하게 된다.

햇빛과 비타민

햇빛은 열매에 좋은 영향을 미친다. 햇빛을 받으면 맛과 향기만 좋아지는 것이 아니다. 비타민 C의 농축도와 햇빛의 집중도 사이에는 뚜렷한 상관관계가 있다. 음지 열매들은 직접 햇빛에 노출된 열매보다 비타민 C 함량이 적다. 마찬가지로 직접적인 햇빛을 받지 못하는 온실의 과일과 채소들은 야외에서 재배된 것들보다 비타민 함량이 더 적다.

그리고 기존의 재배 방식에서 흔히 그러듯 채소를 단기간에 최고의 상태로 만들기 위해 과도한 양의 질소비료를 사용하면 감귤 열매, 여러 종류의 양배추, 부추에 들어 있는 비타민 C 함량이 감소된다. 또한 성장 위주로 재배된 식물들은 너무 많은 수분을 함유하고 있어서 비타민 농도가 줄어들고 있다는, 다시 말하면 물로 희석되고 있다는 점도 논쟁이 되고 있다. 반면에 현대적인 NPK(질소, 인산, 칼륨) 비료의 구성요소인 칼륨의 함량이 늘어나면서 오렌지, 자몽, 레몬과 같은 감귤 열매의 비타민 C 함량은 증가하고 있다.

영양소가 부족해졌을까?

최근에는 반복적으로 지난 몇 년 동안 우리 토양에 셀레늄이 부족해졌다는 주장이 제기되고 있다. 여러 의사와 치료사들은 셀레늄 알약 복용을 권유하고 있는데, 왜냐하면 이런 미량 영양소가 면역체계를 강화시키고 암을 예방하기 때문이다. 1946년과 1995년 사이에 보리와 호밀의 셀레늄 함량 변화를 비교해 보면 토양 내에서 전반적으로 낮은 수치가 나타나기는 했다. 그러나 미량원소의 농축도가 증가하거나 감소하는 시기별 경향이 확인되지는 않았다.

그러므로 20년 전의 영양소 함량표가 개별적인 사례에서는 비타민, 미네랄 성분 그리고 미량원소들에 대해 오늘날보다 더 높은 수치를 나타낼 수도 있다. 그러나 그 이유가 반드시 요즘 야채들이 실제로 영양소가 부족해졌기 때문은 아니다. 그보다는 당시에는 오늘날과 전혀 다른 종류들을 분석했고, 야채들을 전혀 다른 시점에 수확하거나 노천 재배지에서 키웠기 때문일 수 있다. 또한 분석 방식도 달라졌다. 오늘날에는 대부분 매우 상세한 측정방법들을 사용해서 보다 더 정확한 결과를 얻을 수 있다.

그러므로 한 가지 과일 혹은 채소에 대해 오차범위 혹은 평균수치만을 비교할 수 있다. 그렇게 비교했을 때 지난 50년 동안 비타민과 미네랄 성분의 농도는 전혀 낮아지지 않은 것으로 나타났다고 잡지 《영양 보고서》는 밝히고 있다. 이런 사실은 또한 덴마크의 한 연구에 의해 확인되었다. 이 연구에서는 비록 짧은 기간인 1983년과 1999년 사이의 변화를 대상으로 했지만 국내에서 생산된 식품과 수입 식품의 영양소를 비교했다. 이 연구에서도 영양소와 관련해서 뚜렷한 증가 혹은 감소가 없었다. 비타민 A, B_1, B_2, B_6는 일정하게 유지되었고, 사과에 들어 있는 비타민 C의 양은 심지어 증가했다. 반면에 귀리 밀가루와 호밀빵에 들어 있는 철의 함량은 적게 나타났으며, 치즈와 돼지고기의 아연 함량도 감소했다. 그 이유가 무엇인지에 대해서는 아직 논쟁이 계속되고 있다.

심각한 살충제 함량

그러나 대부분의 나라에서 살충제로 인한 과일과 채소의 오염은 점점 증가해 왔다. 살충제는 과일과 채소를 물어뜯거나 손상시키는 해로운 것들을 제거해 주는 화학적 식물 치료제이다. 곤충들을 제거해 주는 독성물질과 함께 곰팡이와 잡초를 없애는 약들도 있다. 살충제의 증가는 독일 연방 정부가 해마다 진행하는 식품 모니터링에서도 지적되었다. 5,200가지 식품을 대상으로 중금속, 질산염, 살충제, 그리고 다른 여러 가지 물질들을 함께 조사했는데, 2005년도의 결과는 다음과 같았다. 감자, 엉겅퀴, 브로콜리, 당근의 44퍼센트까지가 살충제 감소를 나타냈다. 이 야채들의 15퍼센트 정도는 살충제 증가를 보였는데, 심지어 여러 가지, 즉 최고 4가지의 성분들이 동시에 발견되었다.

보다 더 충격적인 것은 여러 과일들에 대한 조사 내용이다. 배, 복숭아, 천도복숭아의 85퍼센트 이상 그리고 거의 모든 오렌지와 귤이 오염되어 있었다. 검사를 받은 과일의 5퍼센트는 심지어 잔류 살충제가 허용되는 최고 함량을 넘었다. 특히 복숭아의 경우가 심각했다. 검사를 받은 복숭아의 15퍼센트가 허용되는 최고치를 넘었다. 그리고 과실들의 60퍼센트는 심지어 여러 가지 잔류물들이 검출되었다. 검사관들은 많은 경우 8가지(!)의 다양한 식물 살충제를 발견하기도 했다.

이런 사실은 별로 놀라운 일이 아니다. 화학 살충제 사용은 기존의 일반적인 농사 방식에서 흔히 있는 일이기 때문이다. 감자의 경우에 헥타르 단위로 평균 8가지의 살충제를 사용하고 있다. 그럼으로써 원래 건강한 감자들까지도 살충제의 집중적인 공격을 받는다.

최근에는 살충제 때문에 소비자들이 안전하지 않다는 이야기들이 퍼지고 있다. 유럽에 사는 농민의 70퍼센트가 식품 속에 들어 있는 살충제에 대해 심각한 우려를 표했다고 함부르크의 한 단체는 보고하고 있다. 여러 가지 조사들을 통해 반복적으로, 매우 불결하고 허용치보다 훨씬 더 심각하게 오염된 채소들이 많이 발견되었다.

가장 심각한 결과가 나온 것은 2005년에 노르트라인 베스트팔렌 주의 식품감독원이 실시한 조사였다. 여기서는 스페인산의 포도가 검사 대상이었는데 포도의 안과 겉에서 각기 다른 8가지의 살충제가 발견되었다. 모두 합하면 포도 1킬로그램당 11밀리그램의 독성물질이 남아 있었던 것이다. 이 살충제들 중에서 3가지는 허용 최고치를 넘었고, 잔류물 중 두 가지는 어린아이에게 해가 되는 분량의 한계선을 넘었다. 이런 수치는 독성이 강한 물질의 경우 바로 메스꺼움과 구토를 유발할 수 있다. 이 포도 검사에서 확인된 오염물의 최고 수치는 허용치보다 10배나 넘었다고 한다.

불법적인 독성물질

이러한 결과는 결코 스페인에 국한된 이야기가 아니다. 환경보호단체인 그린피스의 구매 실험에서 밝혀진 사실은 일부 농장에서 전혀 허용되지 않는 살충제들을 사용하고 있다는 점이다. 그린피스의 회원들은 프랑스, 독일, 룩셈부르크에 있는 11곳의 농산물 상점에서 상품을 구매했는데, 이 농산품들 속에서 수년 전부터 더 이상 허용되지 않거나 허용 규정이 아예 없었던 것 혹은 EU에서 금지하고 있는 38가지의 독성물질을 발견했다.

"독성이 강해서 사용이 금지된 물질이 상점과 인터넷에서 판매되어 우리 식탁에까지 올라와서는 결코 안 된다"고 그린피스의 농업 전문가인 마르틴 호프슈테터는 비판하고 있다. 일부 지역에서는 주변 환경은 물론이고 특히나 상점에서 파는 농산물이나 음식물에서 검출되면 안 되는 독성물질들을 사용하고 있었다.

그러나 그린피스가 이런 결과를 가지고 농림부장관인 호르스트 제호퍼를 만났을 때 그는 이런 문제에 별로 개의치 않는 것처럼 보였다. 왜냐하면 불법 살충제가 사용되고 있다는 것을 그는 이미 오래 전부터 알고 있었기 때문이다. 최소한 그가 연방 정부의 농산물 안전검사 프로그램을 알고 있다면 말이다. 이 프로그램의 일환으로 지방관청은 농산물 안전 법규가 농산물 판매나 살충제 사용과 관련해서 잘 지켜지고 있는지를 검사한다. 2005년의 보고서에서는 약 3,200곳의 판매점 중 4분의 1 이상이 검사 당시에 허용되지 않았던 상품들, 그리고 포장에 표기하지 않은 살충제를 사용한 상품들을 판매하고 있는 것으로 나타났다.

이미 오래 전부터 불법 살충제 사용이 과일과 야채에서 큰 문제가 되고 있다는 점은 잘 알려져 있는 사실이라고 호프슈테터는 지적한다. 그러나 정치 책임자들은 이 문제에 대해 눈을 감아버리고 독성물질로 오염된 상품들이 유통되도록 방치하고 있다.

기후와 제초제

여기에다 기후가 식물 안에 들어 있는 독성물질의 농도를 증가시키기도 한다. 제초제, 즉 잡초들을 없애는 약의 잔류물은 지난 몇 년간의 더운 여름에 예전보다 더 많이 토양에서 발견되었다. 원래 이런 제초제는 시간이 가면 토양 안에서 분해가 되는데, 2003년과 2006년과 같은 기록적인 더위와 지속적인 건조함은 식물을 말라죽게 할 뿐 아니라 토양도 지속적으로 손상시킬 수 있다고 토양 생태학자인 라이너 쉬롤은 말한다.

그와 그의 연구팀은 토양 실험의 일환으로 10년 동안 네 곳의 경작지 토양을 관찰했다. 그들은 잔류 농약성분인 이소프로투론이 제초제 안에 어떻게 함유되어 있는지, 그것이 분해되고 변화되는지 혹은 그대로 남아 있는지를 알아보고자 했다. 2003년 여름까지는 이 성분이 대단히 성공적으로 분해가 되었다. 즉 2개월 내에 이 독성물질의 60퍼센트까지가 미생물에 의해 미네랄화되었다. 그러나 지난 몇 년간 건조한 기후가 계속된 후에는 상황이 달라졌다. 토지의 맨 위층에서 독성물질의 분해가 더 이상 잘 이루어지지 않았다. 심각한 건조함 때문에 토양 내의 미생물 숫자와 토양 식물의 성분이 달라졌기 때문이다. 인공적으로 끌어온 물의 공급도 이런 변화에 아무런 방책이 되지 못했다. 2006년 여름에는 제초제의 15퍼센트만이 분해되었다.

"제초제가 더 이상 분해되지 않는다면 그 잔류물이 좀더 쉽게 토양의 아래쪽에 저장될 수 있고 경우에 따라서 식수로 흘러들어갈 수도 있다"고 쉬롤은 경고한다. 그는 간단하게 토양의 갈아엎기 방법을 권장한다. 깊은 곳의 토양층은 건조함이 위쪽만큼 심하지 않기 때문이다. 그러면 깊은 곳의 미생물들이 위쪽으로 운반되어 자리를 잡고 자신의 임무를 실행할 수 있다. 그런데 기존의 농사 방식은 전혀 다른 방향으로 가고 있다. 즉 점점 더 토양의 겉표면에서만 갈아엎기를 한다. 시간과 돈을 절약하기 위해서이다.

살충제가 분해되지 않으면 그 성분이 토양으로부터 밭작물 안으로 들어갈 수 있고 결국 우리 접시까지 도달할 수 있다. 어떤 물질이 신체에 들어오느냐에 따라서 살충제의 잔류물은 임신과 출산에 영향을 미칠 수 있고, 암을 유발하고, 호르몬 체계를 엉망으로 만들기도 하며, 아마도 아이들의 경우에 행동장애까지 일으키게 할 수 있다. 새로운 학술 보고에 따르면 살충제가 임의적인 움직임과 자의적인 움직임에 장애가 생기는 파킨슨병과도 연관이 있다고 한다. 특히 55세에서 65세의 사람들에게 그렇다.

미국에서 실시한 암 예방연구에서는 살충제가 구체적으로 어떤 역할을 하는지를 조사했다. 이 연구에서는 1982년부터 기록된 100만 명 이상의 사람들에 대한 자료를 다루었다. 특히 대상자들에게는 직업적으로 혹은 여가 시간의 정원 가꾸기 등으로 인해 살충제와 접촉을 한 적이 있는지의 질문이 주어졌다. 거의 20년 뒤에 약 14만 명의 사람들, 그것도 1992년 이후로 파킨슨병에 걸린 사람들을 대상으로 다시 동일한 질문이 주어졌다. 이때 파킨슨병 환자의 약 6퍼센트가 정기적으로 정원의 독성물질에 노출되었던 것으로 나타났다. 사적으로든 직업적으로든 살충제와 접촉이 있었던 사람은 아무런 접촉이 없었던 사람들보다 모르부스 파킨슨병에 걸릴 위험이 70퍼센트나 더 높았다.

그러나 정확하게 해당자들이 어떤 살충제와 접촉했는지, 얼마큼의 양과 얼마나 자주 접촉했는지에 대해서는 분명하지 않다고 연구에 참가한 학자들은 말한다. 살충제의 어떤 물질이 이런 문제를 유발하는지는 앞으로의 연구들이 밝혀내야 할 것이다.

16

유기농식품

낙원의 음식인가?

"삼림지대의 깊숙한 곳에, 햇빛이 비치는 오스트리아 북쪽에, 자연 그대로의 맛좋은 거의 모든 것들이 자라고 있다. 넓게 펼쳐진 야채밭은 너무 넓어서 그 안에서 뛰어다닐 수 있을 정도이다. 천연의 즙을 가득 머금은 신선한 열매들, 그리고 거친 초원에서 햇볕을 받으며 활짝 피어 있는 꽃들. 그러나 이것이 결코 멋진 것의 전부가 아니다. 저 뒤쪽에 있는 유기농 주방에서 유기농 일꾼들이 작업을 시작한다. 거기서 오로지 가장 질 좋은 재료들로만(그리고 다른 것은 전혀 들어가지 않고) 자루를, 주머니를, 냄비를, 그리고 컵을 채우는 것이 첫번째 유기농 법칙이다!"

이 글은 착각하기 쉽겠지만 동화《일곱 난쟁이 왕국》의 도입부가 아니다. 오스트리아의 유기농 회사 존넨토어의 홍보용 안내책자의 일부분이다. 독자들에게 다양한 종류의 달콤한 유기농식품들을 재미있게 소개하는데, 예를 들면 과일 젤리, 초콜릿땅콩 잼, 나무딸기 시럽, 초코볼 등이 등장한다. 그리고 최소한 사람들은 이 책자를 읽는 동안에는 정말로 좋은 느낌을 받게 되고, "나는 설탕 대신에 몸과 마음을 건강하게 해주는 사과주스를 사용할 거야"라는 생각을 하게 된다고 설명하면서 유기농으로 만든 달콤한 음식들의 장점을 홍보하고 있다.

그러나 바로 여기에 유기농식품에 대한 첫번째 오류가 숨어 있다. 흔히 우리는, 유기농식품으로 만든 달콤한 음식은 그 안에 꿀이 들어가고, 갈색 설탕이 사용되고, 혹은 과즙이 첨가되기 때문에 일반 상품보다 몸에 더 좋다고 생각한다. 그러나 치과의사라면 누구나 모든 종류의 설탕은 그것이 과즙이나 꿀에서 나온 것이든 혹은 갈색으로 만들어진 것이든 상관없이 치아를 망가뜨릴 수 있다는 사실을 잘 알고 있다. 과즙은 심지어 더 해로울 수 있는데, 왜냐하면 그런 즙은 추가적으로 치아의 법랑질을 공격하는 산을 함유하고 있기 때문이다. 이런 경우에는 달콤한 유기농식품에 들어 있다는 미네랄 성분이나 미량원소가 전혀 도움이 되지 않는다.

더구나 유기농 초콜릿이나 젤리는 비록 그것이 '자연적인' 것이기는 하지만 향료를 함유하고 있다. 그런데 이런 향료는 우리가 생각하는 것처럼 그렇게 '순수한 자연' 그 자체가 아니다. 그래서 향료가 많이 들어간 일반 식품들과 마찬가지로 유기농식품도 향료 때문에 진정한 맛을 잃어버린다.

지나치게 과장된 효과

유기농식품은 흔히 진정한 만능의 음식처럼 보인다. 최근 들어서는 유기농식품을 무조건적으로 신뢰하고 그 효과를 지나치게 부풀리는 경향이 있다.

그럼에도 불구하고 유기농식품이 유행인 것은 분명하다. 유기농식품의 매출액은 매년 증가 추세에 있으며, 특히 일반 슈퍼마켓에서 판매되는 유기농 제품은 크게 늘어났다. 그리고 90퍼센트의 가정에서 최소한 한 번은 유기농 제품을 구매한 것으로 나타났다.

유기농 제품이 기존의 일반 식품에 비해 장점이 많다고 해서 기적을 부르는 식품은 아니다. 그런데 바로 그런 이미지가 형성되고 있다. 그래서 유기농식품이 더 맛있고, 더 많은 비타민을 함유하고 있고, 몸에 더 좋다고 알려지고 있다. 또한 유기농식품은 해로운 물질, 살충제, 그리고 민감한 첨가물로부터 안전하며, 유기농 축사에서는 동물들이 마음껏 편하게 지낼 수 있을 것이라고 생각한다.

유기농식품은 맛이 좋은가?

그러나 우리는 분명히 구별해야만 한다. 유기농 제품이 더 맛있다는 주장은 동물실험의 결과이거나 혹은 개인적인 경험에서 나온 이야기일 뿐이다. 한 실험에서는 토끼들에게 선택권을 주었다. 즉 유기농 당근이냐 혹은 일반 당근이냐를 말이다. 토끼들은 유기농 당근을 선호했는데, 아마도 유기농 당근에서 토끼들을 유혹하는 강렬한 향기가 나왔기 때문일 것이다. 또한 사과의 시식 테스트에서도 유기농 제품의 맛이 더 좋은 것으로 나타났다. 또 다른 조사에 따르면 유기농 감자도 선호도가 높았다.

그러나 개별적인 결과들이 일반화될 수는 없다. 전문가들은 식품의 맛은 대단히 많은 요소들에 의해 좌우된다는 사실에 의견을 같이하고 있다. 과일과 채소의 맛을 결정하는 데에는 품종, 재배 조건, 수확 시점, 그리고 숙성 정도가 중요하다. 예를 들어서 일반적인 과일과 야채를 많은 양의 질소 비료를 이용해 자라게 했다면 수분이 많아지게 된다. 그렇게 되면 맛이 희석되어서 정말로 유기농 재배지에서 자란 것보다 맛이 더 없거나 싱거워진다. 반면에 일반 토마토들은 야외에 있는 밭에서 자라기 때문에 햇볕을 많이 받고 완전히 익은 상태로 수확되므로 온실이나 알루미늄 호일 아래에서 자란 네덜란드산 유기농 토마토보다 훨씬 더 맛이 좋을 것이다. 후자의 토마토들은 태양을 보지 못하고 추측건대 덜 익은 상태로 수확되었을 것이기 때문이다.

전문 요리사인 빈센트 클링크는 《테즈》라는 신문의 의뢰로 다양한 종류의 토마토를 시식했는데, 할인점인 리들에서 구입한 이탈리아 산 유기농 체리토마토를 이렇게 판정했다.

"이 토마토들은 일반적인 방식으로 재배된 할인용 토마토와 똑같이 맛이 형편없다. 이런 토마토들은 아직 덜 익은 초록색의 상태에서 수확되어 운송 도중에 빨갛게 변했기 때문에 이런 맛밖에 날 수가 없다."

믿음이 맛을 좌우한다?

그러나 음식은 무엇보다도 습관의 문제이기도 하다. 어떤 기대감을 갖고 있는지가 중요한 역할을 한다. 이런 점은 브레머하벤에 있는 기술이전센터의 실험이 보여주고 있다.

한 실험에서 아이들에게 유기농 요구르트와 일반 요구르트를 주고 선택하게 했을 때 언제나 집에서 먹던 것을 '자연적인 맛'으로 생각한다는 사실이 밝혀졌다. 그러므로 자연식품을 먹는 사람들에게는 유기농 제품이 더 맛있게 느껴지지만, 일반인들은 유기농 제품을 먹고도 합성된 맛을 느낄 수 있다. 이런 사실이 왜 습관적으로 할인점에만 가는 고객들이 몸에 좋은 유기농 제품과 친해지지 못하고 유기농 표시가 있는 식품을 적응이 필요할 정도로 먹기 힘든 것이라고 생각하는지 설명해 주고 있다.

그러나 믿음은 산도 옮기는 법이다. 이런 일을 스웨덴의 여성 학자인 리즈베트 요한슨이 조사를 통해 밝혀냈다. 그녀는 약 180명의 실험 대상자들에게 다양한 종류의 토마토들을 시식하게 했는데, 여기에는 유기농 상품과 일반 상품들이 모두 포함되어 있었다. 시식자들은 자신들이 유기농 상품을 먹고 있다고 생각할 때는 그 토마토가 아주 맛있고 달다고 판정했다. 이때 실제로는 일반 토마토들이 숨겨져 함께 시식되었는데도 불구하고 말이다. 이와 달리 일반적인 방식으로 재배된 것이라고 소개된 토마토에 대해서는 실제로는 유기농임에도 불구하고 맛을 보고는 거부감을 표시했다.

유기농식품과 비타민

유기농식품이 일반 식품보다 더 많은 비타민을 함유하고 있는가의 문제를 자세히 조사해 보면 결과는 지극히 모순적이다. 오스트리아의 유기농 재배연구소의 연구원들은 유기농식품과 일반 식품의 생물학적인 특징을 다룬 170건의 연구들을 살펴본 결과, 유기농 제품이 더 낫다는 결론에 도달했다.

조사 결과, 유기농 채소와 과일은 확실히 더 많은 비타민을 함유하고 있었다. 유기농 양배추는 30퍼센트나 더 많은 비타민 C를 함유하고 있었고, 유기농 토마토와 사과에도 더 많은 비타민이 들어 있었다.

그러나 이런 결과는 비타민 C에 해당될 뿐이다. 한 가지 비타민에 대한 일방적인 관찰이 전반적인 결론이 될 수는 없다. 왜냐하면 과일과 야채는 다른 비타민도 많이 함유하고 있고, 그 외에 미네랄 성분과 미량원소들 그리고 심장과 순환기 질환, 암에 좋은 영향을 끼친다는 소위 부차적인 식물성 성분들도 들어 있다.

역설적이게도 몇 가지 중요한 영양소의 함량은 오히려 일반적인 재배 방식을 통해 증가된다. 여러 연구에 따르면 예를 들어서 당근 속에 들어 있는 카로틴, 즉 비타민 A와 비타민 B_1은 질소 비료를 많이 사용할수록 더 증가한다. 질소는 비료의 중요한 구성 성분으로 채소를 단기간에 보기 좋은 크기로 만들기 때문에 일반적인 농사 방식에서 사용되고 있다. 또한 일반적인 비료를 사용한 경우에 채소에 들어 있는 칼륨의 함량도 증가하는데, 그 이유는 단순히 비료 안에 칼륨이 많이 들어 있기 때문이다. 일반 비료는 특히 질소, 인산, 칼륨

(NPK-비료)을 함유하고 있다. 이와 달리 부차적인 식물 성분인 페놀과 플라보노이드의 함량에는 재배 방식이 아무런 영향을 끼치지 않는다.

또한 유기농 농산물의 소위 항산화 능력도 일반 농산품보다 더 높지 않다. 항산화 능력이란 몇 가지 부차적인 식물 성분들이 흡연 혹은 햇볕을 통해서 신체 안에 들어와 부정적인 영향을 미치는 자유라디칼에 대해 발휘하는 저항능력이다.

칼스루에의 독일 연방 영양연구소에서는 다양한 종류의 사과에 들어 있는 2차적 식물 성분의 함량을 조사했다. 여기서는 아침에 깨어나서 1킬로그램의 유기농 사과를 먹은 남성이 일반적인 사과를 먹은 경우보다 혈액에 더 많은 항체가 생겼는지를 조사했다. 그런데 실제로 과일 안에 직접적으로 들어 있는 양이나 혈액에 들어 있는 항체의 양에 눈에 띄는 차이는 없었다.

개별적인 사례에서는 한 번은 일반 식품이, 다른 한 번은 유기농 식품이 우위를 보이기도 했다. 그래서 각기 다른 세 곳에서 생산된 '유기농 딜리셔스 사과'가 일반 사과보다 더 높은 폴리페놀 함량을 나타냈다. 그러나 일반적인 사과들이 우위를 보인 실험도 있었는데, 여기에 따르면 건강을 촉진하는 물질의 함량이 유기농 사과들보다 더 높은 것으로 나타났다.

그럼에도 불구하고 유기농식품?

유기농식품이 과연 어떤 작용을 하는지를 알아보기 위해 재배조

합의 의뢰로 한 수도원에서 소규모 연구가 진행되었다. 22명의 수녀들이 4주 동안에 오로지 유기농식품만을 먹었다. 그런 다음에는 동일한 기간 동안 일반적인 식품들로 식사를 했다. 유기농 단계가 끝난 뒤에 수녀들은 평소보다 더 튼튼하고, 더 활기가 있고, 더 집중이 잘 되고 그리고 더 건강하다고 느끼는 것으로 나타났다. 그들의 혈액 속에서도 외부의 질병으로부터 몸을 보호해 주는 항체들이 더 많이 확인되었다.

거기까지는 좋은 이야기다. 그러나 학회에서는 이 연구를 활용이 불가능한 것으로 판정했다. 왜냐하면 시험 대상자의 숫자가 너무 적었고, 수녀들 자신이 유기농식품을 먹고 있다는 사실을 알고 있었으며, 실험 기간이 너무 짧았기 때문이다.

그러나 그보다 큰 규모의 연구는 더 이상 진행되지 않았다. 그렇기 때문에 사람들은 해로운 물질이 적은 유기농식품이 장점이 많다는 점을 암시하는 증거와 자료에 매달리게 된다. 미국의 한 연구에서는 유기농식품을 먹은 아이들의 경우에 살충제로 인한 소변의 오염 가능성이 일반 농산물을 먹는 아이들보다 6분의 1 정도에 불과하다는 점을 밝혀냈다. 살충제는 함유된 물질에 따라서 집중력 결핍부터 발달장애를 거쳐 심각한 학습장애까지 어린아이들에게 여러 가지 해를 끼칠 수 있다.

유기농 고기의 장점 목록

그렇다면 유기농 고기를 선택해야 하는가? 그것이 자연 그대로의 맛을 지니고 있는가?

대답은 Yes 그리고 No이다. 실제로 유기농 방식의 돼지와 소들이 일반적인 사육시설보다 훨씬 더 좋은 조건에 있는 것은 사실이다. 좋은 점의 목록을 쓰자면 매우 길다. 우선 유기농 동물의 축사에는 야외로 나가는 출구가 있거나 움직일 수 있는 충분한 공간이 확보되어 있다. 유기농 소와 돼지는 관절에 해가 되는 시멘트 바닥이 아니라 짚단 위에서 지낸다. 닭들은 거름이나 모래 속에서 지낼 수 있다. 닭장 안에는 휴식을 취하고 잠을 잘 수 있는 횃대가 마련되어 있다. 또한 인공조명 대신 햇빛이 축사 안으로 들어오게 만들어져 있다. 조류독감이 유행했던 때처럼 축사에 대한 관리 지침이 없는 경우에는 가금류도 야외로 나갈 수 있다. 사료는 대부분 검사를 거친 유기농 제품을 사용하고, 이상적인 경우에는 심지어 자체 농장에서 재배하기도 한다. 능력 촉진제, 동물가루 그리고 항생제 등의 사용은 금기사항이다. 때문에 유기농 돼지는 약 10개월 후에야 도살 체중에 도달하지만, 일반 돼지들은 그 시간의 절반 내에 도달한다.

유기농 동물들이 병이 들면 먼저 유사요법(병을 유발하는 물질을 극소량 투여하여 병을 치료하는 방법-옮긴이)이나 식물성 약제를 사용한다. 이것으로 효과가 없으면, 예를 들어서 소들의 유선에 병이 생긴 경우에는 항생제와 같은 일반 의약품을 사용할 수 있다. 그러나 이런 치료를 받은 동물들은 나중에 스테이크나 돼지고기 구이에 어떤 잔류물도 남아 있지 않도록 약품이 완전히 분해된 다음에 도살한다. 분해 시간은 일반적인 사육 방식에서보다 두 배 정도 오래 걸린다.

그럼에도 불구하고 유기농 동물들의 삶이 마치 지상의 낙원에서처럼 그렇게 편한 것만은 아니다. 유기농 재배협회와 동물성 식품에 대한 EU 유기농 규정의 기준들, 즉 사육, 먹이, 그리고 약품 사용 등에 대한 방침이 매우 엄격하기 때문이다. 그러나 실제로는 케셀 대학의 농업학 교수인 알베르트 준트룸의 연구가 보여주고 있는 것처럼 어느 곳이든 부족한 부분이 있게 마련이다. 준트룸 교수는 21곳의 유기농 농장에서 돼지들의 사육 상태를 자세히 관찰했고 다음과 같이 확신했다. "단지 세 곳의 기업에서만 EU 규정이 정하고 있는 만큼의 많은 출구를 가지고 있었다. 다른 곳에서는 동물들이 너무 몰려 있거나 심지어 서로 바짝 붙어 있었다."

유기농 동물의 건강

유기농 동물들의 건강과 관련해서도 몇 가지 문제점이 있다. 질병에 걸리는 경우에 유사요법과 식물성 약제를 사용한다는 점이 좋게 들리지만, 젖소들의 유선에 생긴 질병에는 이러한 치료법이 대개 효과가 없다는 것을 준트룸은 잘 알고 있다. 유기농 젖소들은 특히 최고의 생산량을 내야 할 때 유선의 염증이 더 심각하게 발생한다. 약간의 우유만을 제공하고 행복하게 푸른 초원을 거니는 소들의 사진은 맥도널드나 슈퍼마켓에서 유기농 우유를 선전하는 차원에서 등장하는 예외적인 경우일 뿐이다. 오늘날 유기농 젖소 한 마리는 10년 전보다 1년에 약 1,000리터나 더 많은 우유를 제공하고 있다고 학술잡지인 《비센》은 보고하고 있다. 어떤 유기농 농장에서는 일반적으로 사육되는 소들보다 단지 15퍼센트 정도만 적은 양의 우유를 생산하고 있다.

뿐만 아니라 유기농 돼지의 경우에는 기생충 감염이 큰 걱정거리가 되고 있다. 기생충은 동물의 간을 손상시킬 수 있다. 알베르트 준트룸이 21곳의 유기농 사육장에서 4,100마리의 돼지들을 살펴보았을 때 36퍼센트만이 건강한 간을 가지고 있음을 확인할 수 있었다. 반면에 일반적으로 사육된 돼지의 경우에는 57퍼센트가 건강했다. 대신에 유기농 돼지가 일반적인 돼지들의 간보다 상태가 더 좋기는 했다.

문제는 가격이라고 준트룸은 말한다. 오늘날 소비자들은 식비를 가급적 줄이려는 경향을 보이고 있는데 일반 고기와 가격 차이가 너무 심하면 구매를 꺼리기 때문에 유기농 고기의 가격이 너무 싸게 책정되어 있다. 그 때문에 유기농 동물의 건강 개선을 위한 재정이 어려운 상황이다.

유기농과 오메가3 지방산

확실한 사실은 유기농 우유가 일반 우유보다 건강에 좋은 지방산을 더 많이 함유하고 있다는 점이다. 이런 사실은 킬에 있는 독일 연방 식품영양연구소가 유기농 우유와 일반 우유를 다양한 지방산의 측면에서 분석한 조사를 통해 밝혀졌다. 여기서 오메가3 지방산이 일반 우유보다 유기농 우유에 일 년 내내 더 많이 들어 있다는 사실이 확인되었다.

그 이유는 무엇보다도 유기농 소들은 일반 소들보다 더 자주 초원에 나가거나 풀을 먹을 수 있다는 데 있다. 소들이 신선한 풀과 같은 먹이를 섭취하면 심장을 튼튼하게 해주는 오메가3 지방산의 형성이 촉진된다.

유기농 소시지 안의 아질산염?

유기농 소시지라고 해서 항상 건강에 좋은 성분만 들어 있는 것은 아니다. 독일의 경우 1999년 이후로 동물 사육에 대한 자체 규정이 생겨서 2000년부터 통용이 되고 있는 반면에 소시지와 육류제품에 대한 규정은 여태껏 존재하지 않았다. 그러다가 최근에 비로소 자체적인 규정이 생겨서 2007년부터 효력을 발휘하고 있다.

규정에는 소시지 안에 들어가도 좋은 약 60가지 첨가물의 목록이 제시되었다. 대부분의 것들이 해롭지 않은 것들이다. 그러나 소시지 제품에 사용되는 아질산염 피클링 소금에 대해서는 논란이 많다. 이 소금의 사용은 아마도 앞으로 특정한 조건에서만 허용될 것이라고 알렉산더 게르버는 말한다. 그는 농산물 재배협회의 이익을 대변하는 베를린 유기농식품경제연합회의 회장이다.

그리고 소시지에 아질산염을 넣는 것은 여전히 금기사항이다. 물론 아질산염은 육류와 소시지 제품의 상태를 더 오래 유지시키고 살라미와 생고기가 갈색으로 변하지 않도록 해준다. 그러나 특정한 단백질과 함께 아질산염으로부터 니트로사민이 만들어지는데, 이 물질이 바로 암을 유발한다.

유기농식품과 살충제

그 외에 유기농식품에 대해서는 그것이 동물성이든 식물성이든 EU에서 허가한 315가지의 첨가물 중에서 약 10퍼센트만이 사용될 수 있다. 그것이 바로 유기농식품이 자랑할 수 있는 확실한 장점이다.

그러나 유기농식품의 가장 큰 장점은 화학적으로 합성된 살충제와 비료의 금지에 있다. 이런 금지는 환경보호에 적극적인 기여를 할 뿐 아니라 질적인 면에서 큰 차이를 만든다. 그래서 유기농식품에는 분명히 살충제 잔류물이 더 적게 들어 있다는 사실이 바덴 뷔르템베르크 지역의 '에코 모니터링' 작업에서 밝혀졌다. 2005년에 유기농 재배로 생산된 과일과 채소들, 잎채소와 뿌리채소, 양식 버섯, 포도, 감귤 열매, 수입 과일들과 감자 등을 대상으로 살충제 오염 여부를 조사했다. 그 결과 유기농 채소의 경우에는 살충제 함량이 평균적으로 1킬로그램당 0.003밀리그램으로 나타났다. 이것은 일반적인 과일과 야채에 비해 절대적으로 적은 양인데, 일반 과일들은 킬로그램당 0.4밀리그램의 평균 함량을 보였다.

홀다에 있는 크발리스 품질연구소의 한 조사도 이런 사실을 확인하고 있다. 이 연구소는 1994년과 2002년 사이에 정확히 3,521회에 걸쳐 과일과 채소를 검사했는데, 일반 과일의 거의 34퍼센트에서, 유기농 상품의 경우는 단지 3퍼센트에서 허용 최고치까지의 잔류물을 함유하고 있는 것으로 드러났다.

그러나 유기농 과일의 수요 증가와 더불어 품질의 문제점은 더 많이 제기될 것으로 예상된다. 2005년에 독일 연방정부는 식품 모니터

링 차원에서 토마토를 대상으로 100가지 각기 다른 살충제의 잔류
여부 검사를 총 215회에 걸쳐 실시하였다. 여기에는 일반 토마토와
유기농 토마토가 모두 포함되어 있었다. 일반 토마토의 85퍼센트와
유기농 상품의 78퍼센트(!)에서 잔류물이 있는 것으로 나타났다.

이것은 유기농 농산물 애호가들을 혼란스럽게 만들 수 있는 결과
였다. 그러나 여기에 대해서는 바로 해명이 이어졌다. 잔류물 측정
에서 브로민화물(브로민과 그보다 양성인 원소나 기基와의 화합물의 총칭)
도 포함되었는데, 이것은 일반적인 경작 방식에서 토양의 소독을 위
해 사용되지만, 또한 더 많은 양이 자연적으로 토양 속에 들어 있다.
유기농 재배지에서는 브로민화물을 소독에 사용하지 않기 때문에
브로민화물을 제외하고 계산하면 유기농 토마토의 95퍼센트가 깨끗
하고, 단지 5퍼센트만이 잔류물이 들어 있었다고 볼 수 있다. 이것은
자연식품 전국연합(BNN)이 유기농 야채를 자세히 검사했을 때 나온
결과와도 같은 경향을 보이고 있는 것이다. 2007년 초반에 실행되었
던 BNN 연구에서는 유기농 토마토의 오염 정도가 제로인 것으로 나
타났다.

혼합된 잔류물의 위험성

위에서 언급한 식품 모니터링의 또 다른 결과에 따르면 유기농 농
산물의 8퍼센트에서, 일반 토마토는 심지어 55퍼센트에서 한 가지
이상의 살충제 성분이 발견되었다.

그런데 이것은 기존의 상황과 전혀 다른 결과였다. 크발리스 연구

소의 조사에 따르면 유기농식품은 단지 0.5퍼센트, 일반적인 채소와 과일은 14퍼센트에서만 혼합된 잔류물이 발견되었다. 또한 얼마 전에 실시된 BNN 테스트에서도 유기농 상품에서는 어떤 경우에도 혼합된 잔류물이 발견되지 않았다.

혼합된 잔류물이 더 위험한 이유는 혼합된 각각의 성분에 이미 독성이 잠재되어 있어서 전체적인 효과가 더 강력해지기 때문이다. 그래서 혼합된 물질의 위험성이 각각의 성분이 미치는 영향보다 더 심각한 것이다. 그럼에도 불구하고 일반 재배 방식에서는 혼합된 살충제를 점점 더 많이 사용하고 있다. 생산자들은 이 방법을 통해 가장 손쉽게 각 성분의 법적 허용치를 넘지 않으면서 강력한 살충효과를 낼 수 있기 때문이다.

일반 방식으로 재배되는 경작지의 살충제가 유기농 경작지로 퍼지는 것은 언제나 일어날 수 있는 일이다. 일반 야채와 유기농 야채를 동일한 기계로 사용하고 충분히 세척하지 않으면 부분적으로 포장용 기계에 살충제가 달라붙어 있을 수도 있다. 이런 사실은 BNN이 감귤 열매의 오염 정도를 검사했을 때 확인되었다.

또한 유기농 상품으로 표시된 채소에서도 잔류물이 발견될 수 있다. 예를 들면 일반 야채를 유기농 상품으로 속여서 판매하기 때문이다. 양식 버섯의 경우에 그런 일이 특히 자주 일어나는 듯하다고 '에코 모니터링'은 보고하고 있다. "2005년에 처음으로 광범위하게 검사된 유기농 양식 버섯의 경우에 4개당 1개꼴로 문제가 있었다. 버섯의 경우 아마도 대단히 광범위하게 일반 상품을 유기농 상품으로 속여서 판매하고 있을 것이다."

수확량은 적지만

유기농 채소가 근본적으로 일반 채소보다 질산염을 훨씬 적게 함유하고 있는 것은 확실하다. 일반 비료에 들어 있어서 질산염의 형태로 식물에서 재발견되는 질소 성분이 유기농 상품에서는 유기농 비료 사용으로 인해 그 양이 훨씬 줄어든다. 물론 질산염의 함량은 수확 시점, 품종, 일조량 등으로부터 영향을 받지만 유기농 채소에는 평균적으로 훨씬 더 적은 질산염이 들어 있다.

2005년에 정확히 37회에 걸쳐 냉동 시금치를 대상으로 질산염 함량을 조사한 '에코 모니터링'은 다음과 같은 결과를 발표했다. "유기농 상품의 질산염 평균 수치는 1킬로그램당 583밀리그램으로, 유기농이 아닌 상품의 평균 수치인 935밀리그램에 비해 현저히 낮다." 지난해에 실시한 다양한 종류의 냉동 시금치에 대한 조사들도 비슷한 결과를 보여주었다. 잡지 《에코 테스트》의 조사는 유기농 감자가 일반 감자에 비해 장점이 많다는 것을 확인했으며, 유기농 당근의 경우도 일반 당근보다 질산염 오염이 훨씬 덜했다.

화학적으로 합성된 비료와 살충제 사용은 특히 환경에 좋지 않은 영향을 끼친다. 이런 사실은 스위스의 한 연구소가 몇 년 간에 걸쳐 진행한 연구에 의해 확인되었다. 연구원들은 바젤 지역의 각기 다른 네 곳에서 다양한 농사 방식의 효율성과 토양의 상태를 비교했다.

미국의 전문잡지인 《사이언스》에 발표된 이 연구의 결과는 다음과 같았다. 밀, 감자, 밭작물, 사료용 보리, 그리고 건초의 수확량은 유기농 경작지가 일반 경작지보다 평균 20퍼센트 정도 뒤져 있었다.

그 대신에 유기농 재배의 비료 사용은 일반 경작 방식보다 30에서 60퍼센트나 더 적었다. 마찬가지로 에너지의 사용도 거의 20퍼센트나 더 적었다. 그런데 이와 동시에 토양의 비옥성은 유기농 경작지가 현저하게 더 나았다. 즉 부식토의 함량이 증가하고 벌레, 곤충, 거미, 그리고 작은 생명체들의 숫자가 훨씬 더 많았다.

유기농 수입 식품

그러나 이러한 유리한 결과도 유기농 과일과 채소가 수입되는 경우 뒤바뀔 수 있다. 유기농식품을 먹는 사람들이 오로지 국내에서 생산된 식품에 만족하는 시대는 지나갔다. 요즘 규모가 큰 유기농 상점이나 할인점에 가면 일 년 내내 토마토, 파프리카, 모든 종류의 샐러드, 귤 혹은 아보카도를 구할 수 있다. 또한 겨울의 딸기도 드문 일이 아니다. 유기농 상품의 수입은 전년도에 비해 15퍼센트 증가했다. 국내에서는 사과가 계절 과일이 아니더라도 EU 국가로부터 혹은 다른 먼 국가들로부터 비행기를 타고 들어올 수 있다.

그리고 바로 여기서 유기농의 바람직한 성과가 무너질 것이라고 마르틴 데멜러는 《사이언스》지에서 예상한 바 있다. 예를 들어서 칠레에서 독일로 수입되는 유기농 사과는 국내에서 생산된 유기농 과일보다 520배나 많은 에너지를 소비하기 때문이다.

17

비타민
부족함의 흔적?

카시미르 풍크는 동정심이 많은 사람이었다. 1884년에 폴란드에서 태어난 그는, 단지 음식이 적절하지 않아 여위어 가는 사람들을 목격하게 되었다. 그는 사람들이 많은 양의 음식을 먹는데도 불구하고 피부가 늘어지고 머리카락과 치아가 빠지는 모습을 보았다. 고기, 빵, 그리고 통조림 야채들을 먹는 사람들에게 어떤 결정적인 것이 부족한 듯 보였다.

생화학자인 카시미르 풍크는 음식의 질이 단지 우리를 배부르게 하고 에너지를 주는 것뿐만 아니라 다른 영양소들, 즉 '추가적인 영양 요소'들에 의해서도 좌우된다는 것을 발견한 학자들 중 한 명이었다. 풍크는 1912년에 '비타민'이라는 개념을 만들어냈는데, 라틴어로 '생명'을 뜻하는 '비타(Vita)'와 화학에서 중심적인 역할을 하는 물질의 집단인 '아민(amine)'을 결합시킨 것이다.

물론 우리는 오늘날 비타민의 대부분이 아민 화합물에 전혀 포함되지 않는다는 사실을 알고 있지만 명칭 자체는 변하지 않았다. 풍크는 비타민을 귀가 솔깃해지는 '생명'이라는 의미와 연결시킴으로써 새로 발견된 물질의 빠른 인기를 보장한 셈이다. 미네랄의 경우는 그 명칭이 라틴어 '미네랄(mineral) = 광물'에서 왔기 때문에 특별히 건강과 관련이 있는 것처럼 들리지 않았다. 미네랄에 대한 갑작스런 관심은 미량원소와 함께 그 필수성이 알려지면서 생겨났다.

비타민은 이미 풍크의 시대에 사람들의 관심을 모으기 시작했다. 특히 미국과 영국의 학자들이 대단히 열광했고, 새로운 물질과 더불어 건강과 장수의 공식을 찾았다고 믿었다. 곳곳의 실험실에서 소비자들에게 기적을 약속하는 비타민 제품들이 탄생했다.

풍크 자신도 이런 상황을 감당할 수 없었다. "그 사이에 과도한 신뢰와 경박함 때문에 대중은 아무런 비판적 판단도 없이 비타민으로 만들었거나 생산자들이 소위 기적을 일으킨다고 말하는 다양한 종류의 약제를 복용하게 되었다. 이러한 과도한 관심은 비타민이라는 중요한 발견에 부정적 영향을 미치고 학자들의 연구 의욕을 떨어뜨릴 위험을 지니고 있다."

이 말은 마치 그가 오늘날의 상황을 보고 한 말처럼 들린다. 또한 풍크는 비타민이 지닌 원래의 가치에 대한 비판적인 사고 속에서도 선견지명을 드러냈다. "열광적인 실험자들과는 반대로 회의론자들도 비타민 연구가 어떻게 갑자기 그렇게 중요한 주제가 될 수 있는지 의문을 제기하는 일을 중단해서는 안 된다. 아주 옛날에 비타민의 존재를 전혀 예감하지 못한 채 어떻게 수세기 동안 인간은 그렇게 뛰어난 건강상태를 유지할 수 있었을까? 그 대답은 쉽다. 인류가 자연적인 생산품으로 만족했던 동안은, 즉 그들이 완벽한 기계의 존재도 몰랐고, 체를 이용해서 곡식 가루를 거르지도 않았고, 통조림 식품도 없었고, 오스트리아나 아르헨티나에서 들어온 냉동고기를 먹을 수도 없었던 때에는 비타민을 알 필요가 없었다."

또한 풍크는 대단히 현실적인 말도 했다. "일반적으로 우리가 먹는 식품이 자연으로부터 멀어지고 비타민 성분을 잃어버릴 때 비로소 비타민이 중요한 문제로 부각된다." 그런데 이 문제의 올바른 해법은 식품의 질을 개선하고 가급적 자연 그대로 섭취하는 데 있다. 그리고 실험실에서 합성된 비타민과 미네랄 혹은 상응되는 알약과 가루가 들어 있는 비자연적인 식품을 사람들에게 제공하는 것은 좋은 해결책이 아니다. 그렇게 하는 것은 단지 식품의 자연적인 특성을 더 사라지게 할 뿐이다.

실험실에서 만든 비타민

멀티비타민 주스, 프로바이오티카(살아 있는 배양균으로, 건강 촉진에 효과가 있다는 건강보조제-옮긴이), 비타민 알약, 그리고 미네랄 분말을 구매한 소비자들에게 그 동기를 물어보았다. 그들은 대부분 영양소 부족을 예방하기 위해서라고 대답했다. 제약회사와 건강보조제 생산업체의 홍보가 소비자들에게 얼마나 깊이 각인되어 있는지를 잘 보여주는 예이다.

그러나 실제로는 오늘날 우리에게 비타민이 부족할 가능성은 과거 어느 때보다 적다. 이는 식품이 개선되어서라기보다는 그 사이에 비타민이 도처에서 음식에 첨가되었기 때문이다. 우리는 대개 이런 사실을 전혀 모르고 있다. 50년대 말에 식품업체인 '에케스'사는 오렌지주스 '호헤스 C'를 시장에 출시했고, 사람들은 이 오렌지주스가 훌륭한 비타민 공급원이 될 것이라고 생각했다. 그런데 10가지의 각기 다른 과즙 엑기스를 하나의 주스로 혼합시키면 선전을 할 수 있을 정도의 높은 비타민 수치에 이르지 못한다. 규정에는 생산자가 라벨에 표시를 할 수 있으려면 100밀리리터의 음료에 한 가지 비타민이 하루 필요량의 최소한 15퍼센트가 들어 있어야 한다고 정해져 있다. 과일 엑기스는 이런 규정을 충족시킬 수 없다. 이 엑기스들의 대부분에는 비타민이 분리수거용 음식물통의 찌꺼기들 정도밖에는 들어 있지 않기 때문이다.

따라서 실험실에서 만든 비타민제가 첨가되어야 한다. 2006년에 잡지 《에코 테스트》가 슈퍼마켓, 자연식품 상점, 유기농 상점에서 가져온 30가지의 멀티과일주스들을 검사했을 때 비타민 첨가제가 들어 있지 않은 것은 3가지뿐이었다. 치즈와 우유에도 다량의 비타민이 첨가되고 있다. 과일 젤리도 100그램당 0.2마이크로그램의 비타민 B_{12}(하루 필요량의 5분의 1)를 함유하고 있고, 초콜릿 푸딩에도 비타민 B_{12}가 100그램 안에 하루 필요량의 25퍼센트가 들어 있다. 영양학자인 베아테와 헬무트 헤제커의 권위 있는 영양소 함량표에 따르면 비타민이 첨가된 과일 요구르트는 일반 요구르트보다 평균 9배나 많은 엽산과 17배나 많은 비타민 C를 함유하고 있다고 한다.

초콜릿에 첨가되는 비타민

흔히 비타민은 특별히 비타민 함유 식품에 해당되지 않는 소시지나 그 외의 다른 식품들 안에 '위장'된 채 들어 있기도 하다. 소비자들은 첨가물 목록에서 작은 인쇄체 글씨로—마치 정말 '위장 첩보원'이라도 되는 것처럼—E101(Riboflavin/B₂), 혹은 E160a(카로틴)와 같은 가명으로 표기되어 있는 것을 발견하게 된다.

예를 들어서 냉동 감자튀김이 튀길 때 노랗고 바삭바삭하게 되는 것은 그 안에 비타민 C가 첨가되었기 때문이다. 비타민 C가 산화 방지제와 발효제로서 신선한 색상이 나타나게 만드는 것이다. 또한 살라미도 최고 20밀리그램의 비타민 C를 함유하고 있고, 새우도 가공 과정에서 사전에 비타민 C 용액에 담그지 않았다면 붉은색이 아니라 하얗거나 까만색일 것이다.

비타민 C와 더불어 리보플라빈도 위장된 채 여기저기에 들어 있다. 이 비타민 B는 특이한, 그러나 화려하지 않은 노란 색소를 가진 바늘 형태의 결정을 형성한다. 그래서 이 성분은 E101이라는 약칭으로 이미 오래 전부터 색소로 사용되고 있다. 주로 사용되는 분야는 달콤한 식품들, 특히 디저트, 크림이 들어간 식품, 요리용 얼음, 푸딩 등이다. 또한 치즈, 아스파라거스 크림수프, 마요네즈도 충분한 양의 리보플라빈이 첨가된 덕분에 크림색을 띠고 있다.

반면에 레몬에이드와 과일주스처럼 자극적인 노란색이나 오렌지색을 내야 하는 경우에는 베타카로틴이 사용된다. 새우와 연어의 경우 색깔이 있는 카로틴을 첨가하는 비용이 총생산비의 15퍼센트에 이른다. 당근의 주성분인 이것을 첨가하지 않는다면 많은 종류의 치즈들이 허연 색깔일 것이고 슈퍼마켓의 고객들로부터 외면당할 것이다.

소금을 뿌린 막대과자, 칩스, 초콜릿, 그리고 땅콩조차도 — 예전에는 비타민이 들어 있지 않은 대표적인 식품이었지만 — 오늘날에는 비타민을 함유하고 있다. 그래서 100그램의 버터쿠키는 134마이크로그램의 비타민 A를 함유하고 있고, 땅콩도 250마이크로그램의 티아민(비타민 B₁)을 함유하고 있으며, 밀크초콜릿에도 370마이크로그램의 피리독신(비타민 B₆)이 포함되어 있다. 감자칩은 100그램당 60마이크로그램의 카로티노이드와 17밀리그램의 비타민C를 포함하고 있고, 유사한 감자스틱은 심지어 47밀리그램의 비타민 C를 함유하고 있다. 이와 비교해서 동일한 양의 사과는 12밀리그램, 그리고 자몽의 경우도 44밀리그램의 비타민 C를 함유하고 있으므로 조미료가 들어간 감자스틱의 비타민 C 함량보다 적다.

또한 어린이용 초콜릿과 밀크바도 비타민 C를 함유하고 있는데, 여기에 비타민 B와 베타카로틴을 첨가하여 반짝거리게 만든다. 이때 매우 많은 양의 비타민이 첨가된다. 밀크초코바는 100그램당 약 5밀리그램의 비타민 E를 함유하고 있는데, 비타민 E가 가장 많이 들어 있는 식품으로 인정받는 버터(2.2)나 참기름, 혹은 호두기름(4.1내지 3.2밀리그램)보다 더 많은 양이다. 더구나 밀크초코바에 들어 있는 비타민의 함량은 또 다른 측면에서도 매우 높게 평가되고 있다. 바로 먹기가 쉽다는 특징이 있다. 즉 100그램의 초콜릿을 먹겠는가, 100그램의 식물성 기름을 먹겠는가?

비타민의 위험 — 천식부터 쌍둥이까지

비타민은 어디에나 있다. 이미 우리 사회는 비타민의 과포화상태에 접어들었다. 비타민은 긍정적인 특성만 지니고 있으므로 문제가 되지 않을 것이라고 생각하는 사람은 근본적으로 착각을 하고 있는 것이다. 비타민도 해로운 물질이 될 수 있다. 즉 인공 비타민 자체가 몸에 해로울 수 있다는 사실이 밝혀졌다. "이런 모든 성분에는 상한선이 있어서 그 이상을 섭취하면 오히려 부정적으로 작용하게 된다"고 뮌헨 공과대학의 영양학 교수인 귄터 볼프람은 말했다. 또한 비타민이 독립적으로 식품에 첨가될 때 변화를 일으키는지는 아직 설명되지 않았다. 그러므로 이런 성분들이 실험실의 산물임에도 불구하고 갑자기 자연성분처럼 다루어질 때 효력이 없어지거나 해로운 영향을 끼치는 경우를 배제할 수 없는 것이다.

비타민 의학의 대변자들은 비타민을 이용해서 치료가 가능하지 않거나 혹은 최소한 예방학적으로 해결될 수 없는 질병은 없다고 선전하고 있다. 이런 주장은 물론 완전히 틀린 말이다. 제약회사가 제공하는 독립된 비타민의 경우도 마찬가지다. 오히려 사실을 말하자면, 함량이 증가된 특수 비타민으로 인해 유발되지 않는 질병이 별로 없다고 해야 할 것이다. 예를 들면 다음과 같은 사례들이 있다.

- 워싱턴의 국립아동의학센터에 따르면, 아이들이 생후 6개월 내에 멀티비타민 약제를 복용하면 천식에 걸릴 위험이 1.3배나 증가한다. 음식 알레르기의 경우에는 심지어 그 위험성이 1.6배로

증가한다. 학자들은 아마도 비타민이 면역체계의 특정한 부분을 과도하게 활성화시키기 때문일 것이라고 설명하고 있다.

- 비타민 알약과 비타민이 첨가된 보조식품의 주요 수요자는 50세 이상의 사람들이다. 그런데 이들에게는 독감이나 수두와 같은 특정한 병에 대한 예방접종이 권장되고 있다. 비타민 알약과 예방접종은 서로 맞지 않는다. 미국 오하이오에 있는 라이트 페터슨 에어포스 베이스의 연구원들은 규칙적인 멀티비타민 알약 복용이 예방접종에 대한 면역반응을 약화시킨다는 것을 알아냈다. 그 이유는 특수한, 즉 정확히 어떤 특정한 병원체를 담당하는 체내의 면역체계가 활동을 시작하기 전에 비타민이 이미 전반적인 면역체계를 활성화시키기 때문이다. 다른 말로 설명하자면, 비타민이 전반적인 면역체계를 너무 '뜨겁게' 만들어서 특정한 면역체계가 예방접종을 통해 몸에 들어온 병원체를 인식하고 그것에 대한 전략을 세우기도 전에 병원체가 파괴된다는 말이다.

- 비타민 약제는 심각한 알레르기 반응을 일으킬 수 있는데, 특히 주사로 맞게 될 경우에 더욱 그렇다. 특별히 알레르기를 많이 유발하는 것은 티아민, 리보플라빈, 비타민 K이다. 최악의 경우에는 이런 비타민 주사가 아나필락시스 쇼크(주사 등을 맞고 이상증세를 보이는 과민반응-옮긴이)를 일으킬 수도 있다.

- 지용성 물질인 비타민 E는 인간의 몸에 축적될 수 있고 그로 인해 온갖 해로운 영향을 끼칠 수 있다. 미국과 유럽에서는 비타민 E 약제 복용으로 인한 고혈압 발생 사례들이 증가하고 있다. 존 홉킨스 대학의 학자들은 이미 400I.E(국제적인 단위)의 분량으로

도 조기 사망의 위험성이 뚜렷하게 증가된다는 사실을 알아냈다. 400I.E는 약 268밀리그램에 해당되는 양이며, 이 정도라면 우리가 흔히 처방전 없이 약국에서 쉽게 구할 수 있는 수많은 비타민 E 약제의 복용으로 얼마든지 섭취할 수 있는 양이다.

● 비타민 A의 하루 섭취량으로 영양학자들이 권장하고 있는 것은 약 1밀리그램이다. 그러나 스웨덴의 웁살라에 있는 대학병원의 조사에 따르면 이미 매일 섭취하는 1.5밀리그램의 비타민 A(마가린, 빵에 바르는 치즈, 그리고 멀티비타민 주스를 통해 쉽게 도달될 수 있는 양이다)가 넓적다리의 골밀도를 10퍼센트나 감소시키고 골반뼈의 골절 위험성을 두 배로 높일 수 있다고 한다. 화학자들과 생리학자들은 이런 발견에 대해 별로 놀라지 않았다. 왜냐하면 그들은 이미 오래 전부터 비타민 A가 뼈의 분해를 가속화시키고 비타민 D의 효과를 억제한다는 사실을 알고 있었기 때문이다. 즉 비타민 A 섭취가 많을수록 비타민 D는 칼슘을 뼈에 저장시키기가 더 힘들어진다.

● 엽산 약제 섭취는 다생아 출산 가능성을 높인다. 엽산 약제가 소위 유착, 말하자면 태아들이 서로 붙는 것을 촉진시키기 때문이다. 1980년부터 1997년까지 미국에서는 쌍둥이 출산이 42퍼센트나 증가했고, 세 쌍둥이와 그 이상의 경우는 심지어 370퍼센트나 늘어났다. 동일한 시기에 엽산은 태아의 기형을 예방한다는 차원에서 임산부들을 위한 표준약품이었고 곡물제품, 소금, 그리고 즉석수프에도 심근경색을 예방한다는 의미에서 첨가되었던 성분이다. 그러므로 호르몬뿐만이 아니라 엽산에 의해서도

의학적으로 매우 위험한 쌍둥이와 그 이상의 다생아 출산이 유발되는 것으로 보인다.

- 비타민 C는 흔히 문제가 없는 성분으로 찬양되고 있는데, 이것은 과도한 양이 섭취된 경우에 간단하게 몸 밖으로 배출되기 때문이다. 그러나 여기에도 이론과 모순되는 현실이 존재한다. 미국 심장협회의 한 연구에서는 하루에 500밀리그램의 비타민 C가 동맥의 벽을 두껍게 만드는 것으로 밝혀졌다. 그것도 바깥쪽으로 두꺼워지면 건강에 별 문제가 없지만, 이 경우는 안쪽으로 두꺼워지기 때문에 문제가 된다. 이런 사실은 치료 목적을 위해 극단적으로 많은 비타민을 사용하고 특히 비타민 C를 심근경색과 심장마비를 예방하는 수단으로 처방하는 분자교정의학(인체 내의 모든 분자상태를 정상화하여 본래의 기능을 회복함으로써 면역력을 돕는 방식-옮긴이)의 본래의 주장과는 완전히 반대되는 내용이다.

- 비타민 약제는 약품의 효과를 강화하기도 하고 극대화시키거나 때로는 약화시키기도 한다. 엽산은 항우울제 효과를, 비타민 E는 혈액희석제인 와파린의 효과를 강화시키고, 반면에 많은 양의 니아신(비타민 B$_3$)을 콜레스테롤 저하제인 로보스타틴과 함께 복용했을 경우 근육조직의 약화와 해체가 나타날 수 있다. 그리고 아스피린과 비타민 C가 대부분의 진통제에 함께 들어 있다는 이유만으로 이 두 가지가 잘 어울리는 짝이라고 생각하는 것은 큰 잘못이다. 아스피린을 복용하는 사람이 비타민 C를 많이 먹으면 아스피린이 지닌 유독성이 강해진다는 의심이 나오고 있다. 이런 유독성은 아스피린 중독의 전형적인 증상들에 속하는 이명,

현기증, 시력장애, 정신혼란의 위험성을 증가시킨다.

위험한 베타카로틴 약제

요즘 베타카로틴이 함유된 많은 약제와 보조식품들이 유통되고 있다. 베타카로틴은 비타민 A의 전단계로만이 아니라 그 자체로도 염증과 암을 방지하는 효과가 있다. 베타카로틴은 저렴한 노란 오렌지색의 색소로서 멀티비타민주스, 요구르트, 그리고 여러 '건강식품'에 다량 첨가되고 있다.

이런 제품을 특히 애용하는 이가 바로 흡연자들이다. 왜냐하면 흡연자는 수많은 질병의 유발 요인으로 알려져 있는 자유라디칼의 공격을 많이 받는데 베타카로틴이 이들을 중성화시키기 때문이다. 그러나 이것은 어디까지나 이론일 뿐이고, 현실에서는 상황이 다르다.

핀란드의 한 연구에서는 매일 20밀리그램의 베타카로틴을 섭취한 흡연자들의 경우에 폐암에 걸린 사람이 18퍼센트 증가했고, 전체 사망률은 8퍼센트 늘어났다. 《뉴잉글랜드 저널 오브 메디신》에 발표된 또다른 연구에서는 1만 8,314명의 흡연자와 석면 노동자들에게 매일 30밀리그램의 베타카로틴과 2만 5,000I.E.의 비타민 A를 섭취하게 했다. 그러자 폐암의 비율이 심지어 28퍼센트나 증가했고 폐암 사망자 비율은 46퍼센트나 폭발적으로 늘어났다. 학자들은 이 연구를 예정보다 21개월 전에 끝내야 했다. 왜냐하면 참가자들이 확실한 위험성 때문에 더 이상 비타민 알약을 복용하려 하지 않았기 때문이다. 또한 그럴 필요도 없었다. 연구원들은 이미 오래 전에 실험자들의 폐암 발생률이 비타민 섭취가 끝난 뒤 6년 동안에도 여전히 높다는 사실을 인정해야만 했다.

어떻게 이런 일이 일어날 수 있을까? 원래는 라디칼을 중성화시키는 유익한 성분이 어떻게 갑자기 정확히 그 반대의 성분이 될 수 있는가? 한 가지 대답은 이렇다. 알약, 멀티비타민주스, 그리고 보조제 등에 있는 베타카로틴은 자연 그대로의 물질이 아니라 자연에서는 찾을 수 없는 독립된 인공제품이기 때문이다. 미국의 영양학자인 빅 셰인의 설명에 따르면 현재 자연에서 얻을 수 있는 베타카로틴의 형태는 270가지가 넘는 것으로 알려져 있다. 그 중에서 어떤 것이 어떤 결합 속에서 가장 효과적인지는 아직 알려져 있지 않다. "그러나 우리는 약제 속에 들어 있는 카로틴 결합물의 효과가 자연적인 결합물과 유사할 정도는 아니라고 전제해야 한다." 그러기에는 약제 속의 카로틴 결합물들이 상당히 높은 위험성을 지니고 있는데, 그 안의 성분이 자연적인 결합물보다 더 집중적이고 더 서슴없이 영향을 미치기 때문이다.

핀란드의 흡연자 연구에서 제시되었던 20밀리그램은 30그램의 당근이 함유하고 있는 베타카로틴의 양에 해당된다. 이런 정도 양의 카로틴을 통해서는 아직 누구도 해로운 영향을 입은 것이 없다. 그러나 20밀리그램의 알약 카로틴은 해로울 수 있다는 말이다.

보증된 효과?

그러므로 실험실에서 만들어진 비타민에 위험성이 없지 않다는 말이다. 그럼에도 비타민이 건강에 미치는 긍정적 효과를 믿는다면 그런 위험성은 감수할 만할 것일지 모른다. 그런데 이런 효과라는 것도 확실하지가 않다.

- 흔히 비타민 약제는 심근경색의 예방책으로서 심장질환자들에게 권장되고 있다. 그런데 미국 보스턴에 있는 하버드 메디컬 스쿨의 학자들은 이런 효과를 확인할 수 없었다. 이들의 연구에서는 6개월 동안에 매일 많은 양의 비타민 C와 비타민 E를 복용했던 심장질환자들이, 마찬가지로 심장질환이 있지만 가짜 비타민을 복용한 사람들보다 더 건강한 관상혈관이나 더 나은 콜레스테롤 수치를 보이지 않았다.
- 비타민 B군도 상승된 호모시스테인의 수치를 감소시킴에도 불구하고 심장순환기의 질병 예방에는 별 도움이 안 되는 것으로 나타났다. 높은 호모시스테인 수치는 흔히 혈관에 큰 위험 요소로 알려져 있다. 미국의 노스캐롤라이나 대학 학자들은 1,840명의 심장질환 환자들에게 2년 동안 비타민 B군 약제를 먹게 했고 이들과의 비교를 위해 한 그룹에게는 아무 효과가 없는 약제를 먹게 했다. 연구 결과, 비타민을 먹은 환자들은 호모시스테인 수치는 더 적었지만 새로운 심장발작이나 심근경색의 위험은 20퍼센트 정도로 비교 그룹과 거의 동일하게 높은 수준이었다.
- 엽산은 신생아의 신경관 결손증을 예방할 뿐 아니라 산부인과 의사와 영양의학자들에 의해 조산에 대한 효과적인 예방책으로 인정되고 있다. 그러나 실제로는 이 비타민의 복용이 증가하고

있음에도 불구하고 10명당 1명이 임신 37주 전에 출산한다. 이는 과거 어느 때보다도 높은 수치로 1992년부터 2004년까지 30퍼센트가 증가했다. 이런 상황이 바람직하지 않은 이유는 조산의 경우에 많은 비용이 들어갈 뿐 아니라 산모가 정신적으로 심한 고통을 받기 때문이다.

● 비타민 D는 뼈 속에 칼슘을 충분히 저장시키는 역할을 한다. 그 때문에 이 비타민은 중년의 여성들, 그리고 남성들에게도 골다공증을 예방하는 표준약품으로 여겨지고 있다. 그러나 영국의 건스 병원에서 실시한, 평균 나이가 47.2세인 70명의 건강한 여성들을 대상으로 한 조사에서 이러한 효과를 확인할 수 없었다. 비타민 D를 복용한 여성이든, 가짜 비타민을 복용한 비교 그룹의 여성이든 골밀도는 동일하게 머물러 있었다.

● 핀란드에 있는 한 대학에서 진행된 연구에서는 10에서 12세의 소년들이 매일 치즈를 먹었을 경우가 합성된 칼슘-비타민 D 약제를 복용했을 때보다 골밀도에 더 긍정적인 영향을 미치는 것으로 나타났다.

● 많은 양의 비타민 C가 감기를 예방해 준다는 소문은 고집스럽게 지속되고 있다. 그러나 여기에 대한 학술적인 자료는 매우 빈약하다. 독일 의사협회의 페터 카르도스는 그런 믿음은 수백 년 전, 음식과 결부된 비타민 결핍이 있던 시대에 나온 것이라고 말한다. 냉동식품과 풍부한 과일과 야채가 있는 오늘날에는 상황이 완전히 다르다. 비타민 생산업체 직원인 페터 웨버 스스로도 이런 점을 인정하고 있다. "대부분의 학술적 연구들은 비타민 C의

예방학적인 특성이 감기 예방에 결코 눈에 띄는 영향을 미치지 않는다는 결론에 도달했다." 그러나 이런 그의 고백도 그의 회사 고용주나 다른 제약회사들이 비타민 C를 계속해서 면역 강화제와 감염에 대한 예방제로 칭송하는 것을 저지하지 못했다.

이렇게 보면 확실히 실험실의 비타민이 지닌 효능에 여러 가지 문제가 있고 자연적인 식품에 미치지 못하는 것으로 확인된다. 그 이유는 자연적인 환경 속에 들어 있는 비타민은 똑같이 모방될 수 없기 때문이다. "우리는 오늘날 과일과 야채가 몸에 좋은 이유는 단지 그 안에 함유된 각각의 물질 때문이 아니라 많은 성분들이 적절하게 혼합되어 있기 때문이라고 전제하고 있다"고 뮌헨 공과대학의 귄터 볼프람은 설명한다.

이런 혼합물이 얼마나 많은 퍼즐 조각으로 이루어져 있는지는 아무도 모른다. 예나 대학의 영양학자인 게르하르트 야라이스는 인간의 신진대사에 영향을 미치는 물질에는 1만 가지의 다양한 성분이 있는데 우리는 그 중에서 4,000개 정도만을 알고 있다고 말했다. 이런 성분들이 서로 어떤 상호관계에 있는지를 말할 수 있는 사람은 아무도 없다. 그러므로 한 조각의 치즈가 많은 분량의 실험실 비타민보다 더 좋은 효과를 내는 경우는 언제든 반복해서 나타날 수 있다.

과체중

뚱뚱하고 두루뭉술하고, 그게 어때서?

슈테판 바우어는 허탈했다. 110킬로그램의 체중에 고혈압이었기 때문에 공무원이 될 수 없다는 통보를 받았기 때문이다. 칼스루에에 있는 한 학교의 교사였던 그는 ─ 신체 사이즈 때문에 ─ 일할 능력을 일찍 상실할 수 있다는 이유로 공무원직을 거절당했다. 그가 훌륭한 교육자인지, 학교 수업을 멋지게 해내는 사람인지, 혹은 아이들에게 사랑받는 교사인지는 여기서 전혀 중요하지 않다. 단지 과도한 체중이 그가 공무원이 되도 좋은지 아닌지의 결정에서 결정적인 역할을 했다.

바우어 씨가 유일하게 예외적인 경우일까? 이미 여러 상황은 뚱뚱한 사람들에게 불리하게 돌아가고 있다. 헤센에 사는 29세의 한 교사도 해고 통보를 받았다. 왜냐하면 체중이 120킬로그램이나 나가는데 감량을 거부했기 때문이다. 그의 고용주는 너무 게을러서 아무 일도 시도하지 못하는 이 직원이 앞으로 겪게 될 여러 가지 건강 문제를 책임질 수 없다는 입장을 밝혔다.

의문스러운 BMI 지수

어떤 사람이 단지 체중 때문에 2등급의 인간으로 낙인찍히는 사실만 이상한 것이 아니다. 그런 판단을 내릴 때의 기준도 매우 의문스럽다. 흔히 사람들은 BMI 지수, 즉 신체질량지수를 이용해 비만 정도를 판정하고 있다. BMI 지수란 미터로 환산한 키의 제곱값으로 체중을 나눈 수치이다. 예를 들어서 체중이 78킬로그램이고 키가 1.66미터인 사람의 BMI 지수는 28.3($78 : 1.66^2 = 28.3$)이 된다. 최근의 기준표에 따르면 이런 수치는 이미 과체중에 해당된다. 즉 뚱뚱하다는 의미이다.

비교를 해보자면, 18에서 25까지는 정상 체중으로 판정된다. BMI 지수 25부터는 비만이고, 30까지는 '경도 비만'이나 '중간 비만'으로 표시되며, 그 이상은 '심각한' 비만으로 판정된다. BMI 지수가 40 이상이 되면 '극도로' 비만한 경우이다.

확실히 BMI 지수가 한 남성 혹은 여성이 체중과 관련해서 어떤 위치에 있는지를 판단하는 기준으로서 적당한 것은 사실이다. 그러나 이 지수는 해당자의 건강상태에 대해서는 아무것도 말해주지 않는다. 어떤 운동선수가 열심히 근육을 만들었고 가슴 부위에 지방이 1그램도 없다 해도 BMI 기준에만 따르면 이 사람 역시 공무원이 될 수 없을 것이다. 실제로 이런 일이 자주 발생했고, 법적인 분쟁 후에는 대부분 결과가 수정되었다.

또한 체지방도 무조건 건강에 해가 되는 것이 아니라 복부에 있는 경우만 문제가 된다. 흔히 부유함의 상징이라고 말하는 복부의 지방세포는 특별히 활동적이기 때문에 신진대사를 엉망으로 만들 수 있다. 예를 들어서 허벅지에 지방이 많은 여성은 자신의 체형에 대해서는 불만스러울지 모르지만 그것 때문에 건강을 걱정할 필요는 없다. 또한 엉덩이 지방도 건강학상으로는 전혀 해가 되지 않는다. 그러나 BMI 지수에서는 이런 사실에 대해 아무런 힌트도 얻을 수 없다는 것이 문제다.

나이도 마찬가지로 BMI 지수에서는 고려가 되지 않는다. 사람은 나이가 많아질수록 체중이 증가하는 경향을 보인다. 노인들의 경우에는 BMI 지수가 28 정도면 정상 체중으로 판정되어야 한다.

비만 유전자는 있는가?

과체중이 어느 정도까지 해가 되는지는 지금까지 분명하게 해명되지 않았다. 어떤 의사들은 BMI 지수가 25를 약간만 넘어도 경고를 한다. 다른 의사들은 조금 더 침착하게 사람마다 기분 좋게 느끼는 체중이 다르고 그 체중이 바로 적절한 체중이라고 말한다. 고혈압혹은 당뇨병과 같은 위험 요소가 나타나지 않는다면 BMI 지수가 30이어도 괜찮다고 조언한다.

어쨌든 전문가들은 과체중의 경향이 대부분 유전자를 통해서 결정된다는 데 의견을 같이 한다. 그 유전자가 어떤 것인지에 대해서는 아직 토론이 계속되고 있다. 거의 매달 세계 각국의 학자들이 소위 체중과 관련이 있다는 유전자들을 소개하고 있다. 2006년 4월에는 약 10만 개의 다양한 유전자 종류를 분석했고 과체중인 사람들에게서 두드러지게 나타나는 것들을 조사했다. 그 결과 지방대사의 조절과 관련된 한 유전자의 주변에서 유전자 변화가 일어난다는 사실이 확인되었다. 'rs756605'라는 명칭의 유전자를 가진 사람은 그런 유전자를 가지고 있지 않은 사람보다 30퍼센트나 더 자주 비만 상태를 나타냈다. 이 유전자는 두이스부르크 에센 대학의 의학자 요한네스 헤베브란트가 실시한 검사에서도 심하게 과체중인 아이들과 그 부모들에게서 발견되었다.

예전의 몇몇 연구에서는 포만감에 영향을 미치고 흔히 비만인 사람들에게서는 발견되지 않는 특정한 유전자가 자세히 분석되기도 했다. 분명한 것은 좋지 않은 습관과 부족한 운동, 지나친 텔레비전 시청과 몇 시간 동안 계속하는 컴퓨터 게임, 수면 부족, 그리고 끊임없는 다이어트가 체중을 증가시킨다는 점이다.

그리고 사람마다 영양 효율이 다르다는 점도 사실인 것처럼 보인다. 어떤 사람은 원하는 만큼 먹어도 거의 체중이 늘지 않는다. 어떤 사람은 먹는 음식의 모든 칼로리가 체내에서 효율적으로 이용되어 살이 찌기 때문에 체중 유지를 위해 무엇인가 해야만 한다. 이런 사실을 2006년에 발표된 워싱턴 대학의 연구 결과가 확인해 주고 있다. 여기에 따르면 비만인 사람들의 장에는 특정한 박테리아들이 있어서 정상 체중인 사람들보다 당분이나 지방으로부터 더 많은 칼로리를 만들어낸다고 한다. 이것이 사실인지는 지속적인 연구가 더 밝혀내야 할 것이다.

뚱뚱하고 두루뭉술하면 치명적?

병원이나 미용실에 비치되어 있는 여성 잡지들, 다이어트 서적들, 건강보험이나 보건소의 안내책자 등등에서 일치되는 의견은 과체중과 비만이 건강상의 문제를 유발한다는 것이다.

2006년 11월에 세계보건기구(WHO)는 과체중과 비만이 어린이와 성인의 건강에 '심각하게' 영향을 미칠 것이라고 경고했다. 체중이 너무 많이 나가면 심장순환기 질병, 당뇨병, 관절염, 그리고 정신적인 스트레스에 대한 위험이 상승한다고 설명했다. 임신 중에는 과체중이 합병증을 유발할 수 있고, 수술의 위험성을 높이며, 뚱뚱한 사람은 마른 사람보다 두 배나 더 자주 실명이 된다고 한다. 여러 가지를 고려할 때 비만은 생명을 단축시킨다고 말할 수 있다. 만약 이런 과체중 경향이 지속될 경우 2050년이 되면 남성들의 수명이 5년 정도 단축될 것으로 예측되고 있다.

비만이 당뇨병을 만드는가?

그러나 겉으로 보이는 것처럼 과체중에 대한 충격적 사실이 그렇게 확실한 것은 아니다. 물론 실제로 과체중이 임산부의 상태를 복잡하게 만들고, 수술의 위험성을 증가시키고, 콜레스테롤 상승처럼 신진대사 장애를 일으킬 수 있다. 그러나 최근에 발표된 많은 연구들은 과체중이 정말로 질병을 유발하는지의 여부가 그렇게 확실하지는 않다는 점을 보여주고 있다. 예를 들어서 소위 노인성 당뇨병이라 불리는 타입 2의 당뇨병에 대한 원인으로서 지금까지 높은 체중이 거론되었다. 규칙적으로 음식을 많이 먹는 사람의 경우에는 췌장이 혈당수치를 정상으로 유지하기 위해 인슐린을 계속해서 생성해야 하기 때문에 언젠가는 지치게 된다고 한다. 이런 상황에서 시간이 지나면 당뇨병이 생길 수 있다.

그러나 실제로 지난 수년 동안에 당뇨병 환자가 증가했는지는 분명하지 않다고 로버트 코흐 연구소는 보고서에서 발표했다. 이 문제에 대한 조사 결과는 매우 모순적이다. 즉 학자들은 점점 더 많은 당뇨병 환자가 생기고 있다고 전제하고 있으며 그들이 다양한 형태의 당뇨병으로 고생하고 있다고 추정한다. 그러나 이런 현실은 무엇보다도 인구 중에 노년층 비율이 증가하고 있는 데 그 원인이 있다는 것이다. 노년층이 많아질수록 당뇨병에 걸릴 수 있는 사람이 더 증가하는 것은 당연한 일이다. 그러나 지난 몇 년 동안에 당뇨병 환자의 숫자가 비정상적으로 증가했는지, 혹은 만약 그렇게 많이 증가했다면 그 이유가 특히 뚱뚱한 사람이 더 많아졌기 때문인지는 확실하지 않다.

로버트 코흐 연구소에 따르면, 연령 구성이 변하지 않았다고 가정하고(물로 실제로는 그렇지 않지만) 1991년과 1998년을 비교하면 1998년의 당뇨병 발생 빈도수는 오히려 1991년보다 조금 더 낮다.

아우구스부르크에서 수십 년 넘게 진행된 한 연구도 당뇨병 환자의 절대적인 증가를 확인할 수 없었다. 북부 유럽에서도 지난 15년 동안 성인 국민들의 그 유명한 당뇨병은 비교적 일정한 발생률을 나타냈다.

당뇨병의 발생 빈도수에 대한 수치는 언제나 판정 기준과의 연관성 속에서 검토되어야 한다. 그리고 이런 수치가 대단히 다양할 수 있다는 것을 식품화학자이며 식품영양학연구소 소장인 우도 폴머는 지적했다.

"당뇨병의 정의는 달라져야 한다. 예전에는 공복 혈당수치 140을 질병의 경계선으로 보았고, WHO도 현재 질병의 경계를 126으로 정해놓았다. 그럼으로써 세계적으로 수백만 명의 사람들이 하루아침에 당뇨병 환자가 되었다."

물론 이런 정의가 나름대로의 의미를 가지고 있다고 폴머는 말한다. 그러나 질병으로 정의되는 한계 수치를 낮추거나 당뇨병이 가장 흔한 병이 되었다는 보도매체들의 끔찍한 소식으로 시민을 깜짝 놀라게 하는 일에는 찬성할 수 없다고 그는 주장한다.

아우구스부르크의 장기 연구의 결과도 동일한 방향의 결론을 보여주고 있다. 이 연구에서는 55세에서 74세의 참가자들 중에서 8.2퍼센트가 당뇨병 진단을 받았는데, 이것은 소위 당부하 검사를 근거로 했을 때의 결과이다. 이 검사는 공복의 상태에서, 그리고 그후 몇 시간마다 여러 번에 걸쳐 혈당이 측정되었다. 그런데 보다 간단한 방법, 즉 아침의 공복 혈당수치만을 측정했을 때에는 4.9퍼센트만이 당뇨병 환자로 나타났다.

과체중이 수명을 단축시킬까?

흔히 사람들은 과체중인 사람들이 더 일찍 죽는 것으로 알고 있다. 정말 그럴까? 2006년 8월에 18만 6,000명의 참가자들을 대상으로 했던 미국의 한 연구는 가벼운 비만(중년의 연령층에서)도 벌써 조기 사망의 위험성을 20에서 40퍼센트까지 상승시킨다는 결론에 이르렀다. 여기에 따르면 매우 뚱뚱하고 지방이 많은 심각한 과체중의 사람들은 심지어 그런 위험성이 두 배에서 세 배나 높았다.

그런데 이런 결과에 모순되는 분석 결과도 있다. 총 25만 152명을 대상으로 했던 40여 건의 연구에서는 체중이 수명에 끼치는 영향이 조금 다르게 나타났다. 여기에서는 매우 뚱뚱한 사람이 아니라 매우 마른 사람들의 수명이 오히려 단축되었다는 결과가 나왔다. 마른 사람들이 약간 혹은 중간 정도의 과체중인 사람들(BMI 지수 30에서 35 이하)보다 여러 심장질환으로 사망할 위험이 더 높은 것으로 나타났다. BMI 지수 35 이상을 나타내는 대단히 비만인 사람들은 전체적으로 상승된 사망률을 보이지 않았다. 그러나 이들의 경우에는 사망 원인이 심장질환일 가능성이 가장 높았다.

또한 워싱턴의 최고 건강기관인 질병통제 및 예방센터의 캐서린 플레걸과 그녀의 팀이 실시한 건강 자료의 분석에서도 유사한 결과가 나타났다. 플레걸은 BMI 지수 25에서 30 사이의 사람들이 가장 낮은 사망률을 보인다는 사실을 알아냈다. 이런 결과가 논리적으로도 옳은 이유는 만약 그렇지 않다면 미국인의 수명이 지난 몇 년 동안 급격하게 내려간 것으로 나타나야 했을 것이기 때문이다. 그런데 실제로 내려가지 않았다.

알려져 있다시피 미국인은 세계에서 가장 뚱뚱한 사람들에 속한다. 그래서 미국에는 XXL 사이즈의 침대, 극장의 대형 좌석, 그리고 심지어 지난 수년 동안 관의 크기별 호수도 몇 가지나 늘어났다. 그러나 1980년의 평균 수명 73.7세가 2000년에는 77세가 되었다. 이런 현상은 주로 개선된 의학 기술 때문으로 보인다. 그러나 추측건대 수많은 예방 프로그램들이 특히나 과체중인 사람들로 하여금 스스로에게 주의를 기울이도록 만들었을 것이다. 가장 중요한 식품들의 콜레스테롤, 지방, 그리고 설탕의 수치를 모르는 미국인은 거의 없을 것이다.

뚱뚱한 사람의 장점

피하지방이 보호작용을 한다는 것은 이미 알려진 사실이다. 큰 수술이나 병을 앓은 뒤에는 체중이 많이 나가는 사람이 회복하는 데 더 유리하다. 왜냐하면 이들은 체력이 더 좋고, 식욕이 없어서 잘 먹지 못할 때도 피하지방이 영양분을 공급해 주기 때문이다. 그뿐만 아니라 에이즈나 악성 종양에 걸린 사람은 체중이 많이 나갈수록 생존 가능성이 더 높다. 그런 사람은 질병의 발작이나 화학적 치료도 잘 견뎌낼 수 있기 때문이다.

또한 심부전증에 걸린 사람 중에서는 중년의 뚱뚱한 사람이 생존 가능성이 더 높다는 것을 루드비히스하펜 병원의 심장학자인 요헨 젱에의 연구가 잘 보여주고 있다. 그는 심부전증에 걸린 2,661명의 환자들에 대한 자료를 분석했는데, BMI 지수가 높고 그럼으로써 지방과잉증에 해당되는 65세 이상의 환자들은 1년 후에는 단지 4퍼센트만이 죽었고, 3년 후에는 16퍼센트가 죽었다는 사실을 밝혀냈다. 반면에 정상 체중의 환자들의 경우에는 첫 해애 23퍼센트가 생존하지 못했고, 3년 안에 두 명중 한 명꼴로 사망했다.

또한 신장이 좋지 않고 투석에 의존하는 과체중의 사람들도 체중의 덕을 본다. 이런 경우 여성이든 남성이든 증가하는 체중을 통해 생존 가능성이 더 높아진다. 명망 있는 잡지 《아메리칸 저널 오브 클리니컬 뉴트리션》의 논평에서는 이런 현상을 "정반대의 전염병학"이라고 표현했다. 이런 표현이 의미하는 것은 지금까지 사람들은 신장 질환자는 체중이 많이 나갈수록 더 일찍 죽는다고 전제해 왔는데 현실은 정확히 그와 반대라는 뜻이다. 몸의 피하지방이 생존을 위한 장점을 제공하기 때문이다. 그러니까 신장병을 가진 뚱뚱한 사람이 더 오래 살 가능성을 가지고 있다는 말이다. 그래서 신장병 환자들에게 실제로 어느 정도의 체중이 적절하고, 그런 체중 유지를 통해 어느 정도까지 삶의 질과 생존의 가능성이 높아지는지에 대한 자세한 연구가 요구되고 있다.

유방암에 대해서도 비만증과 과체중이 마찬가지로 예방하는 작용을 하는 것으로 보인다. 뚱뚱한 여성은 상대적으로 유방암에 덜 걸리는데, 특히 어린 시절에 이미 BMI 지수가 높았던 경우에 그렇다는 것을 보스턴 하버드 의과대학 의사인 카린 미셸즈는 확인했다. 그녀는 14세 이내에 유방 종양이 있었던 1,398명의 여성들에 대한 자료를 분석한 결과, BMI 지수가 30이 넘는, 그러니까 비만에 해당되는 여성들이 정상 체중의 여성보다 거의 20퍼센트나 적은 유방암 발생률을 보인다는 점을 알아냈다. 아마도 뚱뚱한 여성의 경우에는 호르몬, 특히 프로게스테론과 에스트라디올의 수치가 더 적어서 더 드물게 유방암에 걸렸을 것으로 보인다.

사과형 혹은 배형?

그러나 중요한 것은 지방이 어디에 축적되느냐이다. 의학자들은 사과형과 배(유럽산을 말하는 것으로 아래로 갈수록 더 둥근 모양)형으로 구분한다. 지방이 특히 복부에 축적된 사람은 그 체형이 사과를 연상시키기 때문에 사과형, 지방이 엉덩이 부분에 집중된 사람은 배형으로 분류한다. 위험해질 수 있는 것은 특히나 복부가 강조된 과체중의 경우이다. 이미 50년대 중반에 프랑스 의사인 장 바그는 부유함의 상징인 복부비만이 높은 지방 수치, 고혈압, 당뇨병과 같은 신진대사 장애를 유발한다는 사실을 확인했다. 그 이유는 복부의 지방이 헐렁헐렁하고 느슨한 덩어리가 아니라 엉덩이나 허벅지의 지방보다 많은 유동성과 활동성을 지니고 있기 때문이다.

복부의 조직은 피가 더 잘 통하고 더 많은 신경섬유를 가지고 있다. 그래서 복부 지방 세포들은 다른 저장 지방보다 혈액으로부터 더 빨리 지방 분자를 받아들일 수 있고 다시 방출할 수 있다. 그로 인해 부분적으로 신진대사 과정에 문제가 생길 수 있다고 영양의학자인 뮌헨 공과대학의 한스 하우너는 말한다. "과체중인 남성들은 여성들보다 대부분 더 위험하다. 남성들이 대개 복부에 집중된, 그러니까 사과형의 경향을 보이기 때문이다."

102센티미터의 허리둘레는 남성들의 경우 10년 내에 심근경색을 일으킬 위험이 허리둘레 82센티미터 이하인 사람보다 1.8배나 높다는 사실을 뤼벡 대학병원의 연구가 보여주었다. 또한 이런 결과는 여성들이 신경을 많이 쓰는 엉덩이와 허벅지의 피하지방이 단지 눈에 보이는 체형의 문제일 뿐이지 건강을 위협하는 요소는 아니라는 것을 의미한다.

저체중의 문제

뼈 위에 몇 킬로그램의 살이 더 있는 것보다 더 큰 문제는 많은 사람들이 너무 말랐다는 점이다. 예나 대학의 한 연구에 따르면 369명의 체조선수와 367명의 대학생 중에서 32퍼센트가 저체중으로 분류되었다. 로버트 코흐 연구소에서 실시한 어린이와 청소년 설문조사에서 과체중인 청소년들이 15퍼센트로 나타났던 것과 비교하면 저체중 젊은이의 숫자가 두 배 이상 되는 것이다.

"날씬함이 늘 건강이나 활기와 동일시되고 있다"고 클라우디아 뮐러는 말한다. 때문에 대부분의 여성들이 이런 이상적인 몸을 만들기 위해 노력하고 있다. 성인 여성의 75퍼센트는 적어도 한 번은 다이어트를 해본 적이 있으며, 92퍼센트는 자신의 현재 체중을 잘 알고 있다.

다이어트가 무조건 건강에 해로운 식생활과 연관이 있는 것은 아니다. 그러나 분명한 것은 잦은 다이어트는 면역체계를 약하게 만들고 장기적으로는 점점 더 뚱뚱하게 만들 뿐이라는 사실이다. 더구나 사회적으로 만연되어 있는 날씬한 몸매에 대한 동경이 어린 학생들조차 체중에 지나치게 신경쓰도록 만들고 있다. 11세에서 13세 소녀들의 거의 50퍼센트가 맛있는 것을 즐기는 대신에 벌써 다이어트를 하고 있다고 심리학자인 베른하르트 슈트라우스가 진행한 예나 대학의 연구가 밝히고 있다.

여기서 충격적인 것은 많은 소녀들이 올바른 자기 인식을 잃어버리고 있다는 점이다. 그래서 예나 대학의 연구에서 질문을 받은 학생들의 42퍼센트는 스스로를 뚱뚱하다고 생각하고 있었다. 그러나 실제로 체중이 너무 많이 나가는 경우는 8퍼센트에 불과했다. 오히려 조사자의 33퍼센트가 저체중으로 나타났다. 그러나 스스로를 그렇게 인정하고 있는 경우는 6퍼센트에 불과했다. "많은 여성들이 자신의 몸에 대한 현실적인 지각과 자신의 체형에 대한 만족감을 잊어버렸다"고 심리학자 슈트라우스는 말한다. 그 이유는 "마른 몸이 정상적인 상태로 여겨지고 있기 때문이다. 그래서 사람들은 자신이 저체중임을 더 이상 인정하지 않는다"고 클라우디아 뮐러는 경고한다.

날씬한 체형이 아름다움과 동일시되는 경향을 부추기는 것은 대중매체와 모델업계만이 아니다. 부모들도 여기에 한몫을 하고 있다. 엄마들도(최근에는 점점 더 많은 아빠들도) 흔히 다이어트를 하고 있기 때문에 아이들은 그런 모습을 당연한 것으로 그리고 정상적인 일로 여기게 된다. 그래서 머릿속에 음식에 대한 생각만이 떠오르게 되는 결과가 생긴다. 이런 상황은 분명 문제가 있다. 로버트 코흐 연구소에 따르면 7,498명의 어린이와 청소년을 대상으로 한 설문조사에서 소녀들의 거의 29퍼센트와 소년들의 15퍼센트가 식이행동에 문제가 있는 것으로 나타났다.

한편 풍만한 체형의 사람이 많은 나라들에서는 상황이 전혀 다르다. 그런 곳에서는 섭식장애현상이 그렇게 심각하지 않다고 한 심리학 잡지는 보고하고 있다. 그러나 이런 상황도 그들이 다른 문화권으로 가면 금방 달라질 수 있다. "우리는 연구를 통해서 풍만한 체형을 이상적으로 여기는 환경에서 자란 그리스 여성도 독일로 이민을 오면 미의 이상형이 달라지고 쉽게 섭식장애에 걸릴 수 있다는 사실을 확인했다"고 설명하고 있다.

극단적으로 마른 사람들

상황이 극단적으로 진행되면 처음에는 가벼운 정도의 저체중이었던 사람이 심각한 식욕부진을 겪게 된다. 추측건대 여성의 0.5에서 1퍼센트가 이 병에 걸려 있는 것으로 보인다. 드러나지 않은 숨겨진 수치는 매우 높을 것이다. 식욕부진증이라고 하면 BMI 지수가 매우 낮고(17.5 이하), 저체중의 증상이 있고, 이미 건강상의 문제들, 즉 소녀들의 경우 무월경과 같은 현상들이 나타나고 있다는 것을 의미한다.

흔히 병이란 아무도 몰래 시작되는 법이다. 식욕부진증 환자들은 배가 고프지 않다는 등의 이유로 하루 세끼의 식사를 하지 않는다. 그들은 몸에 좋은 음식을 먹겠다면서 지방이 적고 단백질이 풍부한 식품에만 관심을 보인다. 당연히 냉장고에는 식품별 칼로리 환산표가 붙어 있다. 그리고 섭취한 얼마 안 되는 열량을 다시 빼내기 위해 과도한 운동을 시작한다.

물론 건강에 좋은 음식의 섭취와 운동은 환영할 만한 일이다. 그러나 이런 일들이 극단적으로 흐르게 되면 주의해야 한다. 특히나 자기 존중 의식의 부족이나 자신의 몸에 대한 거부감 같은 또 다른 요소들이 나타나는 경우에는 더욱 그렇다. 이러한 정신적 상태에 있는 사람들은 체중감량을 위한 배고픔을 스스로가 견뎌야 하는 일종의 처벌이라 여기고, 지나치게 마른 몸매를 통해 다른 사람들로부터 관심과 인정을 얻으려 하며, 외모가 주는 첫인상이 가장 중요하다고 생각한다.

또한 대부분 한 가지 요소 때문에 체중을 조절하지 못하는 상태에 빠지는 것이 아니라 여러 상황이 복합적으로 작용한다고 전문가들은 말한다.

그 사이에 미국에서는 식욕부진과 저체중의 상태가 노력해서 얻을 만한 가치 있는 삶의 스타일이라도 되는 것처럼 선전하는 팬클럽 혹은 포럼 등이 생겨나게 되었다. 미국의 구글 사이트 한 곳에만도 식욕부진증을 대단히 동경하는 400개 이상의 웹사이트들이 있다. '스키니 포럼'이라는 한 사이트에서는 예를 들어서 어떻게 젊은 여성들이 뼈가 앙상하게 드러날 정도로 마를 수 있는지에 대한 정보를 제공하고 서로 교환한다. 이때 최고로 마른 슈퍼모델들이 본보기가 된다. 이들은 식욕부진증에 걸린 사람들이 얼마나 말랐는지를 보여주듯이 자랑스럽게 자신들의 사진을 인터넷에 올리기도 한다.

"식욕부진증에 걸린 사람들은 익명으로 참가하는 채팅에서 자살적인 식이행동에 대한 칭찬과 인정을 받기도 한다"고 한 심리학 잡지는 보고하고 있다. 스페인에서는 2007년 초기에 최대한 적게 먹을 수록 이기는 대회를 열어 식욕부진증을 전파시켰던 한 웹사이트가 있었다. 이 대회에서는 전혀 먹지 않으면 더 많은 점수를 딴다. 최고로 잘 굶었던 참가자가 치료를 받아야 하는 상태가 되기 전에 관청에서 이 사이트를 폐쇄시켰다.

식욕부진증이 건강에 미치는 영향은 심각하다. 지속적인 영양 부족으로 인해 심장박동에 문제가 올 수 있고, 혈압이 내려가고, 뇌가 제대로 활동을 하지 못해 단순하고 일상적인 결정들조차 내릴 수 없게 될 수도 있다. 이 질병을 스스로 인정하지 않고 치료하지 않는다면 치명적인 결과를 가져올 수도 있다. 식욕부진증 환자의 약 6분의 1이 죽을 만큼 굶거나, 자살을 시도하거나, 혹은 감염되어 죽는다는 것을 하이델베르크 대학병원의 연구가 보여주고 있다.

먹고 토하고

식욕부진증보다도 더 널리 퍼져 있는 것이 '먹고 토하기 중독'으로 전체 인구의 4퍼센트가 여기에 해당된다고 한다. 대부분이 여성들인 해당자들은 식사 때마다 약 6,000칼로리를 먹는다. 이것은 여성이 하루에 필요한 열량의 세 배에 해당하는 양이다. 이들은 섭취된 열량이 저장되지 않도록 먹은 것을 모두 다시 토해낸다. 구토 유발제나 식욕 억제제를 복용하고 과도하게 운동을 한다. 겉으로 보기에 이들은 완전히 정상이지만 내면적으로는 대단히 불안하고 공격적이다. 그들은 음식과 함께 자신들이 체험하는 두려움과 긴장감의 일부분을 함께 토해내는 것이다.

폭식은 또 다른 형태의 식이장애이다. 이들은 엄청난 배고픔을 느끼면서 한 번에 1만 칼로리까지 먹어치우고 토하지도 않는다. 그런 다음 양심의 가책 때문에 괴로워하다가 결국 우울증에 걸리기도 한다.

아름다움의 기준은 무엇인가?

이렇게 극한 상황에 이르는 것을 어떻게 사전에 방지할 수 있을까? "중요한 것은 처음부터 끝까지 균형 잡힌 영양을 섭취하는 것이다. 그리고 규칙적으로 공동의 식사시간을 갖는 일이 대단히 중요하다"고 정신과 의사 바바라 부데베르크 피셔는 말한다.

혹시 최근에는 극도로 날씬한 체형에 대한 선망이 조금은 유행에서 지나갔을까? 아주 작은 증거들이 보이고는 있다. 그래서 몇 년 전에는 화장품 업체인 도브사가 극도로 날씬한 여성이 아니라 현실적인 신체 사이즈를 가진 여성들을 모델로 기용했다. 그리고 21세의 엘리트 모델이었던 안나 카롤리나 레스톤이 2006년 11월에 식욕부진증으로 사망하자―그녀는 174센티미터의 키에 몸무게가 40킬로그램이었다―이탈리아의 장관 로마노 프로디는 이탈리아의 모델협회에 지나치게 마른 모델보다는 통통한 모델들을 더 많이 무대에 오르게 하라고 지시했다.

미드리드의 패션 주간은 2006년 9월에 심지어 BMI 지수가 18 이상 되는 모델들만 무대에 올리겠다고 결정했다. 이 수치는 정상 체중의 최하 경계선으로 여전히 매우 날씬한 체형을 의미하지만 어쨌든 올바른 방향으로 한 걸음 나아간 것은 분명하다. 그런데 마드리드의 모델협회는 난감한 문제에 부딪혀야 했다. 즉 정상 체중의 모델들을 구할 수가 없어 동분서주해야 했던 것이다.

가장 큰 센세이션을 일으킨 사람은 패션디자이너 장폴 고티에였는데, 그는 한 기념 패션쇼에서 눈에 띄게 과체중인 모델들을 선보였다. 일반적인 깡마른 모델들 대신에 XXL 사이즈의 여성들이 무대를 멋지게 장식했다. 그들은 소매 없는 섹시한 속옷과 까만 스타킹을 신고 자신의 몸매를 드러냈다. 영국 잡지 《선》지의 보도에 따르면 장폴 고티에는 아름다움이란 어디에나 있다는 것을 말하고 싶었다고 한다. 즉 그는 여성들은 모두가 아름답다고 생각했고, 이 사회의 전형적인 미의 기준이 무엇을 근거로 만들어진 것인지 묻고 싶었던 것이다.

19

다이어트
고통스러운 결말

"나는 사이즈 48에서 38로 내려가기 위해 녹차를 마시면서 굶었다. 녹차는 신진대사를 활성화시킨다." 모델 소피 달의 고백이다. 그녀는 대형 사이즈 모델로 무대에 선 적이 있지만 이제는 너무도 날씬한 모습이 되었고, 그 대신에 끊임없이 굶고 있다고 한다.

"나는 매일 건강에 좋은 기이한 것들을 먹고 요가를 한다. 설탕과 밀가루는 금지되어 있다." 여배우 기네스 펠트로의 고백이다.

텔레비전 스타인 포티아 드 로시는 하루에 300칼로리만을 섭취하며 배고픔을 참았고 거의 죽을 만큼 과도한 운동을 했다. 목적을 위해서 그녀는 어떤 우스운 일도 마다하지 않았다. "나는 점심시간에 러닝머신에서 운동을 했고, 이때 화장이 지워지지 않도록 얼굴 앞에 환풍기를 대고 있었다."

유명 스타가 되는 길은 진정으로 쉽지 않아 보인다. 그러나 이것이 전부가 아니다. 체중감량은 일반적으로 장기적인 테마이다.《아포테켄 움샤우》지의 조사에 따르면 여성의 93퍼센트와 남성의 90퍼센트가 끊임없이 자신의 체중을 조절하고 있다고 한다. 예전의 연구에서는 여성의 4분의 3이 최소한 한 번은 다이어트를 해본 것으로 나타났다. 적지 않은 숫자의 여성들이 끊임없이 다이어트를 하고 있다. 시장을 보거나 식사를 할 때 칼로리를 계산하고 하루 섭취량의 균형이 맞지 않으면 식사를 거르기도 한다는 뜻이다.

최신 유행의 다이어트 방법

체중을 감량하려는 사람들은 다이어트 서적에서 많은 도움을 얻는다. 예를 들면 GLXY 4주 파워플랜(Glyx는 당혈중 수치로서 이 방법은 탄수화물을 통낟알처럼 좋은 탄수화물, 설탕이나 국수처럼 나쁜 탄수화물로 분류한다), 저지방 요법, 자면서 날씬해지기, 포에버 영 다이어트 등 다양한 방법들이 있고, 이 모두가 꿈의 체중에 도달할 수 있다고 약속하고 있다.

또한 여성 잡지들은 최소한 해마다 두 번은 — 특히 많은 음식을 즐기는 축제 후나 비키니 시즌이 되기 직전에 — 최신 다이어트 방법을 선보이고 있다. 때로는 파인애플을 이용해서 체중을 빼고, 때로는 감자, 때로는 녹차 등이 활용된다. 어떤 잡지들은 심지어 매주 새롭게 소위 날씬한 몸매의 꿈을 실현시켜 줄 최고의 다이어트 방법과 트릭 등에 대한 기사를 싣고 있다.

포만감 유발제와 지방 억제제

다이어트를 위해 따로 쇼핑을 하고 요리하는 것을 번거롭게 여기는 사람들은 몇 가지 다이어트 알약을 복용하곤 한다. 여성들의 65퍼센트가 이미 한 번 정도는 다이어트 약을 알약이나 가루 혹은 음료의 형태로 복용한 적이 있다는 한 온라인 설문조사의 결과가 있었다.

인터넷에서는 자유롭게 구매가 가능한 수많은 다이어트 약품들이 소개되고 있다. 이런 약들은 다양한 원칙들에 따라 기능을 발휘한다. 어떤 것들은 식욕을 감퇴시키고, 어떤 것은 위장에서 부풀어 올라서 장기간 포만감을 느끼게 한다. 또 어떤 것들은 음식의 지방성분을 자신에게 묶어두고, 어떤 것들은 국수, 빵, 감자의 소화를 막는다.

최근에 크게 인기를 얻고 있는 것은 다양한 종류의 선인장들이다. 예를 들면 아프리카의 선인장인 후디아는 배고픔을 감퇴시킨다고 한다. 그래서 아프리카 원주민들은 전통적으로 장기간 사냥을 가거나 식사할 시간이 없을 때, 혹은 먹을 것을 찾지 못할 때 이것을 먹었다고 한다.

또한 오푼티아 피쿠스 인디카라는 선인장으로 만든 약제 네오편티아도 대단히 좋은 반응을 얻고 있다. 게의 껍질에서 얻는 키토산도 지방을 영양분으로부터 떼어내서 소화되지 않은 채로 배출시키고 그럼으로써 칼로리 섭취를 감소시킨다고 한다. 반면에 CM3 알기나트와 자몽 섬유질 알약과 같은 약제들은 위장 안에서 부풀어 올라 그 안을 가득 채워서 오랜 시간 포만감을 느끼게 한다.

다이어트가 다이어트 실패자를 양산한다

그런데 분명한 사실은 어떤 다이어트 서적도, 체중감량제도, 지방 흡입수술도 세상 사람들을 더 날씬하게 만들지는 못했다는 점이다. 수년 전부터 과체중의 남성과 여성의 숫자는 계속 증가하고 있다. 로버트 코흐 연구소의 2003년도 설문조사에 따르면 두 명당 한 명의 여성과 남성의 3분의 2가 너무 뚱뚱하다고 한다.

어린이들 중에는 이미 15퍼센트가 과체중이고 이 중에서 6퍼센트는 심지어 비만증, 지방 과다증에 걸려 있다. 그럼으로써 지난 20년 동안에 과체중 어린이의 수는 두 배로 늘었다고 로버트 코흐 연구소가 1만 7,641명의 어린이들을 상대로 실시했던 조사가 밝히고 있다.

체중계의 바늘이 점점 더 오른쪽으로 움직이게 된 원인이 너무 많은 패스트푸드, 텔레비전, 유전자 혹은 부족한 운동 때문만은 아니다. 다이어트 그 자체 때문이기도 하다. 과체중의 사람들에게 다이어트를 권장함으로써 '다이어트 실패자'들이 양산되고 있는 것이다. 다이어트는 쉽게 실패하기 때문에 다이어트 실패자는 당연히 많아질 수밖에 없다. 초기의 성공적인 체중감량에도 불구하고 장기적으로 이 체중을 유지하는 데 성공하는 사람은 다이어트 시도자의 3분의 1도 되지 않는다.

이렇게 많은 사람들이 다이어트에 실패하는 이유는 단지 의지가 부족해서만은 아니다. 우리의 몸 자체가 그런 시도를 따르려고 하지 않기 때문이다. 선천적으로 우리의 몸은 최상으로 작동되도록 프로그램되어 있다. 지방이 많을 때는 몸이 피하지방을 만들어서 필요한 경우에 섭취되도록 한다. 다이어트를 하는 경우처럼 몸에 영양분이 부당하게 중단되면 신체는 한마디로 에너지 소비를 중단하고 건성으로 일을 하며, 저장된 지방을 활용하기 시작한다. 또한 소위 기초대사량도 감소한다.

문제는 다이어트가 끝난 후에 다시 정상적으로 음식을 먹어도 우리의 몸은 감소된 기초대사량을 기준으로 삼게 된다는 것이다. 그 결과 이전의 수준보다 섭취하는 영양분이 너무 많다고 인식하게 되고 그것은 엉덩이의 피하지방으로 축적된다. 결국 체중이 늘어난다는 말이다. 그렇게 되지 않으려면 지속적으로 다이어트 시기와 똑같은 칼로리를 섭취해야 한다.

또한 우리 몸의 에너지 소비는 다이어트를 할 때마다 함께 감소한다. 왜냐하면 에너지 소비는 지방과 당의 저장분하고만 관련이 있는 것이 아니라 단백질의 저장분도 빼내가기 때문이다. 10킬로그램을 감량한 사람은 약 7킬로그램의 지방과 3킬로그램의 단백질 성분의 근육 덩어리가 사라진 셈이다. 근육은 운동을 하기 위해서 지방이 아니라 칼로리를 필요로 한다. 그런데 다이어트 기간 동안에 근육이 감소하면 근육에 의한 에너지 소비가 줄어들고, 당연히 연소되는 양도 줄어들어 결국 체중이 증가하게 된다.

흔히 다이어트로 감소되었던 체중이 금방 다시 돌아오는 것을 '요요현상'이라고 한다. 어린이의 장난감으로 알려져 있는 이 기구처럼 체중이 다시 위로 혹은 아래로 움직인다는 말이다. 여기까지가 바로 이론적인 이야기다.

다이어트는 가능하다?

"다이어트와 관련된 여러 이야기들의 문제는 단지 부분적으로만 들어맞는다는 점이다. 들어맞는 경우에도 흔히 그 변화 정도가 과장되어 있다." 영양심리학자인 폴커 푸델의 말이다. 수년 전부터 체중 감소나 증가의 배경과 근거에 대해 집중적으로 연구해 온 그는 다이어트 서적에 쓰여 있는 것과 같은 몇 가지 일반적인 사항들에 대해 이의를 제기했다. 예를 들어서 체중감량을 한 후에는 몸이 감소된 칼로리의 양에 익숙해져서 그 이상의 모든 영양분은 지방으로 저장되기 때문에 실제로 평생 동안 아주 적은 양의 칼로리만 섭취해야 한다는 주장에 그는 반대한다. 그의 동료인 요하임 베스텐훼퍼는 27명을 대상으로 한 조사에서 이들의 기초대사량이 12주 동안의 다이어트 기간 동안에 2,009에서 1,700칼로리로 감소했음을 확인했다. 그러나 격렬한 운동을 하지 않는다고 가정하면 다이어트가 끝나도 예를 들어서 1,800칼로리 정도로도 크게 부족하지는 않을 것이라고 그는 말했다. 즉 1,800칼로리 정도면 그다지 적은 양도 아니고 충분히 견딜 만한 양이라는 것이다.

또한 푸델은 다이어트를 할 때 기초대사량이 지속적으로 감소할 것이고 그럼으로써 예전보다 많은 양의 칼로리는 필연적으로 엉덩이에 피하지방으로 축적될 것이기 때문에 모든 다이어트가 무의미할 것이라는 말에 대해서도 이의를 제기한다. 한 실험에서 실험 대상자들은 2주씩 세 번의 다이어트를 했고, 그 사이에 각각 4주간의 휴식기를 가졌다. 여기서 기초대사량은 매번 다이어트의 말기에 감소되었지만, 실험 대상자들이 정상적으로 식사를 할 수 있었던 4주 간의 휴식기 후에는 다시 정상화된다는 것이 밝혀졌다. 에너지 소비 는 어떤 특정한 범위 안에서는 칼로리 섭취량에 적응하지만, 이런 적 응은 전반적으로 조심스럽게 점진적으로 이루어져서 생리학적인 측 면에서 체중감량이 불가능하지는 않을 것이라고 푸델은 추정했다.

다이어트는 장기 프로젝트

그러므로 절망만을 남긴 채 실패하고 마는 다이어트가 오로지 신 체 작용 때문만은 아니라는 말이다. 특히 "번개 다이어트는 결코 성 공할 수 없다. 왜냐하면 이런 다이어트는 체중을 줄이려는 사람들이 장기적으로 어떻게 식생활을 해야 하는지 알려주는 것이 전혀 없기 때문이다"라고 영양학자인 요하임 베스텐휘퍼는 설명한다. 그래서 이런 다이어트가 끝난 뒤에는 체중이 금방 다시 증가하게 되는 것이 다. 그리고 오히려 다이어트를 하기 전보다 체중이 더 많이 나가게 되는 경우도 드물지 않다. 왜냐하면 우리의 몸은 힘겨운 절제의 기 간 후에 특히 더 민감하게 반응하기 때문이다.

결국 남는 것은 상처받은 자의식뿐이다. 이번에도 또 실패를 하고 말았기 때문이다. 지속적으로 날씬함을 유지하기 위해서는 단지 2 주 혹은 3주가 아니라 보다 더 장기적으로 몇 년에 걸쳐 계획을 세우 고 노력을 기울여야 한다.

내과의사인 게르하르트 해리 숄츠는 비만을 주제로 한 의사협회 의 한 강좌에서 몇 주 혹은 몇 달 예정으로 진행되는 프로그램은 거의 도움이 되지 않는다고 말했다. "평생 동안의 주의와 조치가 필요하다."

다이어트가 병을 만든다

지속적으로 체중이 증가하면 정신적인 스트레스뿐만이 아니라 전체적인 신체 저항력에도 문제가 생긴다. 이것은 114명의 폐경이 지난 과체중의 여성들을 대상으로 암연구센터의 프레드 허친슨과 워싱턴대학의 코르넬리아 울리히가 실시한 연구에서 나타난 사실이다. 이 여성들에 대해 지난 20년 동안의 다이어트 습관을 조사했고 건강검사를 실시했다.

여기서 한 번 이상 5킬로그램 이상의 체중을 감량한 적이 있는 여성들은 다이어트를 해본 적이 없거나 아주 드물게 한 사람들보다 혈액 속에 들어 있는 킬러세포(감염된 세포가 암세포를 파괴하는 세포-옮긴이)의 숫자가 훨씬 적었다. 그리고 자주 체중이 오르락내리락 했던 여성일수록 이런 저항세포들의 활동성이 더 낮게 나타났다.

신체의 경비원이라고 할 수 있는 킬러세포는 모든 종류의 질병으로부터 우리를 보호해 준다. 이 살인세포의 활동성이 낮으면 예를 들어서 세균이나 감기에 더 잘 노출될 수 있으며 암 발생률 상승에도 영향을 미칠 수 있다.

그러나 시험 삼아서 한 번 정도 다이어트를 한 사람은 걱정할 필요가 없다. 이 연구에 따르면 단 한 번의 다이어트는 면역체계에 아무런 영향을 미치지 않기 때문이다. 반면에 새로운 체중을 유지하는 것은 가치가 있는 일로 보이는데, 단지 체형 때문만이 아니다. 면역세포들의 활동성은 여성이 체중을 5년 동안 그리고 더 오래 안정적으로 유지했을 때 약 40퍼센트나 증가하기 때문이다.

또한 체중감량은 담석증에 걸릴 위험성도 상승시킨다. "담석의 형성은 체중감량이 더 빠르게 그리고 더 현저하게 일어날수록 가능성이 더 높아진다"고 다이어트 전문가 한스 하우너는 설명하고 있다. "여러 연구들에 따르면 2년 내에 4킬로그램 이상 감소한 여성들은 담석증에 걸릴 위험성이 44퍼센트나 증가한다"고 본 대학의 프랑크 람메르트는 말한다. 그리고 체중의 25퍼센트 이상을 감량한 경우에는 위험성이 두 배나 높아진다.

또한 단기간에 너무 많은 체중이 감소하면 뼈도 고통을 받게 된다. 다이어트 때문에 너무 적은 칼로리만 제공되면 예를 들어서 칼슘과 같은 미네랄 성분이 뼈로부터 유실되기 때문에 골밀도 저하가 나타날 수 있다. "50세 이후에 체중감량을 시작한 여성의 경우에는 허리골절의 위험성이 증가했다"고 하우너는 말한다. 이것은 중년의 나이에 체중을 빼는 사람은 뼈가 부러지지 않도록 조심해야 한다는 것을 의미한다.

나이가 들수록 어차피 골다공증의 위험은 높아진다. 왜냐하면 뼈의 분해가 호르몬 분비의 변화 때문에 가속화되기 때문이다. 인 성분이 많이 들어 있는 불리한 식품들, 특히 콜라 등은 뼈의 약화를 부추긴다. 그런 식품 안에 들어 있는 인산이 뼈로부터 석회질을 빼앗아가기 때문이다. 미국의 한 연구에 따르면 매일 3잔 이상의 콜라를 마신 여성들의 경우 골다공증의 전 단계인 골밀도 저하를 유발할 수

있다고 한다. 그리고 과체중인 동시에 콜라를 많이 마시는 어린이도
뼈가 약해질 수 있다.

체중감량이 삶을 단축시킨다?

의사들이 환자에게 체중감량을 권하는 것은 외모 때문이라기보다
는 의학적 근거 때문이다. 매우 뚱뚱한 사람의 경우에 약 10킬로그
램의 체중을 빼면 소위 위험 요소들이 개선된다는 사실은 잘 알려져
있다. 그래서 과체중으로 인해 올라간 혈압이 체중감량을 통해 10에
서 15퍼센트 정도 내려갈 수 있다. 마찬가지로 콜레스테롤 수치도
10퍼센트 감소되고, 몸에 좋지 않은 LDL 콜레스테롤은 15퍼센트까
지 내려간다. 반면에 지극히 바람직하게도 몸에 좋은 HDL 콜레스테
롤은 2에서 8퍼센트까지 증가한다. 또한 혈당수치도 정상화되고, 만
성적인 염증도 30퍼센트까지 줄어든다.

그러나 건강상으로 개선된 이런 사항들이 해당자들을 더 오래 살
게 해줄까? 지금까지는 체중감량을 통해 전제 사망률이 감소한다는
데 이견이 없었다. 그러므로 혈압이 정상수치로 옮겨가고, 혈중지방
과 혈당수치가 내려간 사람은 일찍 죽을 위험이 줄어들었다고 볼 수
있다. 그것도 약 20퍼센트나 말이다(아무런 시도도 하지 않은 사람들과
비교해서). 그러나 핀란드의 한 연구가 여기에 의문을 제기했다.
1958년 전에 태어난 1만 9,993명의 동성 쌍둥이들에 대한 자료를 분
석한 이 연구에서, 과체중이었던 2,957명의 사람들에게 체중감량을
시도한 적이 있는지를 1975년 당시 물어보았고 후에 그들이 정말 체

중감량을 했었는지를 확인했다.

여기서 살을 빼기 위해 노력했던 사람들에게 더 긴 수명이 선사되었다면 그것은 당연하고 논리적인 결과일 것이다. 그런데 정반대의 결과가 나왔다. 특히나 체중감량에 성공했던 사람들의 사망 위험률은 86퍼센트나 증가한 것으로 나타났다.

이런 사실은 1999년까지의 사망 기록을 분석한 결과 밝혀지게 되었다. 그러니까 체중을 줄인 사람들이 그대로 방치한 사람들보다 더 일찍 죽었다.

핀란드 국립연구소의 야코 카프리오를 중심으로 한 연구팀은 진지하게 이 문제를 고민했다. 그들은 다이어트를 하는 것이 지방뿐만이 아니라 단백질, 미네랄 성분, 그리고 미량원소 등 신체에 중요한 요소들까지도 손실시키기 때문일 것이라고 추측하고 있다. 그런 상황에서 전반적인 활력이 떨어지고, 결국 건강이 악화될 수 있을 것이다.

그러나 명망 있는 전염병 학자인 메이어 슈탐퍼는 한 논평에서 체중을 감량하고 사망한 사람들의 흡연 여부는 불분명하다고 지적했다. 흡연은 사람을 날씬하게 만들지만 병이 들게도 하기 때문에 수명 단축을 유발했을 수도 있다. 암과 같은 질병에 의해서도 체중 감소가 일어날 수 있다.

다르게 먹고, 스트레스를 피하고, 운동하기

여성들, 그리고 점점 더 많은 남성들도 살을 빼려고 할 때 대개 건강이나 긴 수명에는 별 관심이 없고 오로지 체형만을 중요시한다.

한 온라인 설문조사에 따르면 여성의 58퍼센트가 체중을 줄이기 위해서 살을 빼려고 했다. 단 2퍼센트만이 건강상의 이유로 다이어트를 한다고 대답했다.

"나는 언제나 모든 사람들이 나를 쳐다보고 나에 대해 수군거리는 듯한 느낌을 받았다"고 과거에 98킬로그램이었던 페트라 슐츠는 한 잡지와의 인터뷰에서 고백했다. 그녀는 22킬로그램을 감량했다. 그녀가 자신의 새로운 체형을 계속 유지할 수 있을지는 아직 문제로 남아 있다.

독일 고용자 의료보험의 한 설문조사에 따르면 살을 빼고 싶은 사람의 55퍼센트가 다이어트 후에 금방 다시 살이 쪘다고 한다. 5명당 한 명은 예전과 동일한 체중으로 돌아왔고, 7퍼센트는 심지어 다이어트를 하기 전보다 체중이 더 늘었다고 한다.

왜 그런 일이 일어나는지를 신경생물학자인 괴팅엔 대학의 게랄트 휘터가 설명하고 있다. "많은 사람들이 오늘날 큰 불안감을 가지고 살아가고 있다." 그런데 스트레스를 받는 사람들은 칼로리가 적은 채소에 대해서는 별 식욕을 느끼지 못하고, 달콤하고 기름진 것을 먹고 싶어한다. 알려져 있는 것처럼 초코바 혹은 케이크 한 조각이 배 속에 들어가면 최소한 일시적으로 기분 좋은 느낌을 갖게 된다. "대부분의 사람들은 적어도 한번쯤은 달콤한 음식이 어떻게든 스트레스를 극복하는 데 도움이 되는 경험을 했을 것이다. 이런 효과는 지방을 통해서도 발휘될 수 있는데, 말하자면 지방은 영혼을 위한 향유인 셈이다"라고 휘터는 말한다. 지방과 설탕은 행복감을 느끼게 하는 세라토닌이라는 호르몬을 분비시킨다. 이것 덕분에 사람들은 보다 더 안정되고 침착해지고 편안해지며, 심지어 행복하고 만족스럽게 느끼기도 한다. 그러나 이런 효과는 짧은 시간 동안만 지속되기 때문에 다시 채워져야 한다. 그렇게 되면 전체적인 칼로리 양이 늘게 마련이다.

그러므로 살을 뺄 때는 다음과 같은 것들이 중요하다. 즉 다르게 먹고, 스트레스를 극복하고, 더 많이 움직이는 것이다. 물론 채소, 과일, 그리고 통곡물이 건강에 좋고 식사의 기초가 되어야 한다. 최근에 발표된 내용에 따르면 자신에게 너무 엄격하게 대하지 않는 것도 중요하다. 왜냐하면 "나는 절대로 초콜릿을 먹지 않을 거야"라는 결심은 혹시 한 조각의 초콜릿을 먹었을 때 쉽게 "이제는 아무래도 상관없어"라는 식의 생각으로 변할 수 있고, 결국 초콜릿 한 판을 다 먹어버릴 수도 있다고 영양심리학자인 토마스 엘로트는 말한다. 그래서 보다 바람직한 것은 "나는 다음주에는 두 판의 초콜릿만으로 버티도록 노력하겠어"라고 스스로에게 말하는 것이다. 그래서 이런 계획을 잘 지킨 사람은 스스로에 대해 뿌듯함을 느끼고 계속 다이어트를 할 마음이 생긴다.

또한 살을 빼려고 하는 사람은 스트레스를 받는 상황을 보다 잘 극복하는 법을 배워야 한다. 이때 어떤 상황에서 자신이 특별히 많이 먹게 되는지를 파악하는 것이 도움이 된다. 예를 들어서 그런 경우가 사무실에서 일정에 쫓길 때인지, 파트너 문제로 스트레스를 받을 때인지, 혹은 아이들이 신경을 거슬리게 할 때인지 아는 것이 좋다. 이런 모든 경우에는 먹는 것과 관련된 행동을 하지 않도록 대안적인 일을 찾는 것이 바람직하다. 경우에 따라서는 이런 일들을 메모지에 적어 냉장고에 붙여놓는 것도 좋은 방법이다. 먹는 것 대신 할 수 있는 일은 이런 것들이다. 정신이 하나도 없을 때 20까지 세어 보기, 스트레스가 너무 심하면 잠시 산책하기, 혹은 일상이 허락하는 한 기분 좋게 목욕하기 등이 있다. 장기적으로는 요가 혹은 자발성 트레이닝도 도움이 된다.

운동을 일상 속에 포함시키는 것은 언제나 유익한 일이다. 운동은 단지 근육질이 분해되는 것만을 막아주는 것이 아니다. 신경생물학적인 연구들은 스포츠와 모든 종류의 운동이 만족감을 준다는 사실을 보여주고 있다. 한편으로는 운동할 때 분비되는, 행복한 느낌을 주는 호르몬 엔도르핀을 통해서 만족감을 느낀다. 다른 한편으로는 운동을 통한 근육의 긴장이 전반적으로 강인해졌다는 느낌이 들게 함으로써 만족감이 생긴다. 어떤 경우에든 운동은 즐겁게 그리고 자발적으로 해야 한다. 그러지 않으면 운동 자체가 스트레스가 된다. 그래서 사람들은 스트레스와 절망감 때문에 다시 무엇인가를 먹게 된다.

건강한 영양섭취란?
먹고 마시는 것이 전부는 아니다

혹시 여러분은 '음식 사막'이라는 말을 알고 있는가? 이 말은 영국에서 생겨났다. 90년대 말에 리버풀의 한 지역인 베스트 에버튼에서 시작되었다. 베스트 에버튼은 특별히 아름다운 곳은 아니다. 이곳에는 오래된 공장들, 건물들, 임대 아파트 단지들, 조립식 건축물들이 들어서 있다. 실업, 절망, 가난이 삶을 지배하는 '잊혀진' 지역이다. 여기에는 블루스 음악을 들을 수 있는 술집은 아직 있지만 식료품점이 없다.

가장 가까운 슈퍼마켓이 3킬로미터 이상 떨어져 있는데 만원버스나 비싼 택시를 타고 가야 한다. 목적지에 도착하면 사람들은 '종합식품점'에서 신선한 식품이 아니라 냉동식품이나 통조림들을 발견하게 된다. 과일과 채소가 많은 대형 쇼핑센터에 가려면 버스를 두 번 갈아타야 하는데, 사람들이 결코 자주 못 가는 곳이기 때문에 쇼핑이 거의 1일 투어가 된다. 사람들이 각자의 자동차로 가지 않는 이유는? 86퍼센트의 주민들에게 그것은 꿈같은 소망일 뿐이다.

"베스트 에버튼 사람들에게는 신선한 과일과 채소를 구하는 것이 매우 어렵다"고 영국 국립연구소의 클레러 마호니는 불평한다. 그들은 주로 인스턴트식품과 가공식품을 먹게 된다. 이런 식품은 맛이 없을 뿐만 아니라 건강에도 좋지 않다. 통계자료가 이런 사실을 증명하고 있다. 베스트 에버튼 주민의 약 40퍼센트가 만성적인 질병을 앓고 있고, 5명당 한 명의 어린이가 천식을 앓고 있으며, 사망률은 리버풀의 다른 곳보다 거의 두 배나 높다. 영국의 어떤 지역 사람들보다도 일찍 죽는다.

그러나 정말로 이 사람들을 병들게 만드는 것이 단지 치우친 영양 섭취와 신선한 음식의 부족이었을까? 우리가 베스트 에버튼를 더 자세히 관찰해 보면 특히 두 가지 단어가 떠오른다. 가난과 절망이다. 이 지역 사람들은 일반적으로 다른 곳보다 건강하지 않은 생활을 한다. 이들은 더 자주 담배와 술을 가까이 하고, 스포츠는 리버풀의 축구팀이 나올 때 수동적으로 텔레비전 앞에서만 펼쳐진다. 또한 베스트 에버튼에는 절망, 미래에 대한 두려움, 폭력성이 지배하고 있는데, 이미 오래 전부터 이런 것들이 주민들을 병들게 하고 수명을 단축시키는 것으로 알려져 있다. 그리고 이곳에는 가스로 작동되는 난방시설은 없고 여전히 석탄을 이용하는 오래된 난로들, 특히 아이들의 호흡기에 해로운 난방시설을 사용하고 있다.

그러므로 높은 사망률과 질병 발생률을 단순히 영양 결핍 탓으로

만 돌리는 것은 문제가 있다. 진정으로 건강과 수명에 안 좋은 것은 가난, 교육의 부재, 운동 부족, 실패감, 그리고 절망이다. 음식과 영양도 물론 큰 영향을 끼치지만 그것은 퍼즐의 한 부분일 뿐이다.

노인들의 마을

크레타 서부에 있는 작은 마을 다라트소스에서는 평균 이상으로 90세가 넘는 사람들이 많이 살고 있다. 관광객들은 그곳에 가서 이런 생각을 하게 된다. "이곳 사람들이 오래 사는 것은 당연해. 분명히 올리브오일 때문일 거야." 그리고 다음 쇼핑 투어에서는 슈퍼마켓에 대형 포장으로 놓여 있는 10리터짜리 올리브오일을 구입하기로 결정한다.

그러나 우리는 좀더 확실히 알아보기 위해 한 카페에서 나이 든 노인들 중 한 명에게 장수의 비결에 대해 물어본다. 그의 대답은 이렇다. "나에게는 항상 일이 있었다네. 그리고 나는 한 번도 심각하게 걱정을 해본 적이 없다네." "그렇다면 음식은 아무런 역할도 하지 않는다는 말인가요?" "물론 음식도 중요하지. 나는 한 번도 굶주릴 필요가 없었어. 내가 말하지 않았는가, 나는 한 번도 진정한 걱정거리를 가져본 적이 없다고 말이네."

"그렇다면 올리브오일은요?" "그게 무슨 상관인가?" "그러니까 올리브오일이 장수하시는 데 도움이 되지는 않았나요?" "전혀 모르겠는데. 누가 그런 것을 알 수 있겠나? 물론 여기서는 모두가 그걸 먹지."

그런 다음 노인은 우리에게 고개를 숙여 인사하고 밖으로 나간다.

우리는 카페 주인으로부터 그 91세의 노인이 어디로 가는지 듣게 된다. 바로 4킬로미터나 떨어진 옆마을의 자기 집으로 돌아간다고 한다. 그곳은 우리가 지금 앉아 있는 카페보다 200미터나 더 높은 곳이기도 하다.

때로는 작은 행동이 장황한 말보다 더 많은 것을 이야기해 준다.

전체적인 생활이 중요하다

지금까지 그 어떤 음식 이론도 각자의 건강학적인 가치를 완전히 증명하는 데 성공하지 못했다. 우리는 지중해의 섬사람들과 생선을 즐겨 먹는 일본 사람들이 평균 이상으로 장수하고 평균 이상의 건강 상태를 누리고 있다는 것을 알고 있다. 그러나 우리는 이런 특성이 오로지 그들의 음식 때문인지에 대해서는 완벽하게 확신할 수 없다. 이런 확신에 의심이 생기는 원인은 그런 사람들이 세계의 나머지 사람들과는 다르게 먹고 마실 뿐 아니라 전체적으로 다르게 살고 있다는 데 있다. 좋은 건강상태가 그들의 삶의 방식 때문이며 음식은 단지 한 부분일지도 모른다는 점은 충분히 가능한 생각이고 심지어 그럴 가능성은 매우 높다.

또한 유전자가 한 몫을 하고 있다는 점도 전혀 언급되지 않고 있다. 그래서 세계의 그 어떤 곳도 사르디니아 섬만큼 100세 노인들이 많이 사는 곳은 없다. "남자들이 어떻게 100세까지 살 수 있는지 누군가로부터 배울 수 있다면, 그런 것을 가르칠 수 있는 남자들은 사르디니아 섬에서 온 사람들이다"라고 볼로냐 대학의 클라우디오 프란체스키는 말한다. 그러나 면역학 교수인 그는 이런 결과가 지중해의 음식 때문도 아니고 섬에서 만들어지는 레드와인 때문도 아니며, 그보다는 진화가 사르디니아의 Y염색체를 가진 남성들에게 일종의 나이 유전자를 수천 년에 걸쳐 심어주었기 때문이라는 것을 알아냈다. 사르디니아의 여성들은 세계의 다른 지역 여성들보다 더 오래 살지 못한다.

생활방식이 중요하다

크테타 같은 지역 사람들은 무의식적으로 건강에 좋은 음식을 먹고 있는 반면에, 다른 곳에서는 대부분 의식적인 결정에 따라 좋은 음식을 찾아서 먹는다. 그러나 어떤 경우에든 공통된 사실이 있다. 건강한 식단이란 단지 음식만이 아니라 건강을 의식하는 올바른 생활방식과 사고가 더불어 필요하다는 것이다.

프랑크푸르트 사회생태학 연구소는 건강을 의식하는 수준 높은 음식이론을 추종하는 사람들의 특징을 다음과 같이 설명하고 있다. "26세에서 45세의 연령층, 주로 여성들(이것은 중요한데, 왜냐하면 여성이 남성보다 더 건강하게 살기 때문이다), 그리고 흡연하지 않는 사람들. 이들의 4분의 3은 대학을 졸업했다."

건강과 질병을 결정하는 것은 ─ 유전적 기질과 더불어 ─ 각자의 상황들이다. 왜냐하면 많이 배우고 많이 버는 사람, 담배를 피우지 않고 술을 마시지 않는 사람, 그리고 가정을 중요시하는 사회에서 사는 사람, 그런 사람들이 대부분 건강하기 때문이다. 건강한 식생활은 단지 건강한 삶이라는 커다란 장치에 달려 있는 작은 바퀴일 뿐이다.

금기사항은 언제 어디에나 있다

정상적인 영양섭취란 어떤 것일까? 우리의 미각이 이미 오래 전부터 식품산업의 선전과 수많은 향료와 조미료의 첨가 때문에 변조되어 있는 지금, 단순히 맛있는 것을 먹는 것이 정상인가? 그러나 가장 단순한 방식이 반드시 정상적인 방법이 아닐 수도 있다.

또한 채식주의자나 다른 특정한 식품의 애호가들에게만 금기 음식이 있는 것이 아니다. '정상적으로 먹는 사람들'도 음식을 먹고 마실 때 수많은 금기사항들을 염두에 둔다. 그리고 이들 중 많은 사람들이 영양심리학적인 측면에서 고기 음식의 포기를 중요시한다.

그래서 우리는 예를 들어서 아시아의 몇몇 지역에서 특별 요리로 간주되는 개 요리를 끔찍하게 여긴다. 혹은 메뚜기와 바구미들이 고열량의 단백질이 풍부한 식품인데도 불구하고 곤충 섭취를 비정상적인 일로 여긴다. 오늘날 아시아의 일부에서는 여전히 물장구와 같은 곤충을 먹고, 멕시코에서는 초콜릿을 입힌 메뚜기로 식단을 풍성하게 하지만 우리들 대부분이 그런 음식을 역겹게만 생각하는 이유는 곤충을 '해충'과 연관시키기 때문이다. 동일한 이유에서 우리는 오늘날 온실에서 재배된 샐러드보다 맛이 나쁘지도 않고 몸에 나쁘지도 않은 민들레와 같은 소위 '잡초'들을 더 이상 먹지 않는다.

중부 유럽에는 19세기까지 식단에 새 요리를 넣는 것이 일반적이었다. 그래서 당시 사람들은 '튀링어 박새 요리', '헬고란트의 지빠귀수프', 그리고 '라이프치히의 종달새 요리' 등을 먹었다. 오늘날에는 이런 특수한 요리들은 실질적으로 사라졌다. 그것은 건강상의 혹은 위생상의 문제 때문이 아니라 새의 이미지가 '깃털을 가진 친구'로 바뀌었기 때문이다. 즉 사람들이 자신들의 '가장 신의 있는 친구'인 개를 거의 먹지 않는 것과 똑같다. "우리가 느끼는 역겨움은 재료 그 자체, 즉 개고기 때문이 아니라 우리의 사고 내지는 문화로부터 나오는 것이다"라고 문화 연구가인 쉬몰은 주장한다.

우리의 일상은 영양생리학적으로 아무 근거도 없는 식품에 대한 여러 가지 금기사항으로 가득 차 있다. 그런데 우리는 그런 불합리한 음식 규칙들 속에 너무 깊숙이 갇혀 있다. 우리와 다르게 먹고 마시는 사람은 동시에 우리와 다르게 살고 있다는 것을 우리는 받아들여야 한다. 왜냐하면 음식을 먹는 것은 단순히 영양분의 섭취 그 이상이기 때문이다. 우리는 해가 되지 않는 한 무조건적으로 그런 사람을 인정해 주어야 한다. 그것은 계몽된 사회에서는 당연히 존재하는 '의견의 다양화'에 속하는 일이기도 하다.

눈을 크게 뜨고 보라!

끝으로 우리는 다시 한 번 크레타 섬 서부에 있는 작은 마을 다라트소스로 가보자. 마침 시장 광장에서 한 남자가 자신의 계란 운반 차를 몰고 가고 있다. 이 차는 짐칸에 창살 달린 닭장이 여러 개 놓인 허름한 화물차다. 닭장 안은 공간이 비좁아서 닭들이 서로의 몸을 밟고 서 있다. 그러니까 남자는 말하자면 자기가 판매하는 상품의 생산자들을 항상 함께 데리고 다니는 셈이다.

관광객들이 지나다닌다. 그들은 분노한다. 어떻게 힘없는 동물들을 저렇게 열악한 조건 속에서 지내게 할 수 있느냐고 남자를 욕한다. 그들은 이런 범죄자로부터는 결코 계란을 사지 않겠다고 생각한다. 그런 다음 관광객들은 집으로 돌아왔고 물론 계란도 먹는다. 아마도 국내 양계장에서 나온 계란일 것이다. 크레타의 계란 화물차와는 아무 상관이 없는 것처럼 생각한다. 그러나 아무도 모르는 일이다.

마하트마 간디는 언젠가 말하기를, 도덕적인 생활태도란 대부분 열린 눈으로 세상을 살아가면 저절로 발달되는 것이라고 했다. 그리고 그 자신은 언제나 자신이 잘 알고 있다고 생각하는 일에 대해서도 말을 하기 전에 혼자 그 일에 대해 깊이 생각해 보곤 했다. 우리도 이와 유사하게 행동해야 한다. 특히나 음식 섭취에서 그렇다. 왜냐하면 식품 생산업체들은 자신들의 상품이 어떻게 생산되는지 알게 되면 많은 사람들이 더 이상 먹지 않을 것이라는 사실을 알고 주로 비밀스럽게 작업을 하기 때문이다.

그러므로 눈을 크게 떠라! 여러분은 그 어떤 식품이론의 전투적인 추종자가 될 필요는 없다. 여러분이 눈을 크게 뜨고 다채로운 식품의 세계를 살펴보는 것으로도 충분하다. 나머지의 효과는 저절로 나타나게 될 것이다.

　'건강'이라는 주제는 끊임없이 우리의 관심을 끄는 대상이다. 우리가 지금 건강하다면 다행이기는 하지만 이 건강이 계속 유지된다는 보장이 없으며, 혹시 우리가 지금 건강하지 않다면 어떻게든 회복을 위한 노력을 해야 하기 때문이다. 그래서 건강한 사람도, 건강하지 않은 사람도 건강에 대한 다양한 이론과 지식에 쉽게 현혹되기도 하고 맹목적으로 따르게 되기도 한다. 그러나 가장 중요한 것은 올바른 건강 상식을 알고 그런 상식을 자신의 몸에 맞게 활용하는 일일 것이다. 그런 면에서 독자들은 이 책을 보다 유용하게 이용할 수 있을 것이다.

　이 책의 내용은 크게 두 가지로 나누어 볼 수 있다. 우선 1장부터 17장까지는 구체적인 음식, 즉 고기와 채소부터 시작해서 맥주와 와인, 커피와 차, 그리고 양념과 비타민까지 우리가 실제로 섭취하는 음식물에 대한 잘못된 상식을 지적하고 올바른 정보를 알려주고 있다. 그리고 18장부터 20장까지는 '건강' 혹은 '건강한 식생활'에 대한 전반적인 설명과 그 진정한 의미를 밝히고 있다. 그래서 독자는 이 책의 내용을 실생활에서 마주치는 음식에 쉽게 적용할 수 있고 더불어 건강에 대한 새로운 인식의 기회를 얻을 수 있다.

구체적인 음식을 다루는 부분에서는 요즘 식품사업에서 크게 문제가 되고 있는 인스턴트식품과 식품첨가물의 위험성, 흔히 자연식품이라고 해서 안심하고 먹는 통곡물 식품에 대한 경고, 와인과 맥주, 커피와 차에 대한 숨겨진 진실, 그리고 무지한 비타민 복용과 그 부작용에 대한 이야기 등이 소개된다.

그 다음 부분에서는 음식에 대한 진실과 오해를 넘어서 건강의 진정한 의미를 되짚어 보게 하는 내용이 이어진다. 즉 건강이란 오직 먹고 마시는 것의 문제가 아니라 건강을 의식하는 올바른 생활방식과 사고를 통해서 얻어진다는 점을 강조한다. 그리고 음식의 선택 내지는 통제가 지닌 보다 심오한 사회적 의미에 대해서도 언급하며 음식의 섭취가 생명 유지를 위한 단순한 행동 그 이상으로 우리의 내면이 가장 잘 표현된 상징적 행동이라는 설명에서 독자들은 공감을 느낄 수도 있을 것이다. 그래서 음식 선택의 자유는 현대사회의 다양성 중시라는 맥락에서 존중되어야 한다고 저자는 주장하고 있다. 이런 의미에서 음식을 먹을 때 단지 한 끼를 때운다는 식의 생각보다는 보다 신중하고 조심스러운 태도가 필요하다. 요즘 슬로우 푸드가 사람들의 관심을 끌고 있는 것도 바로 그런 이유일 것이다.

새해가 되면 많은 사람들이 건강관리를 위해 이런저런 계획들을 세우곤 한다. 운동하기, 담배 끊기, 체중 줄이기, 술 적게 먹기 등등.

그러나 무엇보다 중요한 것은 우리 자신의 상태를 잘 아는 것, 그리고 우리의 적, 즉 건강의 적들에 대해 올바르게 아는 것이 가장 필

요한 일일 것이다. 나를 알고 적을 알면 백전백승이라고 하지 않던
가! 이 책이 그런 정보를 얻는 데 큰 도움이 되어줄 것이라고 생각한
다. 그런 다음에야 비로소 건강한 삶을 위한 현명하고 지혜로운 노
력들이 효과를 발휘하게 될 것이다.

2011년 1월
신혜원

Angres, Volker / Hutter, Claus-Peter / Ribbe, Lutz: *Futter fürs Volk. Was die Lebensmittelindustrie uns auftischt*, München 2006

Binder, Franz / Wahler, Josef: *Das neue Hanbuch der gesunden Ernährung. Von Ahornsirup bis Zusatzstoffe*, München 2002

Binder, Franz / Wahler, Josef: *Zucker, der süsse Verführer. Alles Wissenswerte und praktische Gesundheitstipps*, Kirchzarten 2004

Böge, Stefanie: *Äpfel. Vom Paradies bis zur Verführung im Supermarkt*, Dortmund 2003

Bruker, Max O.: *Gesund durch richtiges Essen*, München 2001

Buddeberg-Fischer, Barbara: *Früherkennung und Prävention von Essstörungen. Essverhalten und Körpererleben bei Jugendliche*, Stuttgart / New York 1999

Deutsche Gesellschaft für Ernährung: *Ernährungsbericht 2004*, Bonn 2004

Ekmekcioglu, Cem / Marktl, Wolfgang: *Essentielle Spurenelemente. Klinik und Ernährungsmedizin*, Wien / New York 2006

Ellrott, Thomas / Ellrott, Birgit: *Fettfalle Supermarkt. Finden Sie die fettarmen Alternativen*, Neustadt a.d. Weinstrasse 2006

Elmadfa, Ibrahim: *Ernährungslehre*, Stuttgart 2004

Gerhardt, Ulrich: *Gewürze in der Lebensmittelindustrie. Eigenschaften, Technologien, Verwendung*, Hamburg 1994

Goris, Eva: *Unser kläglich Brot. Gute Ernährung kommt nicht aus der Tüte*, München 2007

Grimm, Hans-Ulrich: *Die Ernährungslüge. Wie uns die Lebensmittelindustrie um den Verstand bringt*, München 2005

Grimm, Hans-Ulrich / Sabersky, Annette: *Die Wahrheit über Käpt'n Iglo und die Fruchtzwerge. Was die Industrie unseren Kindern auftischt*, München 2006

Grimm, Hans-Ulrich / Ubbenhorst, Bernhard: *Echt künstlich. Das Dr.-Watson-Handbuch der Lebensmittel-Zusatzstoffe*, Stuttgart 2006

Grimm, Hans-Ulrich / Zittlau, Jörg: *Vitaminschock. Die Wahrheit über Vitamine. Wie sie nützen, wann sie schaden*, München 2002

Karmasin, Helene: *Die geheime Botschaft unserer Speisen. Was Essen über uns aussagt*, München 1999

Lietzmann, Claus: *Alternative Ernahrungsformen*, Stuttgart 2005

Pollmer, Udo / Warmuth, Susanne: *Lexikon der popularen Ernährungsirrtumer. Missverständnisse, Fehlinterpretationen und Halbwahrheiten von Alkohlo bis Zucker*, München 2004

Sabersky, Annette: *Bio drauf — Bio drin? Echte Bioqualität erkennen und Biofallen meiden*, München 2006

Sabersky, Annette: *Das grosse Allergie-Lexikon. Die wichtigsten Allergene und Beschwerden von A-Z*, Stuttgart 2006

Sabersky, Annette: *Was isst du denn da? Lexikon der gesunden und ungesunden Kinderernährung*, Stuttgart 2005

Schlosser, Eric: *Fastfood Gesellschaft. Die dunkle Seite von McFood & Co.*, München 2002

Schonberger, Gesa U. / Spiekemann, Uwe: *Gesunde Ernährung zwischen Natur-und Kulturwissenschaft. Die Arbeit der Dr. Rainer Wild Stiftung*, Munster 1999

Thimm, Utz / Wellmann, Karl-Heinz(Hrsg.): *Essen ist menschlich. Zur Nahrungskultur der Gegenwart*, Frankfurt a.M. 2003

This-Benckhard, Hervé: *Rätsel und Geheimnisse der Kochkunst. 55 Rezepte-naturwissenschaftlich erklärt*, München 2001

Weissbuch Allergie in Deutschland, hrsg. von Deutsche Gesellschaft für Allergologie und Klinische Immunologie(DGAI) / Ärzteverband Deutscher Allergologen(ÄDA) / Deutsche Akademie für Allergologie und Umweltmedizin(DAAU), München 2004

Zittlau, Jörg: *Frauen essen anders, Männer auch. Fakten und Hintergründe zum Speiseplan der Geschlechter*, Berlin 2004